U0199552

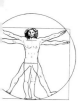

# 实用美容外科解剖图谱
## Applied Anatomy Atlas of Cosmetic Surgery

**主　编**　徐国成　郭　澍　韩秋生

**副主编**　刘　涛　黄　威　佟　爽　肖　栋　王　阳　王晨超

**编　者**（按姓氏笔画排序）

王　阳　王　迪　王　婷　王恺悦　王晨超　吕梦竹

刘　涛　齐亚力　孙　旭　孙　强　孙　磊　李　佳

李可竹　李晓丹　杨淑德　肖　栋　佟　爽　冷　冰

张国栋　金石峰　周　游　徐　楠　徐冬冬　徐国成

郭　澍　郭家妍　唐明睿　黄　威　康　悦　韩秋生

人民卫生出版社

·北　京·

**图书在版编目（CIP）数据**

实用美容外科解剖图谱 / 徐国成,郭澍,韩秋生主编. —北京：人民卫生出版社,2021.6

ISBN 978-7-117-31720-7

Ⅰ. ①实… Ⅱ. ①徐… ②郭… ③韩… Ⅲ. ①美容术—人体解剖学—图谱 Ⅳ. ①R622-64

中国版本图书馆 CIP 数据核字（2021）第 113652 号

| | | |
|---|---|---|
| 人卫智网 | www.ipmph.com | 医学教育、学术、考试、健康，购书智慧智能综合服务平台 |
| 人卫官网 | www.pmph.com | 人卫官方资讯发布平台 |

**实用美容外科解剖图谱**

Shiyong Meirong Waike Jiepou Tupu

主　　编：徐国成　郭　澍　韩秋生

出版发行：人民卫生出版社（中继线 010-59780011）

地　　址：北京市朝阳区潘家园南里 19 号

邮　　编：100021

E - mail：pmph @ pmph.com

购书热线：010-59787592　010-59787584　010-65264830

印　　刷：廊坊一二〇六印刷厂

经　　销：新华书店

开　　本：889×1194　1/16　印张：19.5

字　　数：590 千字

版　　次：2021 年 6 月第 1 版

印　　次：2021 年 7 月第 1 次印刷

标准书号：ISBN 978-7-117-31720-7

定　　价：149.00 元

# 前言

　　整形外科由两大部分组成，一是治疗人体组织、器官畸形和缺损的修复重建外科；二是改善人的容颜和形体的美容外科。近年来，随着我国人民生活水平的不断提高，民众追求自身容貌及形体美的愿望更加强烈，导致医疗美容行业发展迅速，技术水平快速提高，我国已经成为世界第二大医疗美容产业的国家。在这种新形势下，整形美容医生既要熟练掌握常规的手术操作，也要掌握新技术、新方法。为此，我们编撰了这本具有时代气息，反映美容手术新技术、新经验并集美容外科手术操作和与手术密切相关的局部解剖知识为一体的《实用美容外科解剖图谱》。

　　整形美容手术种类繁多，解剖关系相对复杂，学习手术难度较大，本书以图文并茂的形式，较为详细地进行介绍。全书共分十二章，约59万字，630张绘图。介绍了整形、美容手术124种，共176种术式，内容既涵盖了传统的手术方法，也增添了激光皮肤美容及注射美容技术等新知识。是以美容外科手术为主线，按所涉及的局部解剖及美容手术相关解剖结构、常见美容手术方法步骤和美学设计及操作技巧等方面论述，力求做到深入浅出，通俗易懂，便于读者更好地理解和掌握。

　　我们作为在国内较早开展整形外科手术的教学单位，有幸承担了《实用美容外科解剖图谱》编撰工作。我们根据多年的临床经验与体会，参考了大量国内外相关资料，希望能对本专业的同事们有所帮助。在本书中我们也借鉴了前辈及同行的宝贵经验和手术技巧，在此表示深深的谢意。限于我们能力和水平，书中不足之处，恳请大家批评、指正。

徐国成　　郭澍　　韩秋生

2021 年 4 月于中国医科大学

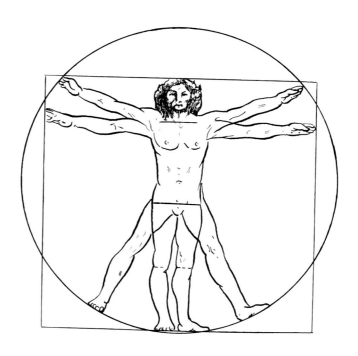

# 第一章

# 人体美学

# 第一节　人体美学的起源发展

## 一、概述

康德曾说："美的东西是我们不顾任何利益而喜爱的东西"。从古至今，人们从未停止过对美的探索。"美学"一词来源于希腊语"aesthesis"，最初的意义是"对感官的感受"，是研究美、审美关系和审美经验的一门科学。1750 年，德国哲学家亚历山大·戈特利布·鲍姆加登出版其著作 Aesthetica，标志着美学作为一门独立学科的产生，但那时的美学并不包含人体美的研究。20 世纪 90 年代，美国实用主义美学家理查德·舒斯特曼倡议设立"身体美学（somaesthetics）"学科，并将"身体美学"定义为对一个人的身体（作为感觉审美欣赏及创造性的自我塑造场所）经验和作用进行的批判的、改善的研究。至此，人类对人体美的研究才正式被纳入到一个学科体系中。

## 二、人体美的内涵及东西方美学差异

人体美（physical beauty）：产生于人的自由自觉的创造活动中，指人作为审美对象所具有的美。

### 人体美的狭义内涵

狭义上讲，人体美是指人的形体结构、姿态、色泽的美，即人体外部的形态学特征。

### 人体美的广义内涵

人具有社会属性，从广义上讲，人体美应是外在美和内在美的有机统一。弗兰西斯·培根在其论著《论美》中提出，至上之美是由内在美和外在美结合而成的——把美的形貌和美的德行结合起来，只有这样，美才会放射出真正的光辉。人体美是有时间性的，而人体美学就是研究人体美规律，探索实现人体美途径的科学。

外在美（external beauty）：包括形体美、容貌美、体态美、行为美、风度美和语言美等。外在美是人们普遍追求的目标，随着社会的进步和发展，人类社会活动的增加，人们越来越注重自身的外在美。然而人的外在美犹如培根所讲："美有如夏天的水果，容易腐烂且不持久"，会随着时间的流逝而逐渐消退。

而内在美（inner beauty）：是指人内部的性格、品德、思想等美感结构，主要包括心灵美和性格美。内在美更是人体美的核心内容，与外在美相比，内在美更加稳定，时间越久越能打动人心。

人体美只有在外在形式和内在本质达到高度统一时，才展现出整体最高形式的美。

### 中西方不同文化下人体美学的差异

中西方的人体美学在几个世纪的发展变革过程中，形成了各自的体系，其相同点可归纳为：①两者都尊重人类对美的追求，中国传统人体美学中强调整齐平衡、和谐对称、符合比例的审美思想，与西方人体美学认为人体形式美是表现为比例、对称、均衡、色彩等统一的理论不谋而合，满足了人类社会对美的追求；②两者都将容貌美作为人体审美的核心，都将女性作为主要的审美对象；③两者都将美建立在健康的基础上，都属于形式美的范畴。

其差异性主要表现为：①根源差异：中国传统人体美学建立在中国传统文化的基础上，而西方人体美学主要建立在西方开放文化的基础上，由于时代、民族、文化的不同，两者审美的侧重点不同。中国传统人体美学定性多于定量，宏观多于微观，更加强调人的自然属性、整体性以及人与自然社会的和谐，与哲学联系紧密；西方人体美学则定量多于定性，微观多于宏观，更强调标准化、客观化、精确化，与解剖学联系紧密。②内容差异：中国传统人体美学基本不涉及性美学，而西方人体美学则与性美学不可分割。

# 第二节　人体美的标准

美人之美，是客观存在的，它虽然依赖我们主体的意识活动而体现，却不依赖我们个体感受而存在，因此才有"北方有佳人，绝世而独立，一顾倾人城，再顾倾人国"的盛况。洛神赋中对美女有"秾纤得衷，修短合度"的描述，这个"度"就是我们所指的人体美的标准。然而，对于人体美的标准古今中外各不相同。

## 一、人体比例美

人体的美首先表现在人体结构各部分之间的比例恰当，人体比例美就是这种比例协调时所显示的美感。中国国画中遵循的"三庭五眼"的面部比例和"站七、坐五、盘三半"的头身比例至今仍然沿用。人体的比例应包括面部比例，头身比例，上下半身比例，身高与体重比例等等，任何一项比例失调都会影响人体的美。

### 面部的比例

"三庭五眼"是人的脸长与脸宽的一般标准比例（图 1-2-1）。三庭是指发际线至眉间、眉间连线至鼻翼下缘、鼻翼下缘至颏底的距离相等。五眼是指一侧发际边缘至同侧外眦、两眼内眦间、对侧外眦至对侧发迹边缘的距离均等于一个眼睛的长度。

### 头身的比例

1. 国画中的头身比　在国画画法中，有"站七、坐五、盘三半"的头身比例的说法（图 1-2-2，图 1-2-3）。这是指人站立时，身高应为七倍头长；坐在椅子上，头与地面之间应为五倍头长；盘膝而坐时则是三个半头长。古人将这一比例关系总结为如下口诀："站七坐五盘三半，头一肩二各两头，臂三腿四身三头，画手一头足一头，大腿小腿三分二"。随着人们生活水平的提高，

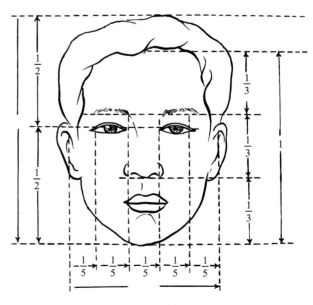

图 1-2-1　面部的三庭五眼

上述比例关系同我们现代人有些不符，目前黄色人种头身比例基本达到 1∶7.5，白色人种的比例为 1∶8。

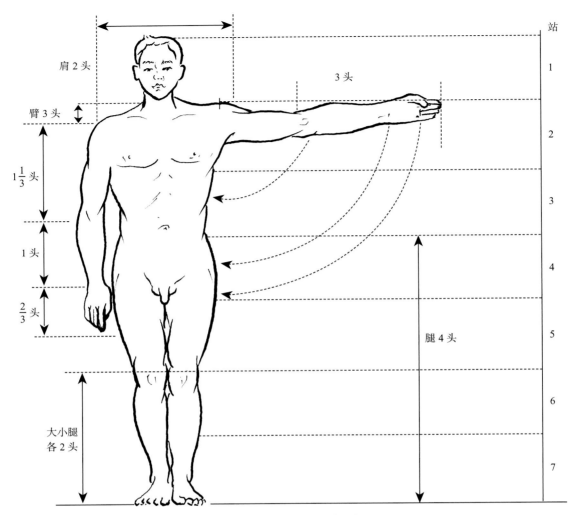

肩2头

臂3头

$1\frac{1}{3}$头

1头

$\frac{2}{3}$头

大小腿
各2头

3头

腿4头

站

1
2
3
4
5
6
7

**图 1-2-2  人体站位头身比例**

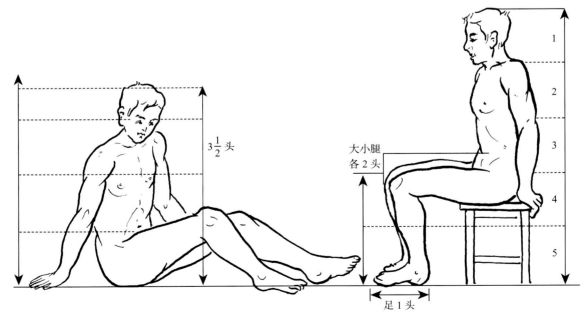

$3\frac{1}{2}$头

大小腿
各2头

足1头

1
2
3
4
5

**图 1-2-3  人体坐位头身比例**

2.达·芬奇人体比例 达·芬奇根据解剖实验及统计数据得出结论：人的头长为身高的1/8，肩宽为身高的1/4，水平展开双臂等于身高，两腋宽度等于臀宽，乳房同肩胛骨下端在同一水平，大腿正面厚度等于脸宽，人跪着的高度为身高的3/4，卧位时高度等于身高的1/9，双腿叉开时，应使身高减少1/4，伸展手臂使中指指尖与头顶平齐时，脐位于伸展四肢外接圆的圆心，两腿间的空间恰好为等边三角形（图1-2-4）。

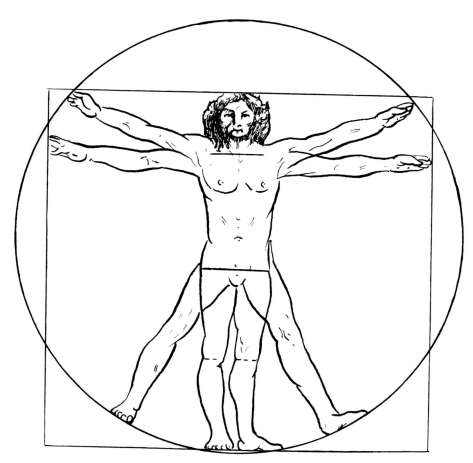

图1-2-4 达·芬奇人体比例

**身高与体重比例**

身高与体重是人体美的重要参数，也是评价身体发育和形体健美的重要指标。关于身高与体重的比例关系，有几种不同的计算方法。

1. 世界卫生组织提出的计算方法

男性：［身高（cm）-80］×70% = 标准体重（kg）

女性：［身高（cm）-70］×60% = 标准体重（kg）

2. 布洛卡公式

身高在165cm以下者：标准体重（kg）= 身高（cm）-105

身高在165cm以上者：标准体重（kg）= 身高（cm）-100

3. 适合亚洲人标准体重的计算公式 日本京都大学在布洛卡公式的基础上，提出了适合亚洲人的具体计算方法：

标准体重（kg）=［身高（cm）-100］×0.9

4. 专门针对我国南北方人差异的计算公式

北方人理想体重（kg）=［身高（cm）-150］×0.6 + 50

南方人理想体重（kg）=［身高（cm）-150］×0.6 + 48

无论身体高大或是矮小，符合身高与体重比例的人便是和谐的，符合人体美的标准，让人产生美感。

### 体围比例

人体美不仅要体现在二维平面的美，三维结构的美更是重要。因此，人体比例美还应包括体围比例美。体围比例可以用以下指标来衡量：

1. 身高胸围指数 =（胸围 / 身高）×100（亚洲男性平均 51.76，亚洲女性平均 52.35）

2. 身高腰围指数 =（腰围 / 身高）×100（亚洲男性平均 42.79，亚洲女性平均 41.34）

3. 身高臀围指数 =（臀围 / 身高）×100（亚洲男性平均 52.07，亚洲女性平均 57.78）

4. 腰臀比 = 腰围 / 臀围（亚洲男性平均 0.81，亚洲女性平均 0.73）

5. 身高大腿围指数 =（大腿围 / 身高）×100（亚洲男性平均 30.86，亚洲女性平均 33.17）

6. 身高小腿围指数 =（小腿围 / 身高）×100（亚洲男性平均 21.14，亚洲女性平均 21.25）

7. 肩臀宽指数 =（臀宽 / 最大肩宽）×100（亚洲男性平均 71.85，亚洲女性平均 81.09）

当然，人体理想的结构比例同日常生活中常见特征并不完全符合。成年男女的完美体型是理想形象的规律性趋势，是美的抽象性体现。人们难以找到完全符合比例的标准模特。人体的比例在个体间也存在着差异性，正是这种差异性构成了丰富多彩的人体美，在美中体现了各自的风格。

## 二、黄金分割在人体美中的应用

黄金分割（golden section）又称黄金律，是指事物各部分间的数学比例关系，即将整体一分为二，较大部分与整体的比值等于较小部分与较大部分的比值，其比值为 0.618。这个比例被公认为是最能引起美感的比例，因此被称为黄金分割。

许多学者在研究黄金分割与人体美的关系时，发现健美的人容貌和形体结构中有许多黄金分割律关系密切的点、三角形、矩形及指数，体现了黄金分割在人体美学及美容实践中的重要应用价值。

### 人体黄金分割点（图 1-2-5，图 1-2-6）

1. 脐点（umbilical point）：为头顶至足底的黄金分割点。

2. 风市穴点（feng shi point）：双手自然下垂时，中指指尖的部位。为足底至头顶的黄金分割点。

3. 喉结点（larynx point）：头顶至脐的黄金分割点。

4. 乳头点（thelion）：为锁骨至腹股沟的黄金分割点。

5. 肘关节点、鹰嘴点（olecranon）：为双侧肩峰至中指指尖的黄金分割点。

6. 膝关节髌骨点（patella center）：为双足底至脐的黄金分割点。

7. 眉峰点（brow ridge）：为双眉外 1/3 与内 2/3 的黄金分割点。

8. 眉间点（glabella）：为发际至颏底连线的黄金分割点。

9. 鼻下点（subnasale）：为颏底至发际连线的黄金分割点。

10. 口裂点（stomion）：上、下唇闭合时口裂的中点。为鼻下点至颏底连线的黄金分割点。

11. 颏上点（supramentale）：颏唇沟正中点。为颏底至鼻下点连线的黄金分割点。

12. 唇珠（labrale superius）：为鼻底至颏底连线的黄金分割点。

13. 口角（cheilion）：为正位口裂水平线的黄金分割点。

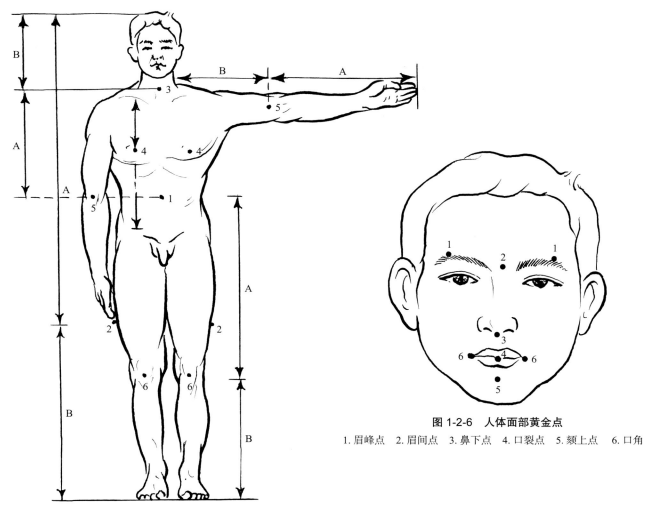

图 1-2-5 人体躯干部黄金点
1.脐点　2.风市穴点　3.喉结点　4.乳头点　5.肘关节点　6.膝关节髌骨点

图 1-2-6 人体面部黄金点
1.眉峰点　2.眉间点　3.鼻下点　4.口裂点　5.颏上点　6.口角

## 面部的黄金分割（图 1-2-7）

将人的面部宽度定为 A，两眼外眦间宽度为 $A_1$，口裂宽度为 $A_2$，鼻宽度为 $A_3$，发际至颏距离为 B，颏至眼外眦的距离为 $B_1$，颏至鼻翼的距离为 $B_2$，颏至口裂的距离为 $B_3$，由此得出：

$$A \div A_1 = A_1 \div A_2 = A_2 \div A_3 = B \div B_1 = B_1 \div B_2 = B_2 \div B_3 = 1.618$$

1.618 就是黄金比值，符合这一比例便符合人体比例美的标准。

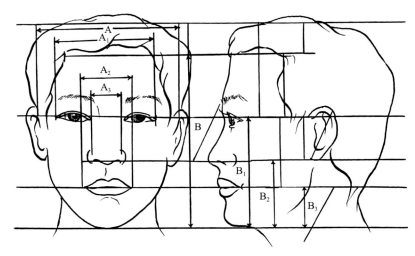

图 1-2-7 面部黄金分割比例图示
$A/A_1 = A_1/A_2 = A_2/A_3 = B/A = B_1/B_2 = B_2/B_3 = 1.618$
A. 面宽度　$A_1$. 眼外眦间距　$A_2$. 口裂宽　$A_3$. 鼻底宽
B. 发际至颏　$B_1$. 颏至眼外眦　$B_2$. 颏至鼻翼　$B_3$. 颏至口裂

### 上、下半身的黄金分割

人类直立行走的能力是进化的结果，这种进化同样符合人体美的标准。人的上、下半身也符合黄金分割律，其比例分割点主要有以下四种：①以身体的总体重心为分割点；②以肚脐为分割点；③以风市穴点为分割点；④以髂骨上缘为分割点。

这四种分割点中，第四种既符合视觉习惯，又符合解剖学观点，且测量准确方便。当一个人的身高为 1.618m 时，以髂骨上缘为分割点，其下身为 1m，上身则为 0.618m，这就是黄金比例。

### 人体黄金矩形

黄金矩形是指宽与长的比值为 0.618 或近似于该值的矩形。人体中也有许多黄金矩形，也是人体美的基础之一（图 1-2-8，图 1-2-9）。

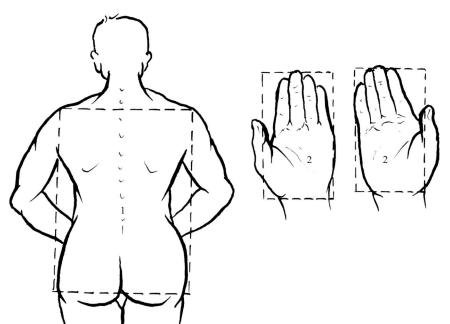

1. 躯干轮廓　肩宽与臀宽的平均长度为宽，肩峰至臀底间距为长，构成黄金矩形。

2. 手部轮廓　手指并拢时，掌指关节水平线为宽，腕关节横纹至示指间距为长，构成黄金矩形。

3. 头部轮廓　两侧颧弓突端点间距为宽，颅顶至颏点间距为长，构成黄金矩形。

**图 1-2-8　人体躯干与手部黄金矩形**
1. 躯干轮廓　2. 手部轮廓

4. 面部轮廓　眼水平线的面宽为宽，前发际点至颏底间距为长，构成黄金矩形。

5. 外鼻轮廓　鼻翼为宽，鼻根点至鼻下点间距为长，构成黄金矩形。

6. 口唇轮廓　人体静止状态时，上下唇峰间距为宽，两口角间距为长，构成黄金矩形。

7. 外耳轮廓　耳轮下脚水平的耳宽为宽，耳轮上缘至耳垂下缘间距为长，构成黄金矩形。

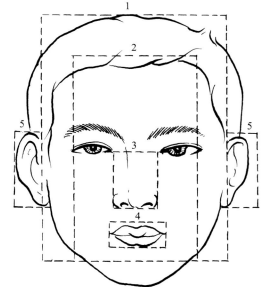

**图 1-2-9　人体面部黄金矩形**
1. 头部轮廓　2. 面部轮廓　3. 外鼻轮廓　4. 口唇轮廓　5. 外耳轮廓

### 人体黄金三角

"黄金三角"是指腰与底边之比等于 0.618 或近似值的等腰三角形，其内角分别为 36°、72°、72°。人体黄金三角（图 1-2-10）有：

1. 外鼻正面观　以两侧鼻翼点连线为底线与眉间点构成黄金三角。

2. 外鼻侧面观　以眉间点为高，鼻背线与鼻小柱线构成黄金三角。

3. 鼻根点与两侧口角　以两侧口角点连线为底线与鼻根点构成黄金三角。

4. 肩与头顶　两侧肩端点连线与头顶中央构成黄金三角。

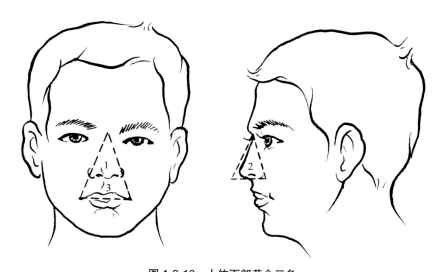

图 1-2-10　人体面部黄金三角
1. 外鼻正面观　2. 外鼻侧面观　3. 鼻根点至两侧口角

### 人体黄金指数

黄金指数即两条线段间的比例关系为 0.618，或其近似值。人体面部、躯干、四肢中有许多线段存在这种比例关系。

1. 鼻唇指数　鼻翼宽度与口角间距之比。
2. 目唇指数　口角间距与两眼外眦宽度之比。
3. 上、下唇高指数　面部中线的上、下唇红高度之比。
4. 目面指数　两眼外眦间距与眼水平线的面宽之比。
5. 四肢指数　肩峰至中指尖连线为上肢长，髂嵴至足底连线为下肢长，两者之比近似于 0.618。

# 第三节　人体的测量

对于整形美容外科医师来说，正确地掌握人体测量学和人体美学的理论与技能是最基本的要求。这是美容整形外科的基本诊断方法，也是手术前后必须进行的工作。

整形美容外科医师应掌握统一的人体测量方法，以便对求美者容貌及形体进行美学分析、手术设计，并进行术前、术后的比较和评价，同时也便于学术交流。为此，我国制定了一系列相关的国家标准，例如 GB/T 5704—2008《人体测量仪器》等。

## 一、头面部测量的体表标志及测量方法

### 头面部测量的体表标志（图 1-3-1，图 1-3-2）

1. 眉间点（glabella）　两侧眉弓之间在正中矢状面上最向前突出之点。
2. 眉间上点（ophryon）　左右眉毛上缘的切线与正中矢状面的交点。
3. 额中点（metopion）　左右额结节最高点的连线与正中矢状面的交点。

4. 发缘点（trichion） 前额发际与正中矢状面的交叉点。

5. 前囟点（bregma） 颅骨冠状缝与矢状缝的交点。此点仅在幼儿才能找到。

6. 头顶点（vertex） 头顶在正中矢状面上的最高点。

7. 头后点（opisthocranion） 头部正中矢状面上最向后突出的点，即距离眉间点最远的点。

8. 枕外隆凸点（inion） 位于枕外隆凸的尖端。

9. 额颞点（frontotemporale） 额部两侧颞嵴弧最向内侧的两对称点，通常位于眉毛上外侧缘的上方。

10. 耳屏点（tragion） 外耳道前方耳屏软骨上缘起始部向耳轮脚基部的头侧部皮肤移行的一点。

11. 头侧点（euryon） 也称颅阔点，头的两侧最向外突出的点。

12. 鼻根点（nasion） 额鼻缝与正中矢状面相交的点。

13. 鼻梁点（sellion） 鼻部在正中矢状面的最凹点（侧面观察）。

14. 鼻下点（subnasale） 鼻中隔下缘与上唇皮肤组成的角的顶点。

15. 鼻尖点（pronasale） 头部位于眼耳平面时，鼻尖最向前突出的点。

16. 龈点（prosthion） 也称上牙槽中点，上颌左右中门齿间齿龈在正中矢状面上最向下突出的一点。

17. 口裂点（stomion） 上下唇闭合时口裂的正中点。

18. 上唇中点（labrale superius） 上唇红唇缘与正中矢状面的交点。

19. 下唇中点（labrale inferius） 下唇红唇缘与正中矢状面的交点。

20. 口角点（cheilion） 在口裂的两侧外角上，上下唇移行部在外侧端相接之点。

21. 颏下点（gnathion） 头部位于眼耳平面时，颏部在正中矢状面上最低的一点。

22. 颏上点（supramentale） 颏唇沟最深处与正中矢状面的交点。

23. 颏前点（pogonion） 颏部最突出处中点。

24. 眼内角点（entocanthion） 在眼内角上，上下眼睑缘相接之点。位于泪阜的内侧。

25. 眼外角点（ectocanthion） 在眼外角上，上下眼睑缘相接之点。

26. 眶下点（orbitale） 眶下缘最低的一点。常位于眶下缘外侧 1/3 段上，是决定眼耳平面的基点之一。

27. 眶上缘间中点（supraobitale） 左右眶上缘最高点的连线与正中矢状面的交点。

28. 颧点（zygion） 也称侧颅点，颧弓上最向外侧突出的一点。

29. 鼻翼点（alare） 鼻翼最外侧点。

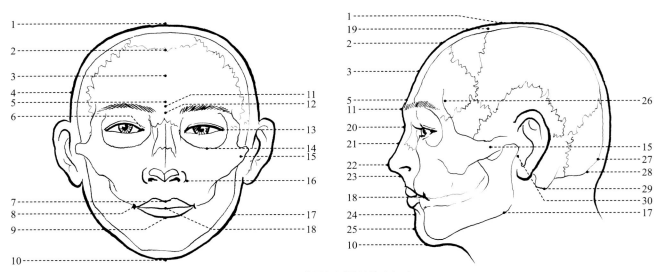

**图 1-3-1 头面部测量的体表标志**

1. 头顶点　2. 发缘点　3. 额中点　4. 头侧点　5. 眉间上点　6. 眼内角点　7. 上唇中点　8. 口角点　9. 下唇中点　10. 颏下点　11. 眉间点
12. 眶上缘间中点　13. 眼外角点　14. 眶下点　15. 颧点　16. 鼻翼点　17. 下颌角点　18. 口裂点　19. 前囟点　20. 鼻根点　21. 鼻梁点
22. 鼻尖点　23. 鼻下点　24. 颏上点　25. 颏前点　26. 额颞点　27. 头后点　28. 枕外隆凸点　29. 乳突点　30. 耳屏点

30. 下颌角点（gonion）　下颌角最向外，向下和向后突出的一点。

31. 耳上点（superaurale）　头部保持眼耳平面时，耳轮上缘最高的一点。

32. 耳下点（subaurale）　头部保持眼耳平面时，耳垂最低的一点。

33. 耳后点（postaurale）　头部保持眼耳平面时，耳轮后缘最向后突出的一点。

34. 耳上基点（otobasion superius）　耳郭基线（即耳郭与头颅连接处的轮廓线）的最上端，即颅耳角的最低点。

35. 耳下基点（otobasion inferius）　耳郭基线的下端。

36. 耳前点（praeaurale）　头部保持眼耳平面时，耳郭基线上与耳后点等高一点。

37. 耳结节点（tuberculare）　达尔文结节的尖端。

38. 乳突点（mastoideale）　乳突外表上最低的一点。

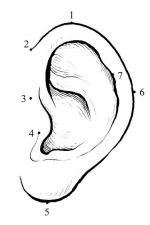

**图 1-3-2　耳部测量点**

1. 耳上点　2. 耳上基点　3. 耳前点
4. 耳下基点　5. 耳下点　6. 耳后点
7. 耳结节点

### 头面部的测量方法

长度、宽度及高度的测量：

1. 头最大长（maximum head length）　眉间点至头后点之间的直线距离（图 1-3-3）。

2. 头最大宽（maximum head breadth）　左右头侧点之间的直线距离（图 1-3-4）。

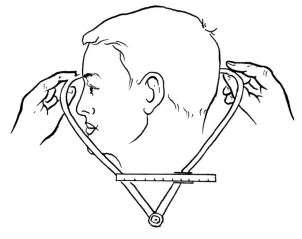

图 1-3-3　头最大长

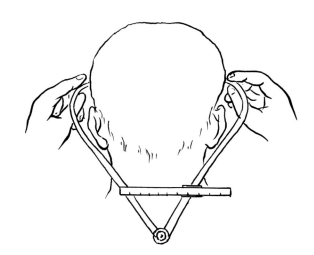

图 1-3-4　头最大宽

3. 额最小宽（minimum frontal breadth）　左右侧颞点之间的直线距离（图 1-3-5）。

4. 两耳屏间宽（britragion breadth）　左右侧耳屏点之间的直线距离（图 1-3-6）。

5. 两乳突间宽（bimastoidal breadth）　左右侧乳突点之间的直线距离（图 1-3-7）。

6. 面宽（bizygomatic breadth）　左右侧颧点之间的直线距离（图 1-3-8）。

7. 两下颌角宽（bigonial breadth）　左右下颌角之间的直线距离（图 1-3-9）。

8. 两眼内眦宽（inter-canthic diameter）　左右侧眼内眦点之间的直线距离（图 1-3-10）。

9. 两眼外眦宽（extra-canthic diameter）　左右侧眼外眦点之间的直线距离（图 1-3-11）。

10. 瞳孔间距（interpupillary distance）　两眼正视前方时，左右瞳孔中心之间的直线距离。

11. 眼裂宽（eyeslit breadth）　同一眼的眼外眦点至眼内眦点之间的直线距离。

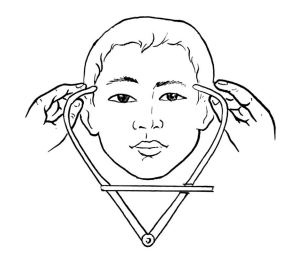

图 1-3-5　额最小宽

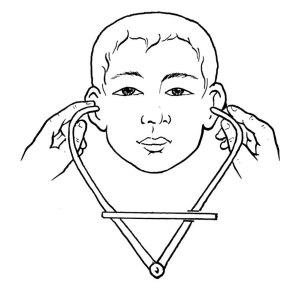

图 1-3-6　两耳屏间宽

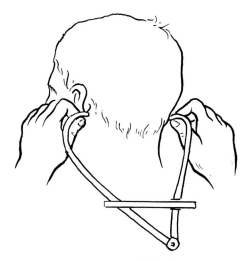

图 1-3-7　两乳突间宽

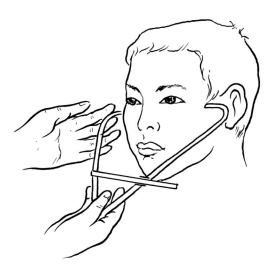

图 1-3-8　面宽

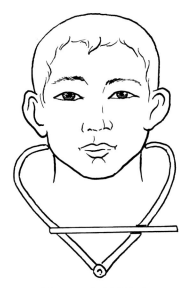

图 1-3-9　两下颌角宽

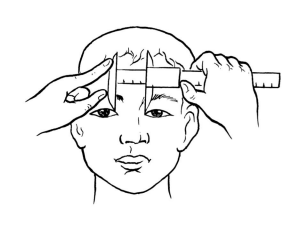

图 1-3-10　两眼内眦宽

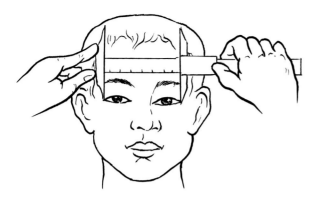

图 1-3-11 两眼外眦宽

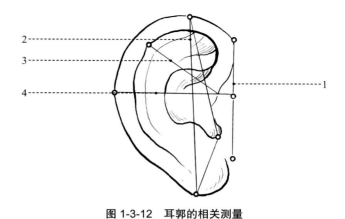

图 1-3-12 耳郭的相关测量
1. 形态耳宽 2. 容貌耳长 3. 形态耳长 4. 容貌耳宽

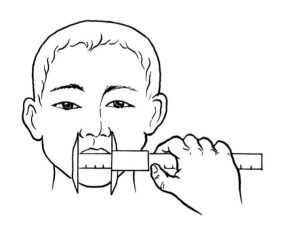

图 1-3-13 鼻宽

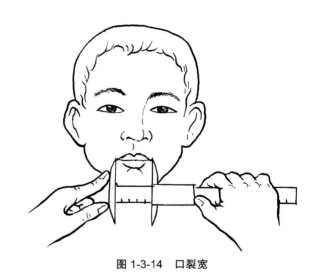

图 1-3-14 口裂宽

12. 容貌耳宽（physiognomic ear breadth） 耳前点至耳后点之间的直线距离（图 1-3-12）。

13. 形态耳宽（morphological ear breadth） 耳上基点至耳下基点之间的直线距离（图 1-3-12）。

14. 鼻宽（nasal breadth） 左右侧鼻翼点之间的直线距离（图 1-3-13）。

15. 口裂宽（mouth breadth） 左右侧口角点之间的直线距离（图 1-3-14）。

16. 头耳高（auricular height） 头部固定于眼耳平面时，自头顶点至耳屏点之间的投影距离（图 1-3-15）。

17. 全头高（total head height） 头部固定于眼耳平面时，自颏下点至头顶点之间的投影距离。

18. 容貌面高（physiognomic facial height） 发缘点至颏下点的距离。

19. 容貌额高（stirnhohe） 发缘点至鼻根点之间的投影距离。

20. 形态面高（morphological facial height） 鼻根点至颏下点的直线距离（图 1-3-16）。

21. 形态上面高（morphological upper face height） 鼻根点至龈点的直线距离。

22. 容貌上面高（physiognomic upper face height） 鼻根点至口裂点的直线距离。

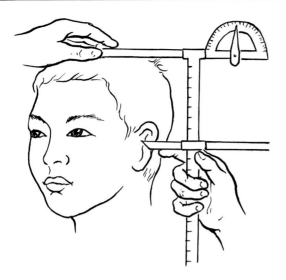
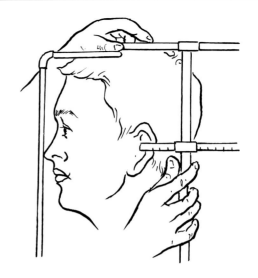

图 1-3-15　头耳高

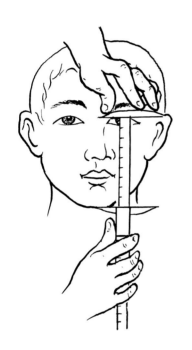
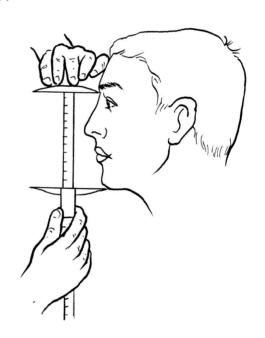

图 1-3-16　形态面高

23. 鼻高（nasal height）　鼻根点至鼻下点之间的直线距离（图 1-3-17）。

24. 鼻长（nasal length）　鼻根点至鼻尖点之间的距离。

25. 鼻深（nasal depth）　鼻下点至鼻尖点之间的投影距离。

26. 唇高（lip height）　上唇中点至下唇中点之间的直线距离（图 1-3-18）。

27. 颏高（chin height）　口裂点至颏下点之间的直线距离。

28. 容貌耳长（physiognomic ear length）　耳上点至耳下点之间的直线距离（图 1-3-12）。

29. 形态耳长（morphological ear length）　达尔文结节至耳屏上方耳前切迹凹陷部最深点之间的直线距离（图 1-3-12）。

30. 头水平围（horizontal circumference of the head）　经眉间点和头后点测得的围度（图 1-3-19）。

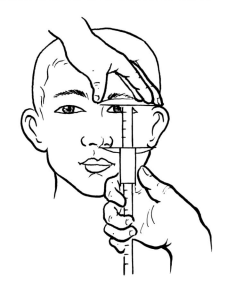

图 1-3-17 鼻高

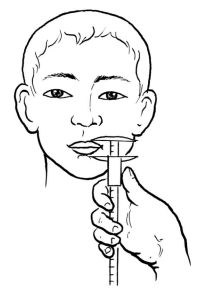

图 1-3-18 唇高

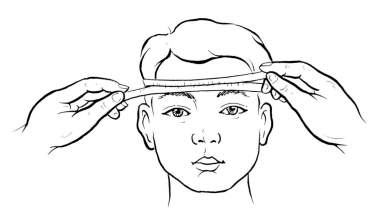

图 1-3-19 头水平围

31. 各种理想的面部平面 Gonzales-Ulloa 和 Stevent（1968）称理想平面是鼻根点与颏前点的连线，又称子午线，Ricketts（1968）描述从鼻尖点到颏前点连线，上下唇的前点各自后退 4.0mm 和 2.0mm，为评价下面部的标准平面，Burstone（1967）主张鼻下点到颏前点连线为标准平面，其上、下唇最高点的最前点各自前突 3.5mm 和 2.2mm（图 1-3-20）。

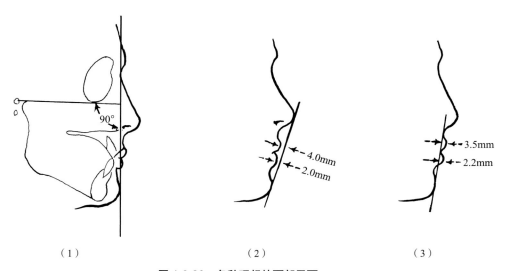

（1） （2） （3）

图 1-3-20 各种理想的面部平面

（1）Gonzales-Ulloa 和 Stevent 平面 （2）Ricketts 平面 （3）Burstone 平面

角度的测量（图 1-3-21）：

1. 侧面角（profile angle of the face） 鼻根点至龈点的连线与眼耳平面相交形成的夹角。

2. 颅耳角（cephalo otic angle） 耳郭与头颅侧面的夹角。

3. 鼻唇角（nasolabial angle） 鼻小柱前端至鼻底与上唇红间的角。

4. 鼻额角（nasofrontal angle） 鼻背与前额至鼻根间斜面的角。

5. 鼻面角（nasofacial angle） 鼻根垂线与鼻背线的夹角。

6. 鼻尖角（nasorostral angle） 鼻背线与鼻小柱线的夹角。

7. 鼻基底角（nasal basement angle） 头侧位于眼耳平面时鼻小柱与水平线的夹角。

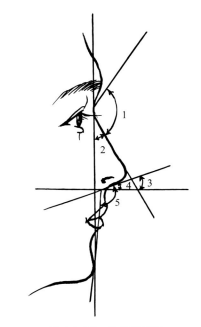

图 1-3-21 角度的测量
1. 鼻额角 2. 鼻面角 3. 鼻尖角 4. 鼻基底角 5. 鼻唇角

## 二、体部测量的体表标志及测量方法

### 体部测量的体表标志（图 1-3-22，图 1-3-23，图 1-3-24）

1. 喉结点（larynx point） 在正中矢状面上，喉结最向前突出的一点。

2. 颈根外侧点（lateral neck root point） 在外侧颈三角上，斜方肌前缘与颈根外侧部位上，连接颈窝点和颈点的曲线之交点。

3. 颈窝点（fossa jugularis point） 左右侧锁骨胸骨端上缘的连线与正中矢状面的交点。

4. 胸上点（suprasternale） 胸骨柄上缘的颈静脉切迹与正中矢状面的交点。

5. 胸中点（mesosternale） 左右第 4 肋关节上缘的连线与正中矢状面的交点。

6. 胸下点（substernale） 胸骨体下缘与正中矢状面的交点。

7. 乳头点（thelion） 乳头中心点，仅在儿童、男性和乳房不下垂的女性才能确定测量点。

8. 脐点（omphalion） 脐的中心点。

9. 耻骨联合点（symphysion） 耻骨联合上缘与正中矢状面的交点。

10. 颈点（cervicale） 第 7 颈椎棘突尖端的点。

11. 腰点（lumbale） 第 5 腰椎棘突尖端的点。

12. 肩峰点（acromion） 肩胛骨的肩峰外侧缘上，最向外突出的一点。

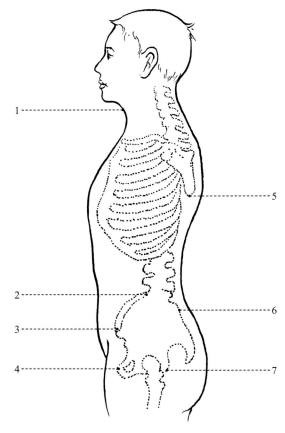

图 1-3-22 躯干测点
1. 喉结点 2. 腰点 3. 髂前上棘点 4. 耻骨联合点
5. 肩胛骨下角点 6. 髂后上棘点 7. 大转子点

13. 腋窝前点（anterior ampit point）　在腋窝前裂上端，胸大肌附着部的最下端的点。

14. 腋窝后点（posterior ampit point）　在腋窝后裂上端，大圆肌附着部的最下端之点。

15. 肩胛骨下角点（angulus inferior scapulae point）　肩胛骨下角的最下点。

16. 桡骨点（radiale）　桡骨小头上缘的最高点。

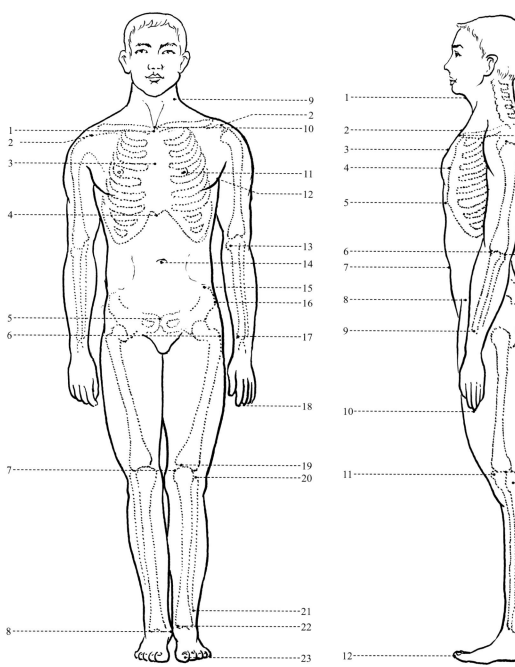
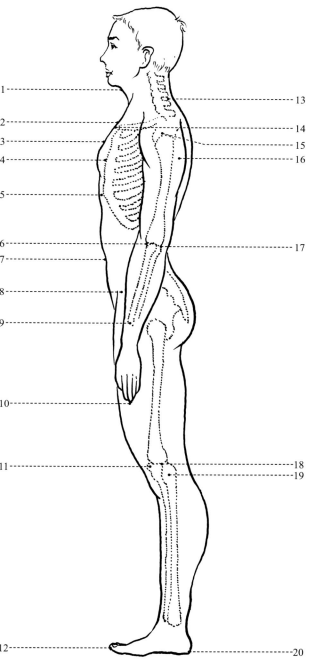

图 1-3-23　体部测点前面观

1. 胸上点　2. 肩峰点　3. 胸中点　4. 胸下点　5. 耻骨联合点
6. 大转子点　7. 胫骨点　8. 跟点　9. 颈根外侧点　10. 颈窝点
11. 乳头点　12. 腋窝前点　13. 桡骨点　14. 脐点　15. 髂嵴点
16. 髂前上棘点　17. 桡骨茎突点　18. 指尖点　19. 髌骨中点
20. 腓骨头点　21. 外踝点　22. 内踝点　23. 趾尖点

图 1-3-24　体部测点侧面观

1. 喉结点　2. 颈窝点　3. 胸中点　4. 乳头点　5. 胸下点　6. 桡骨点
7. 脐点　8. 髂前上棘点　9. 桡骨茎突点　10. 指尖点　11. 胫骨点
12. 趾尖点　13. 颈点　14. 胸上点　15. 肩峰点　16. 腋窝后点
17. 肘尖点　18. 髌骨中点　19. 腓骨头点　20. 跟点

17. 肘尖点（olecranon） 尺骨鹰嘴在肘背侧面的最突出的点。

18. 指尖点（dactylion） 中指尖端的点。

19. 指点（phalangion） 各指第 1 节指骨底背面最向上突出的点。

20. 髂嵴点（iliocristale） 髂嵴最向外突出的点。

21. 髂前上棘点（iliospinale anterius） 髂前上棘最向前下方突出的点。

22. 髂后上棘点（iliospinale posterius） 髂后上棘最向后方突出的点。

23. 大转子点（trochanterion） 股骨大转子最高的点。

24. 髌骨中点（patella center） 髌骨底最高点与髌骨尖最下端连线的中点。

25. 腓骨头点（caput fibulae point） 腓骨小头向外侧最突出的点。

26. 胫骨点（tibiale） 胫骨内侧踝内侧缘上最高的点。

27. 内踝点（sphyrion） 胫骨内踝尖端最向下方的点。

28. 外踝点（malleolus fibulae point） 腓骨外踝最下端的点。

29. 跟点（pternion） 直立时，足跟向后方最突出的点。

30. 趾尖点（acropodion） 直立时，足尖向前方最突出的点。

31. 桡骨茎突点（stylion radiale） 桡骨茎最突出的部位。

**体部的测量方法（图 1-3-25，图 1-3-26）**

体高的测量：即测量各测点至地面的垂直距离。

1. 中指指尖上举高（middle fingertip height） 上肢垂直上举时，自中指指尖点至地面的垂直距离。

2. 中指指点上举高（phalangion height over head） 上肢垂直上举时，自中指指点至地面的垂直距离。

3. 身高（stature） 头顶点至地面的垂直距离。

4. 颏下点高（gnathion height） 颏下点至地面的垂直距离。

5. 乳头高（nipple height） 乳头点至地面的垂直距离。

6. 脐高（omphalion height） 脐点至地面的垂直距离。

7. 耻骨联合高（penal height） 耻骨联合点至地面的垂直距离。

8. 颈点高（cervical height） 颈点至地面的垂直距离。

9. 腰点高（lumbar height） 腰点至地面的垂直距离。

10. 腰围高（waist height） 最小腰围处至地面的垂直距离。

11. 髂嵴高（crista iliaca height） 髂嵴点至地面的垂直距离。

12. 髂后上棘高（iliospinale posterior height） 髂后上棘点至地面的垂直距离。

13. 大转子高（trochanterion height） 大转子点至地面的垂直距离。

14. 膝高（knee height） 髌骨中点至地面的垂直距离。

体宽的测量：即测量正中矢状平面两侧对称测点间的横向水平距离（图 1-3-27，图 1-3-28）。

1. 最大体宽（maximum body breadth） 左右两上肢下垂时最向外侧突出部之间的横向水平距离。

2. 颈宽（neck breadth） 经过喉结点的颈部横向水平距离。

3. 肩宽（shoulder breadth） 左右肩峰点之间的直线距离。

4. 最大肩宽（maximum shoulder breadth） 左右上臂三角肌部位最向外侧突出点之间的横向水平距离。

5. 胸宽（cheast breadth） 在乳头点的水平面上，胸廓两侧最向外侧突出点之间的横向水平距离。

6. 乳头间宽（internipple breadth） 左右乳头点之间的直线距离。

7. 最小腰围宽（minimum waist breadth） 在最小腰围处的横向水平距离。

8. 骨盆宽（crista iliaca breadth） 左右髂嵴点之间的直线距离。

9. 大转子点间宽（bitrochanterion breadth） 左右侧大转子最向外侧突出点之间的直线距离。

10. 髋最大宽（maximum hip breadth） 左右侧大腿部最向外侧突出点之间的直线距离。

11. 肩胛骨下角肩宽（inferior angulus scapulae breadth） 左右肩胛骨下角点之间的直线距离。

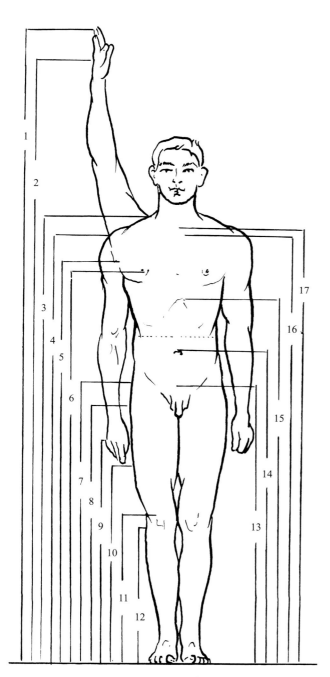

**图 1-3-25 立位前面高度测量**
1. 中指指尖上举高 2. 中指指点上举高 3. 颈点高 4. 肩峰高
5. 腋窝前点高 6. 乳头高 7. 髂嵴点高 8. 大转子高 9. 中指
点高 10. 中指指尖高 11. 膝高 12. 腓骨头高 13. 耻骨联合高
14. 脐高 15. 胸骨下缘高 16. 胸骨上缘高 17. 颈窝高

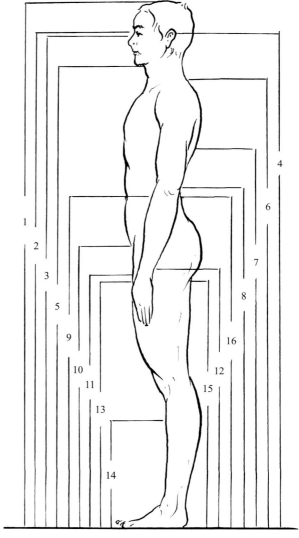

**图 1-3-26 立位前面高度测量**
1. 身高 2. 鼻根点高 3. 眼高 4. 耳屏点高 5. 颏下点高 6. 颈
点高 7. 肩胛骨下角高 8. 肘尖高 9. 桡骨头高 10. 髂前上棘高
11. 桡骨茎突高 12. 尺骨茎突高 13. 会阴高 14. 小腿肚高 15. 臀
沟高 16. 最小腰围高

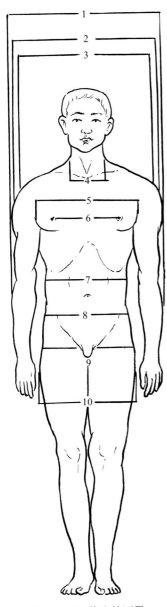

图 1-3-27　体宽的测量

1. 最大体宽　2. 最大肩宽　3. 肩宽　4. 颈宽　5. 胸宽　6. 乳头间宽
7. 最小腰围宽　8. 骨盆宽　9. 大转子点间宽　10. 髋最大宽

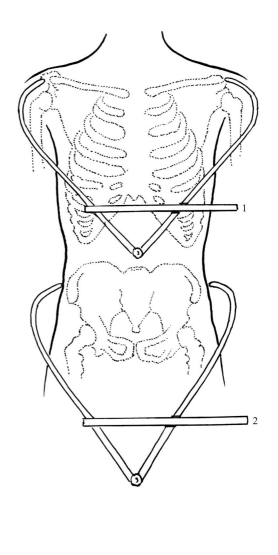

图 1-3-28　肩宽与骨盆宽的测量

1. 肩宽　2. 骨盆宽

体围的测量：

1. 颈围Ⅰ（neck girth Ⅰ）　在喉结下方的颈部水平围长。

2. 颈围Ⅱ（neck girth Ⅱ）　经喉结点的颈部水平围长。

3. 胸围（chest circumference）　平静呼吸时，经两侧肩胛骨下角下缘及乳头上缘至胸部中央的胸部水平围长（图 1-3-29）。

4. 最小腰围（minimum waist circumference）　在肋弓和髂嵴之间，腰部最细处的水平围长。

5. 腰围（waist circumference）　在脐部中心的水平周长。

6. 腹围（abdominal circumference）　经髂嵴点腹部水平围长。

7. 臀围（hip circumference）　臀部向后最突出部位的水平围长。

以上体围的测量见图 1-3-30。

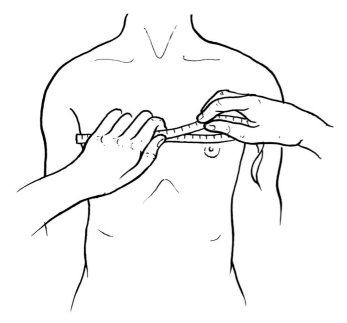

图 1-3-29 胸围的测量

8. 上臂围（biceps circumference） 上肢自然下垂，肌肉放松，在肱二头肌最突出部测得的上臂水平周长（图 1-3-30）。

9. 上臂最大围（maximum biceps circumference） 握拳，用力屈肘，使肱二头肌做最大收缩时，肱二头肌最膨隆部的围长（图 1-3-32）。

10. 上臂最小围（minimum biceps circumference） 上臂最细处的水平围长。

11. 肘最大围（elbowgirth flexed） 上臂水平向前伸展，前臂大致垂直上举，手用力握拳，经过肘尖点和肘窝的水平围长（图 1-3-32）。

12. 肘围（elbow circumference） 上肢自然下垂时，经肱骨内上髁和尺骨鹰嘴的水平围长（图 1-3-30）。

13. 前臂最大围（maximum forearm circumference） 上肢自然下垂时，在肘关节稍下方，前臂最粗处的水平围长（图 1-3-31）。

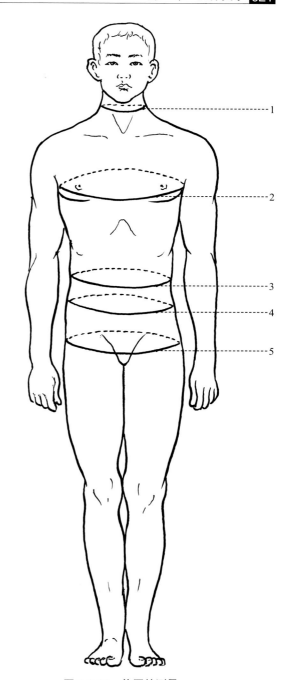

图 1-3-30 体围的测量
1. 颈围 2. 胸围 3. 腰围 4. 腹围 5. 臀围

14. 前臂最小围（minimum forearm circumference） 在桡骨茎突和尺骨茎突的近侧，前臂最细处的水平围长（图 1-3-31）。

15. 腕关节围（wrist circumference） 经尺骨茎突点的前臂水平围长。

16. 大腿最大围（maximum thigh circumference） 在臀沟下缘部位，大腿部肌肉向内侧最突出处的大腿水平围长。

17. 大腿中部围（middle thigh circumference） 在会阴和膝关节之间的中央部位，大腿水平围长。

18. 大腿最小围（minimum thigh circumference） 膝关节上方，大腿最细处的水平围长。

19. 膝围（knee girth） 被测者坐于高椅上，膝部弯曲成 90°，自髌骨中点开始，经腘窝再返回起点的围长。

20. 小腿最大围（calf circumference） 小腿最膨隆部位的小腿水平围长。

21. 小腿最小围（ankle circumference） 在内踝上方，小腿最细处的水平围长。

下肢围的测量见图 1-3-33。

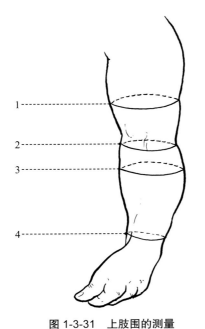

**图 1-3-31 上肢围的测量**

1. 上臂最大围　2. 肘围　3. 前臂最大围　4. 前臂最小围

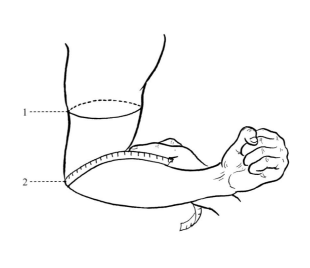

**图 1-3-32 上臂最大围的测量**

1. 上臂最大围　2. 肘最大围

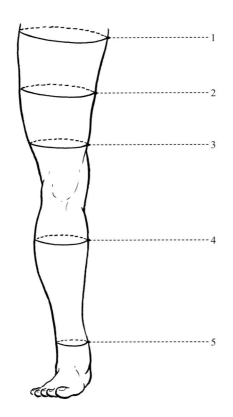

**图 1-3-33 下肢围的测量**

1. 大腿最大围　2. 大腿中部围　3. 大腿最小围　4. 小腿最大围　5. 小腿最小围

# 第四节 人体的美学观察

所谓人体的美学观察，就是建立在人体测量和美学分析的基础上，对人体的容貌与形态作出的评价。而在实际的临床工作中，作出这种评价并不容易，更多的时候是由就诊者自己进行评估。

## 一、头面部美学观察

### 头型与面型

1. 头型 从形态学的角度出发，可以将头型分为球形、卵圆形、楔形、五角形、菱形、盾形等。也可以用头指数分型法，根据头最大长和头最大宽所构成的头指数进行分型，可将头型分为超长头型、长头型、中头型、圆头型和超圆头型五种。

2. 面型 人的面型有很多种，亦有很多种分类方法，下面列举出中外常见的面型分类方法各一种。

（1）波契分类法：该方法将面型分为椭圆形、卵圆形、倒卵圆形、圆形、方形、长方形、菱形、梯形、倒梯形和五角形，共十种（图 1-4-1）。

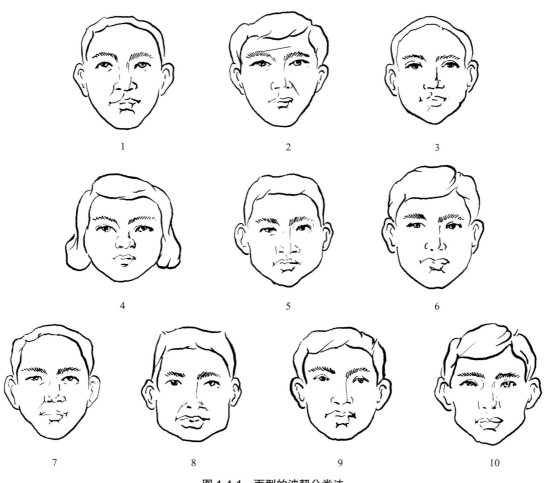

1      2      3

4      5      6

7      8      9      10

**图 1-4-1 面型的波契分类法**

1. 椭圆形 2. 卵圆形 3. 倒卵圆形 4. 圆形 5. 方形 6. 长方形 7. 菱形 8. 梯形 9. 倒梯形 10. 五角形

（2）字形分类法：即用汉字字形形容面型。实际上字形分类与波契分类有其类似的地方，即：田字形脸扁方而短，类似方形脸；由字形脸上削下方，类似梯形脸；国字形脸方正，类似方形脸；用字型脸额方，下颌宽扁，类似梯形脸；目字形脸面部稍狭窄，类似长方形脸；甲字形脸上方下削，类似倒梯形脸；风字形脸额圆，腮及下颌宽大，类似五角形脸；申字形脸上下尖削，类似菱形脸（图 1-4-2）。

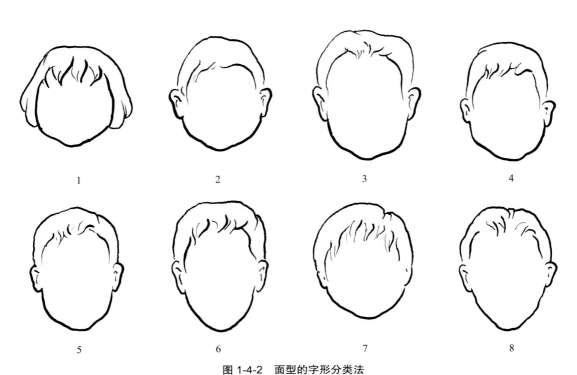

**图 1-4-2　面型的字形分类法**
1. 田字形　2. 由字形　3. 国字形　4. 用字形　5. 目字形　6. 甲字形　7. 风字形　8. 申字形

### 面部器官的美学观察

1. 眉部　眉位于眶上缘，为横向弧形分布的一束毛发，是容貌的重要结构之一。左右对称、浓淡相宜、粗细适中的双眉对协调、平衡面部整个结构之间的关系，烘托容貌美具有重要的作用。

（1）眉的美学观察：眉介于上睑与额部之间，稍稍隆起而富于立体性。起自眼眶的内上角，沿眶上缘向外略呈弧形。眉的内端称为眉头，近于直线状。外端稍细称眉梢。眉头与眉梢之间为眉身（眉腰），略呈弧线状，弧线的最高点称为眉峰（图 1-4-3）。①眉头：位于内眦角正上方或略偏内侧，在鼻翼边缘与内眦角连线的延长线上。两眉头间距约等于一个眼裂的宽度。②眉梢：稍倾斜向下，其尾端与眉头大致在同一水平线，眉梢的尾端在同侧鼻翼与外眦角连线的延长线上。③眉峰：位置应在自眉梢起的眉长中、外 1/3 交界处，或在两眼平视前方时鼻翼外侧与瞳孔外侧缘连线的延长线上，也是眉毛长度的黄金分割点。④眉毛：眉毛为硬质短毛，分上、中、下三层。眉头部分分布较宽，眉头到眉峰斜向外上方；眉梢基本一致并斜向外下方；眉腰部分眉毛较密，大体上为上层眉毛向下倾斜，中层眉毛向后倾斜，下层眉毛向上倾斜。眉头部的颜色重于眉梢，眉峰部分最深。眉毛的内 1/3 生长方向一般与眼水平线呈 $70°\sim80°$，中外侧呈 $10°\sim30°$，甚至呈平行生长。眉毛的密度为 $50\sim130$ 根 /$cm^2$，根据其密度可分为三种类型：稀少，眉毛不能完全盖住皮肤；中等，眉毛几乎完全盖住皮肤，但眉间无毛；浓密；眉毛完全盖住皮肤，眉间有毛，甚至连成一片。

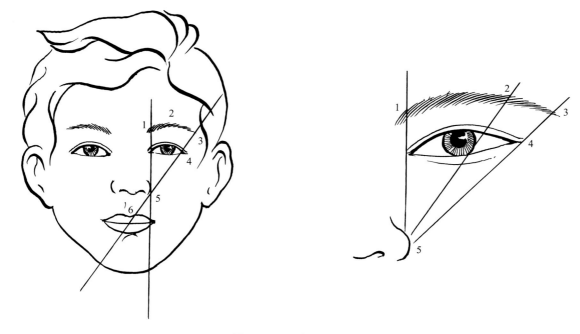

图 1-4-3　眉的美学观察

1. 眉头　2. 眉峰　3. 眉尾　4. 外眦角　5. 鼻翼外侧　6. 唇峰

（2）常见眉形的分类：根据眉的位置、形态分类，中国人常见的眉型有以下八种：标准型、下斜型、向心型、粗短型、连心型、散乱型、离心型、残缺型（图 1-4-4）。也有人将眉型以其形状来命名，常见的有新月形眉、剑形眉、柳叶形眉、卧蚕形眉等。

2. 眼部　眼部充满了美学法则，双眼左右对称。眼裂宽窄、高低，其与面部其他器官、面型等的位置关系均遵循一定的比例。眼睛的美学观察主要包括眼裂以及上下眼睑的宽度和外形。

（1）眼部的美学参数（图 1-4-5）：①眼眶：眶深度 46.9～47.9mm，眶口高度 34.9～36.7mm，眶口宽度 35.5～39.8mm，两眼眶外侧缘距离 94.2mm，两眼眶内侧缘距离 20.8mm，眶腔与眼球的容积

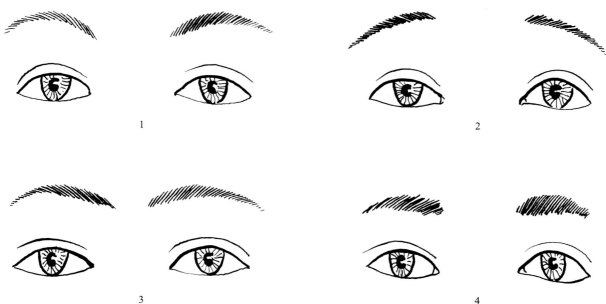

1

2

3

4

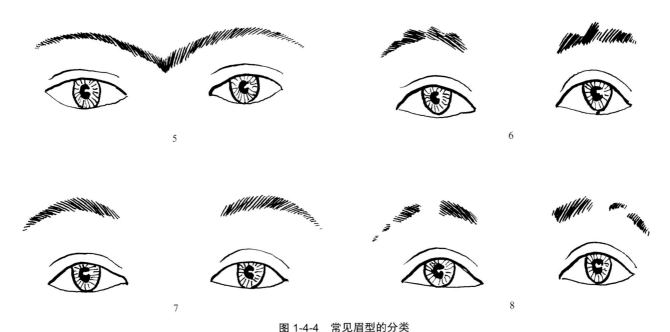

**图 1-4-4　常见眉型的分类**

1. 标准型　2. 下斜型　3. 向心型　4. 粗短型　5. 连心型　6. 散乱型　7. 离心型　8. 残缺型

比是 4.5:1；②眼眉间距：平均 20.0mm；③上睑皱襞（重睑）高度：平均 6.0～8.0mm；④睑裂高度：7.0～12.0mm，最高处位于内中 1/3 交接处；⑤睑裂宽度：25.0～30.0mm，与眼水平线面宽比例符合"五眼"；⑥内眦间距：29.0～32.0mm，与眼裂宽度近似；⑦外眦间距：90.0～100.0mm；⑧内眦角：稍圆钝，角度 48°～55°；⑨外眦角：较锐，角度 30°～40°，极度眇眼时达 60°；⑩睑缘宽度：2.0mm；⑪上睑睫毛 2～3 行，100～150 根，长平均 8.0～12.0mm；⑫下睑睫毛 2～3 行，50～80 根，长平均 6.0～8.0mm；⑬角膜呈横椭圆形，横径 11.5～12.0mm，垂直径 10.5～11.0mm，厚约 1.0mm；角膜露出率为 50%～80%，平视时上睑遮盖角膜 2.0mm，下睑缘与角膜下缘相切；眼球突出度为 12.0～14.0mm；⑭瞳孔直径 2.44～5.82mm，瞳孔间距平均 58.54mm ± 0.11mm。

（2）眼裂：根据眼裂的高度可将眼裂分为三型：①狭窄型：眼裂高度在 5.0mm 以下；②中等型：

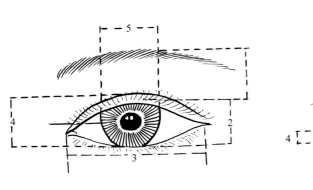

1. 眉眼间距　2. 睑裂高度　3. 睑裂宽度
4. 角膜垂直径　5. 角膜横径

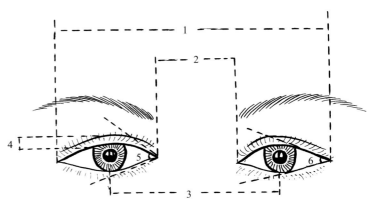

1. 外眦间距　2. 内眦间距　3. 瞳孔间距　4. 上睑皱襞宽度
5. 内眦角　6. 外眦角

**图 1-4-5　眼部美学参数**

眼裂高度在 5.0～10.0mm 之间；③高度型：眼裂高度在 10.0mm 以上。

（3）上眼睑皱襞：人类上眼睑的皮肤，有的较为紧张，不形成任何皱襞，东方人约占 53%。有的则有横向皱襞，称为重睑（双眼皮）。根据上睑皱襞的有无及宽度分为四个等级，①0 级：无皱襞；②Ⅰ级：皱襞距睫毛 2.0mm 以上；③Ⅱ级：皱襞距睫毛 1.0～2.0mm；④Ⅲ级：皱襞达睫毛处（图 1-4-6）。

上睑皱襞的形态可分为七种类型，分别为平行型、平行内缺型、平行低位型、广尾型、新月型、三角型、混合型。

重睑形成术皱襞设计常见为三种类型：广尾型、新月型、平行型，其中以广尾型最美观（图 1-4-7）。

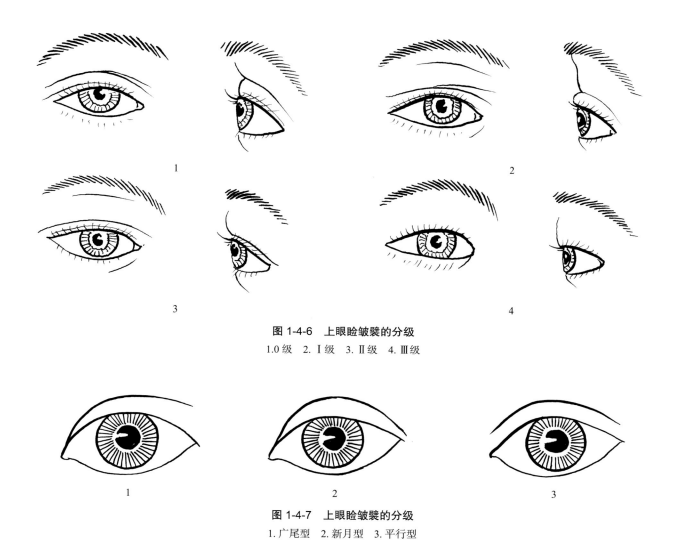

1　　2

3　　4

**图 1-4-6　上眼睑皱襞的分级**

1.0 级　2.Ⅰ级　3.Ⅱ级　4.Ⅲ级

1　　2　　3

**图 1-4-7　上眼睑皱襞的分级**

1.广尾型　2.新月型　3.平行型

（4）内眦皱襞：蒙古人种最常见，又称蒙古皱襞或内眦赘皮，即上眼睑皱襞向内眦角延续而形成的皮肤皱襞，遮盖泪阜，使内眦间距增宽，给人呈现呆板的印象（图 1-4-8）。

（5）眼裂高度：眼裂高度指被测者直视正前方时，上下眼睑之间的最大距离，一般可分为 3 型，①细窄型：眼裂高度在 5.0mm 以下；②中等型：眼裂高度在 5.0～10.0mm；③高宽型：眼裂高度在 10.0mm 以上。

（6）眼裂的倾斜度：眼裂的倾斜度是指内眦角与外眦角的位置关系，分三种类型：水平型、内高外低型、外高内低型。内外眦连线与水平夹角以 10° 左右为美，此型外眦角略上翘，又称"丹凤眼"，是女性美艳的标准（图 1-4-9）。

（7）睫毛：睫毛位于睑缘，为2～3列排列的短毛，上睑睫毛方向略向上翘，较下睑睫毛多而长，100～150根，长度平均8.0～12.0mm。下睑睫毛略向下卷，且短而少，50～80根，长度平均6.0～8.0mm。睫毛在泪乳头与泪小点处消失。它能遮挡强光直射，并有敏感的反射功能，还能防止汗水、沉淀、和小飞虫进入眼内。睫毛倾斜度因人而异（图1-4-10）。睫毛的平均寿命为3～5个月，不断更新，拔去睫毛后，一周即可长出1.0～2.0mm的新睫毛，约10周即可达到原来的长度。细长、弯曲、乌黑、闪动的睫毛对眼型美乃至整体容貌美都具有重要作用。

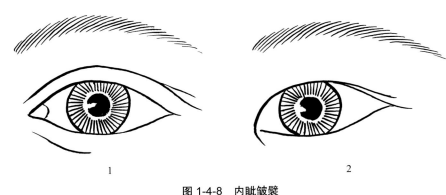

图 1-4-8　内眦皱襞
1. 无内眦赘皮　2. 有内眦赘皮

3. 鼻部　鼻部位于颜面中部，其形态对于人的整个面部的美感都有着极为重要的作用。以改善鼻部

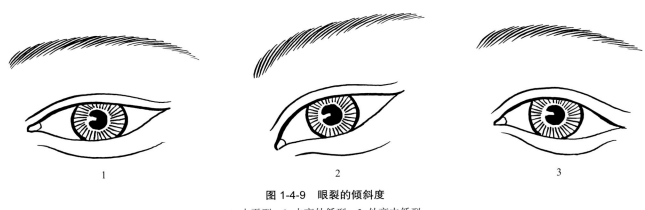

图 1-4-9　眼裂的倾斜度
1. 水平型　2. 内高外低型　3.外高内低型

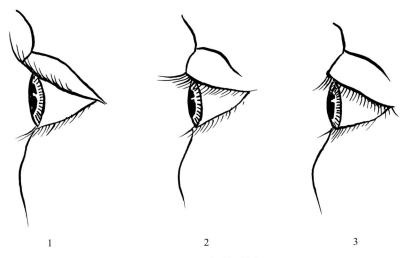

图 1-4-10　睫毛倾斜度
1. 上翘型　2. 普通型　3. 下垂型

外观为目的的求美者，其鼻部往往不表现出明显的畸形。因此，术前对鼻部的美学特点进行客观地分析和认识、明确目的，就显得尤为重要。了解鼻的整体形态特点和各部位分区的可能变化十分重要。鼻的美学观察应包括鼻根的高度，鼻背的形态，鼻根的凹度，鼻孔的形态，鼻尖及鼻基底的形态。

（1）鼻部的美学参数

1）鼻的位置：根据"三庭五眼"的标准，理想的鼻子的鼻根部应位于面部上1/3处，鼻基底应位于面部下1/3处；鼻宽略大于内眦间距，为面宽的 1/4，直立位向前凝视时，口角位于虹膜内缘垂线上；成人以鼻根为中心，鼻根与外眦的距离为半径画圆，其轨迹应经过鼻小柱、鼻翼下侧缘。对于儿童，此弧线应经过口角。对于成人来说，这个圆可确定鼻的长度，以及鼻与脸型和眼的比例关系。

2）鼻的长度：鼻长应是面部长度的 1/3。中国成年男性的标准鼻长约为 48.5mm，女性的标准鼻长约为 47.3mm。

3）鼻的宽度：鼻宽是面部宽度的 1/5，相当于一个眼裂的长度。中国男性标准鼻宽约为 39.6mm，女性标准鼻宽约为 36.4mm（图 1-4-11）。

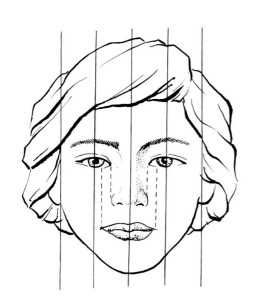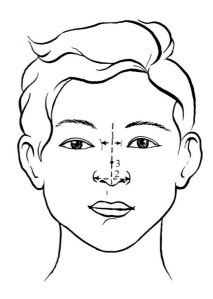

图 1-4-11 鼻的位置及鼻长、鼻宽、鼻根宽

1. 鼻根宽 2. 鼻宽 3. 鼻长

4）鼻的深度：鼻深为鼻下点至鼻尖点之间的投影距离，它可决定鼻尖前伸的程度。鼻深的理想值相当于鼻长的 1/3。鼻小柱小叶部、中央部和基底部三等分，小叶部宽度相当于基底部的 75%（图 1-4-12）。

5）鼻的角度（图 1-4-13）：鼻的角度利用量鼻器或画线测量方法进行测量。鼻部各角度的正常值如下：①鼻额角：125°～135°；②鼻面角：36°～40°；③鼻唇角：90°～120°；④鼻尖角：17°～18°；⑤鼻梁与鼻小柱夹角：即鼻梁向下的延长线与鼻小柱向上的延长线的夹角，正常为 85°～95°；⑥鼻颏角：即鼻根点至鼻尖的连线与鼻尖至颏前点的连线的夹角，正常为 120°～132°。

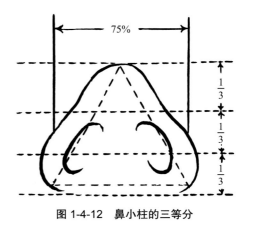

图 1-4-12 鼻小柱的三等分

（2）鼻根：鼻根是与额部相连的狭窄部位，鼻根最低点位于两眼内眦连线的中点稍上，常与重睑褶皱同高。鼻根的高度是指在鼻起点的垂直高度。中国男性标准鼻根高约为 12.0mm，女性标准鼻根高约为 11.0mm。根据鼻根的高度，可以将鼻梁分为四个等级，①低鼻梁：鼻根高度小于 7.0mm；②中高鼻梁：鼻根高度在 7.0～11.0mm 之间；③高鼻梁：鼻根高度在 11.0～13.0mm 之间；④超高鼻梁：鼻根高度大于 13.0mm。

（3）鼻梁侧面形态：鼻梁侧面形态大体分为凹型鼻梁、直型鼻梁和凸型鼻梁3种。每种的具体分型如图1-4-14所示。

（4）鼻尖：鼻尖由两侧鼻翼软骨构成，上接鼻背，两侧为鼻翼。鼻尖的分类方法有很多种，以下列举出两种常见的分类方法。

按鼻尖形状可将其分为3种（图1-4-15）：①尖小型：鼻尖尖而小；②中间型：鼻尖大小中等，圆尖适度；③钝圆型：鼻尖肥大钝圆。

鼻尖至鼻翼基底的距离相当于鼻尖高度。理想的鼻尖高度相当于鼻长度的1/2。

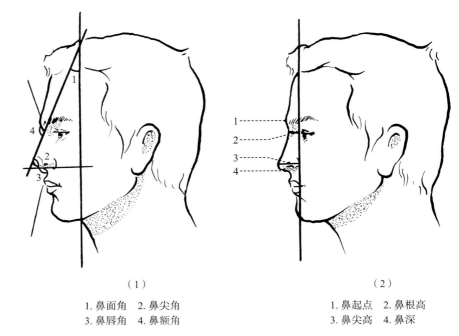

（1）
1. 鼻面角　2. 鼻尖角
3. 鼻唇角　4. 鼻额角

（2）
1. 鼻起点　2. 鼻根高
3. 鼻尖高　4. 鼻深

**图1-4-13　鼻的角度**

按鼻尖高度也可将其分为3种：①正常型：一般男性鼻尖高度约26.0mm，女性约23.0mm；②低鼻型：鼻尖低于22.0mm；③高鼻型：鼻尖高于26.0mm。

（5）鼻基底：主要是指鼻尖部与两鼻孔外侧缘的位置关系，可分为3种类型：上翘型、水平型和下垂型（图1-4-16）。随着年龄的增长，上翘型逐渐减少，下垂型逐渐增加，女性上翘型较男性多见。

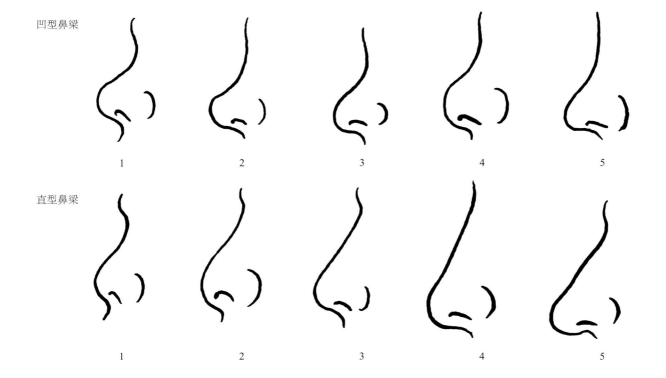

凹型鼻梁

1　　2　　3　　4　　5

直型鼻梁

1　　2　　3　　4　　5

凸型鼻梁

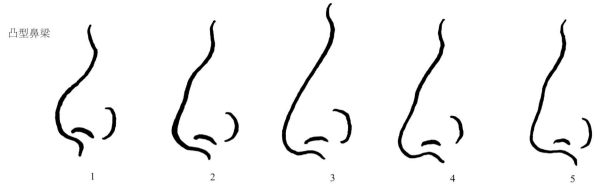

图 1-4-14 鼻梁侧面形态

凹型鼻梁：1. 鼻梁短，鼻根低平，鼻尖向上，鼻基部朝向前上方 2. 鼻梁短，鼻根高度中等，鼻尖向上，鼻基部略向前上方 3. 鼻梁短，鼻根高度中等，鼻尖向前，鼻基部呈水平位 4. 鼻梁中等长，鼻根高度中等，鼻尖向前，鼻基部朝向前上方 5. 鼻梁中等长，鼻根高，鼻尖向前，鼻基部呈水平位

直型鼻梁：1. 鼻梁短，鼻根低平，鼻尖向上，鼻基部朝向前上方 2. 鼻梁中等长，鼻根高，鼻尖向上，鼻基部朝向前上方 3. 鼻梁中等长，鼻根高度中等，鼻尖向前，鼻基部略向前上方 4. 鼻梁长，鼻根甚高，鼻尖向前，鼻基部呈水平位 5. 鼻梁中等长，鼻根高度中等，鼻尖向下，鼻基部朝向前下方

凸型鼻梁：1. 鼻梁短，鼻根低平，鼻尖向上，鼻基部朝向前上方 2. 鼻梁中等长，鼻根高度中等，鼻尖向前，鼻基部略向前上方 3. 鼻梁长，鼻根高度中等，鼻尖向下，鼻基部朝向前下方 4. 鼻梁长，鼻根高度中等，鼻尖向下，鼻基部略向前下方 5. 鼻梁长，鼻根高度中等，鼻尖向前，鼻基部呈水平位

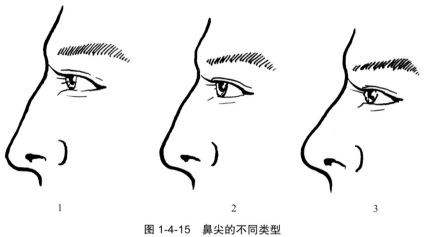

图 1-4-15 鼻尖的不同类型

1. 尖小型 2. 中间型 3. 钝圆型

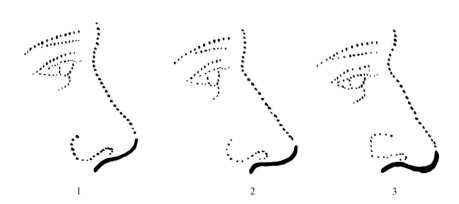

图 1-4-16 鼻基底方向

1. 上翘型 2. 水平型 3. 下垂型

（6）鼻孔：鼻孔由鼻小柱和鼻翼构成。两鼻孔外侧缘之间的距离相当于鼻长度的 70%。鼻孔的形状参与决定鼻基底部的形态、鼻尖的高度和鼻基底部的宽度，具有重要的美学价值，对选择手术切口有重要的指导作用。鼻孔有以下两种分类方法：

按鼻孔的形状分类（图1-4-17），①方圆型：鼻孔外形呈略方之圆形；②三角形：鼻孔是底边在下的三角形；③卵圆形：鼻孔呈卵圆形。鼻孔最大径的方向也可分为三类：即横向、斜向、纵向。

（7）鼻根点凹陷：从鼻根点的侧面看，可将其分为 4 个类型（图1-4-18），①0级：鼻根点无凹陷；②Ⅰ级：鼻根点略有凹陷；③Ⅱ级：鼻根点有明显凹陷；④Ⅲ级：额骨与鼻骨相连处有明显转折。

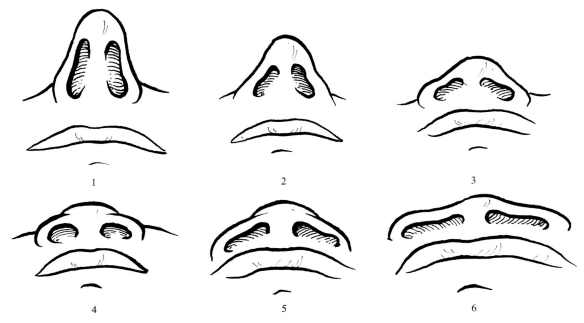

**图 1-4-17　鼻孔形状分类**

1. 椭圆形鼻孔（最大径纵向位置）　2. 三角形鼻孔（最大径斜向位置）　3. 卵圆形鼻孔（最大径斜向位置）　4. 圆形鼻孔（最大径斜向位置）　5. 椭圆形鼻孔（最大径横向位置）　6. 长椭圆形鼻孔（最大径横向位置）

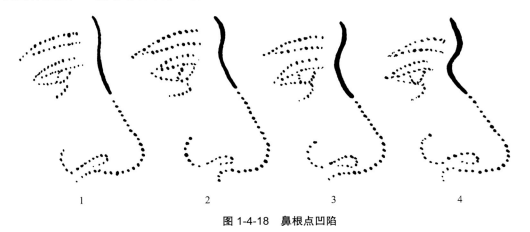

**图 1-4-18　鼻根点凹陷**

1. 0级：鼻根点无凹陷　2. Ⅰ级：鼻根点略有凹陷　3. Ⅱ级：鼻根点有明显凹陷　4. Ⅲ级：额骨与鼻骨相连处有明显转折

（8）鼻翼：鼻翼的分类同样有很多种。以下列举出三种常用的分类方法。

按鼻翼高度分类：鼻翼高度是指从侧面看鼻下缘到鼻翼沟的最大垂直距离。根据其高度不同，可分为3种类型：①低型：鼻翼高度为鼻高的1/5左右；②中型：鼻翼高度为鼻高的1/4左右；③高型：鼻翼高度为鼻高的1/3左右。

按鼻翼突度分类：可将鼻翼分为3种类型。①不突出型：鼻翼与鼻梁侧面几乎在同一平面上；②微突出型：鼻翼与鼻梁侧面介于突出型和不突出型之间；③突出型：鼻翼较肥大，比鼻梁侧面突出很多。

按鼻翼与鼻唇沟的关系分类：可将鼻翼分为3种类型。①鼻翼沟与鼻唇沟不汇合；②鼻翼沟与鼻唇沟微汇合；③鼻翼沟与鼻唇沟完全连成一直线。

4. 唇部　唇是面部器官中活动能力最大的软组织结构，占据面部下1/3，是面部的重要美学单位。唇在美学中的特征首先是色彩美。由于唇的移行部——红唇皮肤极薄，没有角质层和色素，加之该处血供丰富，因此表现为唇色红润而醒目。

　　唇的美学观察：唇部系指上、下唇与口裂周围的面部组织，上界为鼻底线，下界达颏唇沟，两侧以唇面沟为界，与面颊部相邻。唇分上唇、下唇，两唇之间的横行裂称为口裂，口裂的两端为口角。唇的美学观察包括唇高度、唇突度、唇厚度、口裂宽度及唇型等。

　　（1）唇的正面观：当上下唇轻轻闭合时，正位观察唇型轮廓可分为三型，即方唇、扁平唇、圆唇（图1-4-19）。

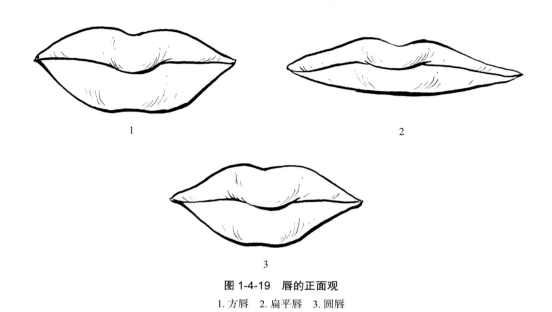

图 1-4-19　唇的正面观
1. 方唇　2. 扁平唇　3. 圆唇

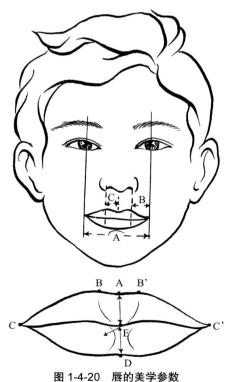

图 1-4-20　唇的美学参数
A. 口裂宽　B. 唇峰至口角间距　C. 唇峰至唇谷间距
AD. 上唇高度　DE. 下唇高度　CC'. 口裂宽度

　　1）人中和人中嵴：上唇皮肤表面正中为人中，是人特有的结构。人中部中央纵行的凹陷为人中凹。人中凹上接鼻小柱，下续唇珠，高度为13.0～18.0mm。两侧隆起的边缘为人中嵴，其下方为唇峰的最高点。人中嵴两侧为侧唇区，以唇面沟与面颊部相邻。

　　2）唇缘弓：也称唇红线，是唇皮肤部和唇红部交界处呈现出的弓形曲线。上唇唇缘弓形成了上唇的唇峰（唇弓峰）和唇谷（唇弓凹）。唇谷位于唇缘弓的中央最低凹处，上续人中凹，下与唇珠毗邻。唇谷中央凹处形成的钝角称为中央角，国人一般为150°～160°。中央角两边呈弧形曲线，向两侧外上方走行于唇峰内侧。唇峰中央最高凸起形成的钝角为左右外侧角，国人一般为210°～240°。两侧唇峰的外侧缘向外延续于口角，内侧缘即为唇珠两边，两侧唇峰的最高点比唇谷最低点高出3.0～5.0mm。下唇唇缘弓微隆起呈弧形，红唇部较上唇稍厚，突度比上唇稍小，高度比上唇略短，与上唇相协调（图1-4-20）。

　　3）唇珠：上唇唇弓与中央唇谷下前方有一结节状凸起，婴幼儿时期更为明显，称为唇珠。唇珠两侧的红唇欠丰满，而形成唇珠旁沟。

　　4）上唇高度：指上唇皮肤的高度（即鼻小柱根部至唇峰的距离），不包括红唇部，我国成年人上唇平均高度为13.0～20.0mm。

按上唇的高度可分为三类，①低上唇：上唇高度不超过 12.0mm；②中等上唇：上唇高度在 12.0～19.0mm；③高上唇：上唇高度超过 19.0mm。

5）唇厚度：指口唇轻闭时，根据上、下红唇中央部的厚度分四型。①薄唇：厚度在 4.0mm 以下；②中厚唇：厚度在 5.0～8.0mm 之间；③厚唇：厚度在 9.0～12.0mm 之间；④厚凸唇：厚度在 12.0mm 以上。上下唇厚度常不一致，因此在测量中常把上下唇分别记录。黑种人厚唇多，白种人薄唇多，而黄种人居中。中国人上唇厚度为 5.0～8.0mm，下唇厚度为 10.0～13.0mm。下唇一般比上唇厚，男性比女性厚 2.0～3.0mm。

6）口裂宽度：指上下唇轻度闭合时，按两侧口角的距离可分为三型。①窄小型：宽度在 30.0～35.0mm 之间；②中等型：宽度在 36.0～45.0mm 之间；③宽大型：宽度在 46.0～55.0mm 之间（图 1-4-20）。

（2）唇的侧面观

1）上唇侧位：根据此部位前突的程度，可分为三类。①突唇型：上唇皮肤部明显前突，其中突出凹型占 45.5%，突出直型占 24.8%，突出凸型占 9.5%；②笔直型：上唇皮肤部大体呈笔直形态，占 19.3%；③后缩型：上唇皮肤部后缩，占 1.0%。

2）下唇侧位：根据形态也可分为三类。凹型，占 59.0%；直型，占 29.0%；凸型，占 12.0%。

唇的侧面形态不完全取决于面部骨骼的结构和牙齿的生长状态，还有明显的种族差别。白种人多为直唇型，黑种人多为凸唇型，某些黄种人唇凸很明显，但却无突颌及门齿前突征象。凸唇的比例随年龄增长而减少。

（3）唇的分型：唇的形态按其高度、厚度、前突度、口裂宽度等有许多种分类方法，常见的唇型有以下七种（图 1-4-21）：理想唇型、厚唇型、薄唇型、口角上翘型、口角下垂型、尖突型、瘪上唇型。

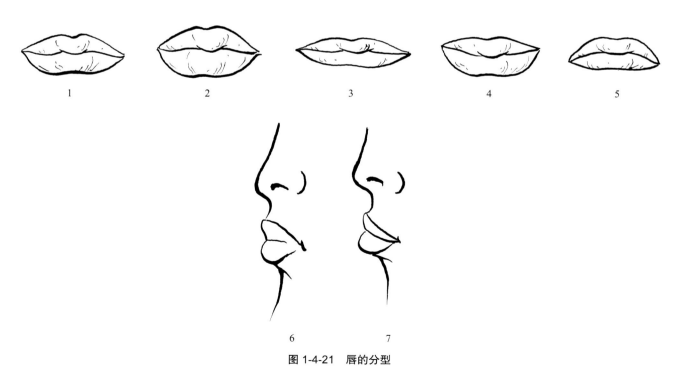

**图 1-4-21　唇的分型**
1. 理想唇型　2. 厚唇型　3. 薄唇型　4. 口角上翘型　5. 口角下垂型　6. 尖突型　7. 瘪上唇型

5. 颊部　颊部平滑，与周围组织结构有良好的移行。鼻唇沟微微凹陷，微笑时出现明显酒窝，酒窝位于通过口角的水平线与通过外眦的垂线的交点处。

6. 耳部

（1）耳郭的位置：耳郭位于头颅两侧，左右对称，其上端与眉上的水平线齐平，下端位于经过鼻底的水平线上，长轴大致与鼻梁平行，应是在面部三等份的中 1/3 处，整个耳郭的平面与头颅侧壁成30°（图 1-4-22）。

（2）耳郭的形态及相关参数：根据耳郭及达尔文结节的形态，可将其分为六种类型，即猕猴型、长尾猴型、尖耳尖型、圆耳尖型、耳尖微显型和缺耳尖型（图 1-4-23）。

理想的耳郭其长轴应与鼻梁平行，耳郭上缘与眉高相等，耳轮脚附着点与外眼角等高，耳垂附着点与鼻尖等高，耳轮与耳垂附着点的连线与下颌支平行，耳轮附着点与外眼角距离大约与耳高相等。外耳道将耳郭横向一分为二。耳甲的高度占耳郭纵向高度的43%。耳甲上方部分占耳郭纵向高度的33%，而耳垂的高度则约占耳郭高度的23%（图 1-4-24）。

（3）耳郭的外展程度：耳郭的外展程度可用耳颅角表示。分为三型：①紧贴型：耳颅角不超过30°；②正常型：耳颅角为30°～60°；③外展型：耳颅角大于60°。

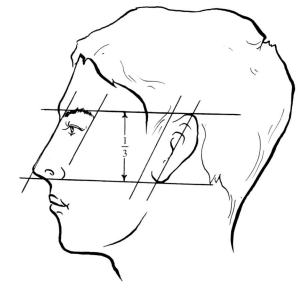

图 1-4-22 耳郭的位置

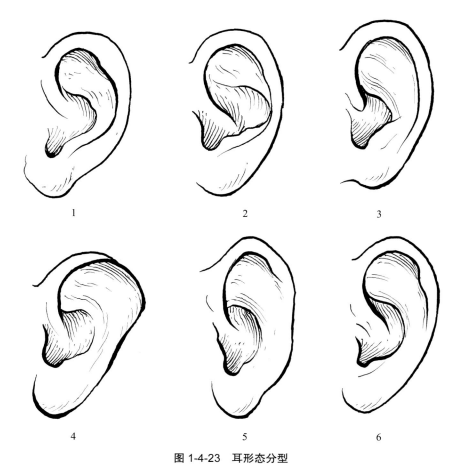

图 1-4-23 耳形态分型

1. 猕猴型　2. 长尾猴型　3. 尖耳尖型　4. 圆耳尖型　5. 耳尖微显型　6. 缺耳尖型

（4）耳郭的长度：耳郭的长度为62.0～65.0mm，60.0mm以下为小耳，其中耳垂的高度为16.0mm左右，耳上幅宽约为32.93mm，耳中幅宽约为30.43mm。

（5）耳垂的形态：耳垂的形态有三种类型，按其与面部皮肤相连的程度分为游离型、粘连型和混合型。游离型耳垂的内缘的绝大部分不与面部的皮肤相连。而粘连型的耳垂其内缘全长均与面部皮肤相连。混合型耳垂介于游离型与粘连型之间。粘连型耳垂又分为与颊部皮肤有小切迹和与颊部皮肤直接相连两种（图 1-4-25）。从形态上看，游离型近似于半圆形，混合型近似于方形，而粘连型则更近似于三角形。

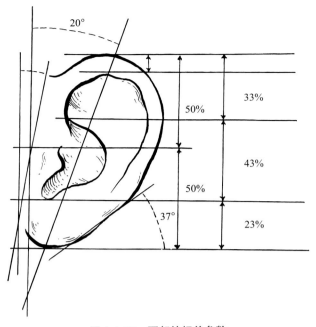

**图 1-4-24 耳郭的相关参数**

（6）颧部：颧部位于面部双侧中央，是面部轮廓的重要构成部分，这一部位的外形结构主要取决于骨性支撑物：颧骨和颧弓。一般颧骨体、颧弓过凸或面部过宽超过正常都可诊断为颧骨复合体肥大，由于存在地域、文化背景和面部轮廓审美意识及审美认知的差异，目前诊断尚无统一标准。国外学者认为颧骨面宽不超过额面宽的10%为正常，国内学者将额面宽与颧面宽之比低于7.5%为颧骨复合体肥大诊断标准。颧骨复合体肥大，表现为面部中1/3向前或向两边突出，面部上1/3及下1/3凹陷低平，使面部显得粗犷，失去和谐的美感，这种面型在东方人中较为多见，可以使用外科手术方法改变面部骨骼轮廓。

此外，颧部的突出程度可分为以下三种：①扁平，颧骨扁平，颧骨体突出，自侧面观鼻颊间界限为颧骨所遮；②中等，颧骨体发育适中，鼻颊间界限大部可见；③微弱，颧骨体不突出，鼻颊间界限清晰。

（7）颏部：颏部的形态显示了容貌的个性特征，其美学形态是圆形，轻度前倾。如前文介绍的理想面部平面，东方人脸部轮廓侧面观时，美学标准为从鼻尖点到颏前点连线，上下唇的前点各自后退4.0mm和2.0mm（图1-3-20）。

1）颏唇沟：成人颏唇沟深度为4.0mm。

2）颏的突度：颏的突度分为五级。Ⅰ级：微向后收缩；Ⅱ级：直型；Ⅲ级：微向前突；Ⅳ级：明显前突；Ⅴ级：极为前突。一般认为美貌人群应为Ⅲ级（图1-4-26）。

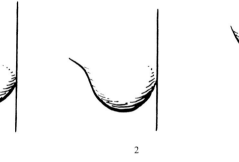

**图 1-4-25 耳垂分型**
1.混合型 2.游离型 3.粘连型

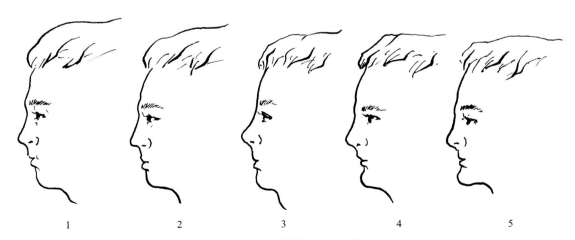

**图 1-4-26 颏部突出度分型**
1.Ⅰ级 2.Ⅱ级 3.Ⅲ级 4.Ⅳ级 5.Ⅴ级

3）颏颈角：颈点至颏下点的连线与颏下点至颏前点的连线相交的角度。正常值为100°。颈点至颏下点的连线与眉间点至颏前点的连线相交的角度。正常值为85°。

## 二、体型的分类及体型美的标准

体型（somatotype）是指人体的外形特征和体格类型，与人体的生化过程，特别是碳水化合物和脂肪代谢有关，也与内脏器官的类型有关。

### 体型的分类

1. 基于外观的体型分类　见图1-4-27。

（1）瘦长型（asthenic type）：身材瘦长，体重较轻；骨骼细长；皮下脂肪较少，肌肉不发达；颈部细长；肩宽度较窄；胸部狭长、扁平，胸围小，如系女性，其乳房发育低平，肋间隙大，肋弓下角小；四肢细长，手足狭长；头较小，面部窄而瘦，鼻子尖而细。

（2）肥胖型（obesity type）：身材矮胖，体重较重；骨骼粗壮；皮下脂肪发达，肌肉发达；颈部短粗；肩宽度大；胸部短宽厚，胸围大，肋弓下角大，剑突宽；四肢粗短；头较大，头顶平坦，面型较宽。

（3）中间型（midst type）：介于瘦长型和肥胖型之间。

2. 基于体型指数的体型分类

（1）皮 - 弗（pignet-vervaeck）氏指数：

$$皮 - 弗氏指数 = \frac{体重（kg）+ 胸围（cm）}{身高（cm）} \times 100$$

（2）罗（Rohrer）氏指数：

$$罗氏指数 = \frac{体重（g）}{身高^3（cm）} \times 100$$

（3）达（Davenport）氏指数：

$$达氏指数 = \frac{体重（g）}{身高^2（cm）} \times 100$$

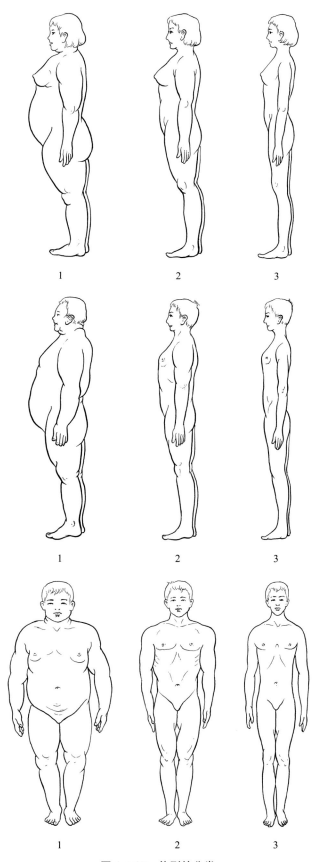

图 1-4-27　体型的分类

1. 肥胖型　2. 中间型　3. 瘦长型

（4）皮（Pihnet）氏指数：

皮氏指数＝身高（cm）－［胸围（cm）＋体重（kg）］

根据上述指数，可将体型分为几类（表1-4-1）：

**体型美的标准**

自古以来，人类就对体型美进行了长期的调查研究。前述所介绍的黄金分割律、达·芬奇人体比例等，均为今天的美容外科提供了重要的参考依据。

1.体型美的基本标准

（1）骨关节部：骨骼发育正常，关节不粗大突出，身体各部分之间比例适度。

（2）肌肤部：男性肌肉均衡发达，四肢肌肉收紧时，肌肉轮廓清晰。女性体态丰满而无肥胖臃肿感，皮下脂肪适度。皮肤光泽有弹性。

（3）面颈部：五官端正，与头部的比例配合协调。

（4）肩部：双肩对称，男性应结实、挺拔、宽厚，女性应丰满圆润。

（5）背部：背视脊柱成直线无侧弯，侧视具有正常生理曲线，肩胛骨无翼状隆起和上翻。

（6）胸部：男子胸廓厚实，胸肌隆鼓，背视腰以上躯干呈"V"形（胸宽腰窄）。女性乳房丰满挺拔，有弹性而不下垂，侧视曲线明显。

（7）腰腹部：男性在处于放松状态时，有腹肌垒块隐现。女性腰部细圆，微呈圆柱状，腹部扁平，无明显脂肪堆积。

（8）臀部：男性臀部鼓实，稍上翘。女性臀部丰满圆润，不下坠。

（9）下肢部：男性下肢强壮，双腿矫健。女性下肢修长，线条柔和。男、女小腿长而腓肠肌位置较高并稍突出，两腿并拢时正视和侧视均无屈曲感。

2.体型的匀称美　体型匀称是指站立时头、颈、躯干和足的纵轴在同一垂线上，肩稍宽，腰椎、骨盆、长骨发育良好，头、躯干、四肢比例和头颈胸联结适度。

判定一个人的体型是否对称有许多方法，以身高与体重的比例关系以及前述的体型指数最为常用。

理想的身高与体重比例是体型匀称的基本条件，这种比例关系也可以用黄金比例表示，即体重（kg）＝身高×（1-0.618），其他算法在人体比例美中已有介绍。

表 1-4-1　指数体型分类表

| 指数 | 性别 | 瘦长型 | 中间型 | 短胖型 |
|---|---|---|---|---|
| 皮-弗氏指数 | 男 | ≤81.9 | 82.0～94.2 | ≥94.3 |
| | 女 | ≤81.4 | 81.5～94.7 | ≥94.8 |
| 罗氏指数 | 男 | ≤1.28 | 1.29～1.49 | ≥1.50 |
| | 女 | ≤1.29 | 1.30～1.50 | ≥1.51 |
| 达氏指数 | 男/女 | ≤20 | 21～25 | ≥26 |
| 皮氏指数 | 男/女 | ≤50 | 51～55 | ≥56 |

# 三、体部美学观察

## 乳房

乳房的美学包括女性及男性乳房美学两个方面，这里主要描述的是女性乳房。

女性乳房是功能器官，它以乳汁哺育新的生命。同时，女性乳房又是形体器官，它是女性形体美的最显著标志。从美学的角度看，波浪起伏的胸峰是构成女性美的主要方面。理想的乳房应该丰满、匀称、柔韧而富有弹性，呈半球状或圆锥状。乳房的形态及体积是女性形体美的重要指标。年龄及哺乳均是引起乳房形态改变的因素。

1.乳房的位置　乳房上部起自锁骨肋骨接合处，外侧达腋中线，内侧弧形至胸骨中线，下部即乳房下皱襞，位于第6肋间，老年妇女或较大乳房女性，乳房下皱襞可降到第7肋间。一般乳房的位置在第2～6肋间。

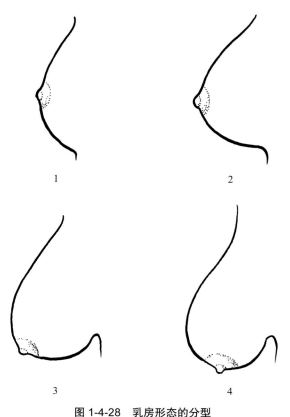

**图 1-4-28 乳房形态的分型**

1. 圆盘型  2. 半球型  3. 圆锥形  4. 下垂型

2. 乳房的形态  女性乳房的大小，形态与前突程度因人而异，从其前突的长度可将其分为 4 种类型（图 1-4-28）。

圆盘状：乳房前突的长度小于乳房基部周围的半径。

半球状：乳房前突的长度等于乳房基部周围的半径。

圆锥状：乳房前突的长度大于乳房基部周围的半径。

下垂状：乳房前突的长度更大，乳头部下垂。

3. 乳房的体积  乳房的体积与身高、体重及体内雌激素水平等多种因素有关，我国女性标准乳房体积为 250～350ml。

4. 乳头及乳晕  多数女性乳头位于第 4 肋间的高度，立位时，胸骨上切迹至乳头的距离一般为 18.0～24.0cm，乳头间距平均为 18.0～24.0cm，胸骨中线至乳头距离为 9.0～12.0cm，乳房下皱襞至乳头的距离为 5.0～7.0cm，乳房基底面直径为 10.0～12.0cm。

乳晕直径为 3.5～4.5cm，乳晕皮肤有色素，一般呈棕褐色，乳晕区有许多小圆形凸起，为乳晕腺。

## 臂部

臂部按伸展的类型可分为 3 种（图 1-4-29）。

1. 欠伸（伸展不足）  当两臂（掌侧向上）用力向左右水平伸展时，上臂与前臂不在同一直线上，前臂稍向上曲。

2. 直伸（伸展适当）  当两臂（掌侧向上）用力向左右水平伸展时，上臂与前臂在同一直线上。

3. 过伸（伸展过度）  当两臂（掌侧向上）用力向左右水平伸展时，上臂与前臂不在同一直线上，前臂稍向下曲。

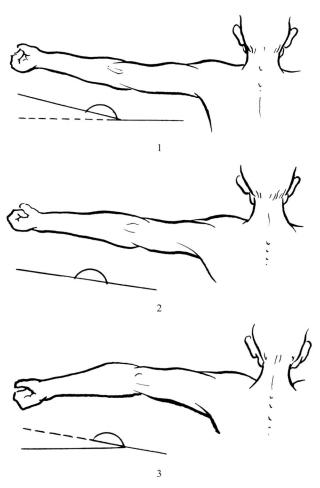

**图 1-4-29 臂部伸展的类型**

1. 欠伸  2. 直伸  3. 过伸

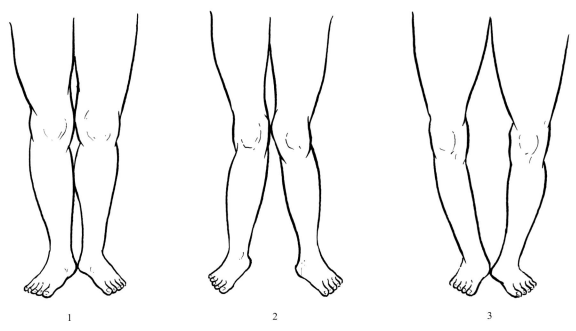

**图 1-4-30　腿型的分类**
1. 直形腿　2. X 形腿　3. O 形腿

## 腿部

腿的类型可分为 3 类（图 1-4-30）。

1. 直形腿　站立时，两膝和两腿内侧面相互接触。

2. X 形腿　站立时，两膝内侧接触，两脚分开。

3. O 形腿　站立时，两脚内侧接触，两膝分开。

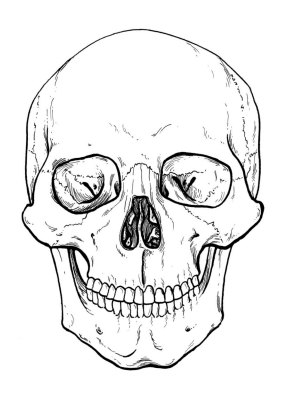

# 第二章

# 颅颌面解剖

# 第一节 颅颌面应用解剖

颌面部骨性支架由 14 块骨组成，其中除单一的下颌骨及犁骨外，其余均呈双对称排列，即有上颌骨、鼻骨、泪骨、额骨、腭骨及下鼻甲。上述相邻诸骨互相连接，构成颌面部的基本轮廓，并作为软组织支架（图 2-1-1）。

## 一、上颌骨

上颌骨（maxilla）左右成对，是构成面中部三分之一最大的骨骼（图 2-1-2，图 2-1-3）。上颌骨上内方与额骨和鼻骨相接，上外方与颧骨相接，后面与翼突相接，内侧与对侧的上颌骨相连，此外还与泪骨、筛骨、犁骨、下鼻甲和腭骨相连，分别形成眶底、鼻底、鼻侧壁以及口腔顶。上颌骨解剖形态不规则，大致分为一体（上颌体）四突（额突、颧突、腭突及牙槽突）。

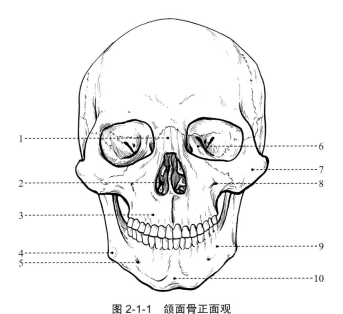

**图 2-1-1　颌面骨正面观**

1. 鼻骨　2. 下鼻甲　3. 上颌骨　4. 下颌角　5. 颏孔　6. 泪骨
7. 颧骨　8. 眶下孔　9. 下颌骨　10. 颏三角

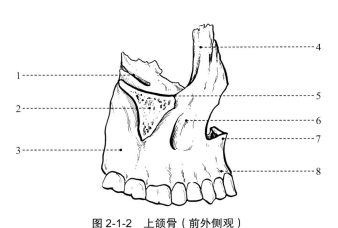

**图 2-1-2　上颌骨（前外侧观）**

1. 眶下沟　2. 颧突　3. 上颌结节　4. 额突　5. 眶下缘　6. 眶下孔
7. 前鼻棘　8. 牙槽突

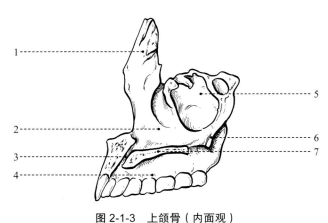

**图 2-1-3　上颌骨（内面观）**

1. 额突　2. 上颌骨体　3. 切牙管　4. 牙槽突　5. 上颌窦
6. 翼腭沟　7. 腭突

1. 上颌体（maxillary body）　呈锥体形，分为前、后、上、内四面，中央有上颌窦（maxillary sinus）。

（1）前面：上界为眶下缘，内界为鼻切迹（nasal notch），后界借颧牙槽嵴（zygomatic-alveolar ridge）与后面分界。眶下缘下方处有眶下孔（anterior foramen），开口向前内下，有眶下神经、血管通过。在上颌骨正颌外科手术中应注意保护眶下神经以免造成术后下睑、鼻翼、上唇部皮肤和黏膜的麻木或感觉异常。在尖牙根与颧突之间的骨面较凹，称尖牙窝（canine fossa），此处骨板很薄，在行上颌骨骨切开时应避免此处骨壁发生碎裂。梨状孔边缘及颧牙槽嵴附近的骨质厚而致密，是上颌手术行坚固内固定的理想部位。梨状孔下缘正中有一向前突出的骨棘，称前鼻棘（anterior nasal spine）。前鼻棘不仅是正颌外科手术时的一个重要标志，而且在手术方案设计及术后效果评价所用的头颅侧位 X 线片上也是一个经常选用的标志点。

（2）上面：又称眶面，呈三角形，构成眶底，自后外向前内有眶下沟（infraorbital groove）、眶下管经过，为眶下神经、血管的通路。

（3）内面：又称鼻面，构成上颌窦的内侧壁，骨壁较薄。参与鼻腔外侧壁的构成，上有中鼻甲、下鼻甲附着，其间有上颌窦的开口。上颌窦开口的后方，有由上颌骨翼腭沟与腭骨垂直板合成的翼腭管（pterygopalatine canal）。其走行方向由后上斜向前下，管内有腭降动脉及腭神经通过。Le Fort Ⅰ型骨切开时，保留腭降动脉的完整可增加被移动骨段腭瓣的血供，有利于骨创的愈合。翼腭管的下份在翼上颌连接稍前方，Le Fort Ⅰ型骨切开术离断上颌结节与翼板的连接时，应准确细致地操作，以避免损伤腭降动脉。

（4）后面：又称颞下面（infratemporal surface），此面位于上颌骨颧突之后，构成颞下窝之前壁和翼腭窝的前壁。此面中部有数个小孔，称齿槽孔，向下有后上齿槽神经血管进入上颌窦后壁之齿槽管，后上齿槽血管是供应上颌后部被移动骨段血运的重要营养血管之一。手术中应保持后上齿槽血管完整，并尽可能保持唇颊侧牙龈黏膜软组织与骨面的附着。此面之后下份骨质呈圆结节状，在第二磨牙萌出后更显著，称为上颌结节（maxillary tuberosity）。

上颌骨后面的下份与蝶骨翼突相连，称翼上颌连接。上颌骨后面与翼突相接，上颌骨与翼突分离后，后退上颌骨的距离很有限。不应盲目切除翼突下份使上颌后退，否则可导致意外的颅底损伤或严重出血。如果用 Le Fort Ⅰ型骨切开术后退上颌，应该在下降折断上颌骨后，在上颌结节处，翼腭管腭降动脉的后方截除部分骨质为后退全上颌骨创造空间。

上颌骨上份与翼突外侧板之间有一裂隙，称翼上颌裂。上颌骨血运主要来自颌内动脉，它经翼上颌裂进入翼腭窝，进入翼腭窝之前发出上齿槽后动脉，进入后再分支为眶下动脉、腭降动脉及蝶腭动脉。颌内动脉在翼腭窝内距翼上颌连接上端约 10.0mm，翼上颌连接的高度约为 14.6mm。上颌骨手术离断翼上颌连接时，必须在颌内动脉的下方离断，并保持一定的安全距离，否则损伤颌内动脉有导致大出血的危险。因此上颌骨后面的骨切开线不可过高，如确因手术需要，可在上颌骨前外侧面较高的位置做水平骨切开，在颧牙槽嵴处转向下做台阶形切开，从而降低后段骨切开线的高度。

（5）上颌窦（maxillary sinus）：上颌体内含有上颌窦，在成人上颌窦几乎占据了全部上颌体，以至于只有很薄的一层骨壁在上颌骨的外面。多数上颌正颌外科手术需切开上颌窦，上颌窦黏膜亦被切开，一般情况下创口可顺利愈合，无须特殊处理。在手术过程中，若有碎骨片进入上颌窦，应尽可能取出。有时上颌窦黏膜会在截骨过程中撕破，脱离骨面后悬空而渗血不止，可在手术完成后在上颌窦内填塞碘仿纱条，在下鼻道开窗引出，即可止血。在用螺钉进行坚固内固定时，应避免其进入上颌窦腔。

2. 四突

（1）额突（frontal process）：位于上颌体的内上方，其上前、后缘分别依次与额骨、鼻骨和泪骨相接。其外侧面构成眶内缘及鼻背的一部分，内侧面形成鼻腔侧壁的上份。额突参与泪沟的构成。

（2）颧突（zygomatic process）：由上颌体的前面、后面、上面汇集面形成的锥状突起，向外上与颧骨相接，向下至第一磨牙处形成颧牙槽嵴（zygomatic-alveolar ridge）。

（3）腭突（palatine process）：为水平骨板，在上颌体与牙槽突的移行处伸向内侧，与对侧上颌骨腭突在中线相接，形成腭中缝（midpalatal suture），参与构成鼻腔底部和口腔顶部的大部。腭突的下面略凹陷形成腭穹隆，参与构成硬腭的前 3/4。该面有不少小孔，有小血管通过。腭突下面在上颌中切牙的腭侧、腭中缝与两侧尖牙连线的交点上有切牙孔（incisive foramen），或称导前孔，向上后通入切牙管（incisive canal），管内有鼻腭神经、血管通过。在行麻醉鼻腭神经阻滞麻醉时，麻醉药物可注入切牙孔或切牙管内。腭突下面后外侧近牙槽突处，有纵行的沟或管，腭大血管及腭前神经在沟内穿行。腭突后缘呈锯齿状与腭骨水平部相接。

（4）牙槽突（alveolar process）：又称牙槽骨，呈弓形，为上颌骨包绕牙根周围的突起部分。两侧牙槽突在中线相接形成牙槽骨弓。牙槽突有内、外骨板，均为骨密质。内、外骨板间夹以骨松质。牙槽突唇颊侧骨板较薄，并有许多小孔通向骨松质。故临床行上颌牙、牙龈、牙槽骨治疗或手术时，可采用局部浸润麻醉。

上颌牙槽突与腭骨水平部共同构成腭大孔（greater palatine foramen），有腭前神经通过。该孔一般位于上颌第三磨牙腭侧牙槽嵴顶至腭中缝连线的中点。在覆盖黏骨膜的硬腭上，腭大孔的表面标志位于上颌第三磨牙腭侧牙龈缘至腭中缝连线的中外 1/3 的交点上，距硬腭后缘约 5.0mm 处。

3. 支柱及支架结构　上颌骨与咀嚼功能关系密切，在承受咀嚼压力明显的部位，骨质比较厚，以利于将咀嚼压力传导至颅底，由此形成三对支柱，均下起上颌骨牙槽突，上达颅底（图 2-1-4）。

（1）尖牙支柱（canine buttress）：又称鼻额支柱（nasofrontal buttress），主要承受尖牙区的咀嚼压力，起于上颌尖牙区的牙槽突，上行沿梨状孔外缘及眶内缘经额突至额骨。

（2）颧突支柱（zygomatic buttress）：主要承受第一磨牙区的咀嚼压力，起于上颌第一磨牙区的牙槽突，沿颧牙槽嵴上行，达颧骨后分为二支，一支沿颧骨额突经眶外缘，在眶上缘外侧端至额骨，另一支向外后经颧弓至颅底。

（3）翼突支柱（pterygoid buttress）：又称翼上颌支柱（pterygomaxillary buttress），主要承受磨牙区的咀嚼压力，由蝶骨翼突与上颌骨牙槽突的后端连接而构成。

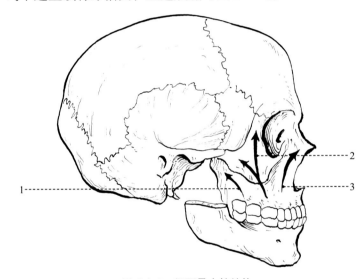

图 2-1-4　颌面骨支柱结构
1. 翼突支柱　2. 颧突支柱　3. 尖牙支柱

在上述垂直支柱间有横行的连接支架，如眶上弓、眶下弓、鼻骨弓等，构成水平支柱。这些结构使上颌骨及其邻骨能够承受相当大的咀嚼压力，并可将外力沿各骨接缝处和腔窦骨壁弥散消失。但在受到暴力的情况下，常可造成上颌骨及其邻骨的同时破损，甚至波及颅脑。上颌骨骨折时，骨折线亦与上述结构特点有关。附着于上颌骨的主要为表情肌，肌束薄弱，因而骨折移位与肌纤维的收缩牵拉无明显关系。

## 二、下颌骨

下颌骨（mandible）系颌面部骨中之唯一能动者，由下颌体（水平部）和下颌支（垂直部）组成（图 2-1-5，图 2-1-6）。

1. 下颌体

（1）外面：两侧下颌体在正中有一直嵴，称为正中联合或下颌联合。在正中联合两侧近下颌下缘处，

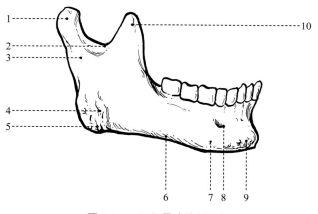

图 2-1-5　下颌骨（外侧面）

1. 髁突　2. 下颌切迹　3. 下颌支　4. 咬肌粗隆　5. 下颌角
6. 下颌缘　7. 下颌体　8. 颏孔　9. 颏结节　10. 喙突

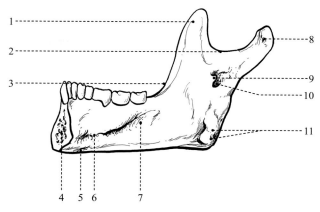

图 2-1-6　下颌骨（内侧面）

1. 喙突　2. 下颌切迹　3. 磨牙后三角　4. 颏棘　5. 二腹肌窝
6. 舌下腺窝　7. 颌下腺窝　8. 髁突　9. 下颌小舌　10. 下颌孔
11. 翼肌粗隆

左右各有一隆起称为颏结节（mental tubercles），这是人类下颌骨的特有标志。颏孔（mental foramen）通常位于第一、二前磨牙之间的根尖下方，在牙槽嵴顶与下颌骨下缘之间。颏神经血管束由此孔穿出进入软组织。在行下颌前方根尖下骨前切开术及颏成形术时，应注意保护颏神经，以免术后出现下唇及颏部麻木。从颏结节经颏孔之下延向后上与下颌支前缘相连的骨嵴，称为外斜线（external oblique line），有降下唇方肌及降口角肌附着。

（2）内面：近中线处有上、下两对突起，称为上颏棘（upper genial tubercles）和下颏棘（lower genial tubercles），分别为颏舌肌及颏舌骨肌的起点。自下颏棘下方斜向后上与外斜线相对应的骨嵴称为内斜线（internal oblique line），因有下颌舌骨肌起始于此，又称为下颌舌骨线（mylohyoid line）。在内斜线下方、中线两侧近下颌骨下缘处有两个不明显的卵圆形陷窝，称二腹肌窝（digastric fossa），为二腹肌前腹起始点。在行水平骨切开颏成形术时，应注意保护舌侧肌肉附着，因为远心骨段的血供主要来自于这些肌肉的向心性供血。在下颌骨上缘为牙槽骨，下颌骨牙槽窝均较相应上颌骨牙槽窝小，但其内外骨板由较厚的皮质骨形成，骨滋养孔少。下颌骨下缘厚而钝圆，为下颌骨最坚实处，是维持下颌体连续性和面部轮廓的主要支架。在行颏成形及下颌角截除修整术时，注意将下颌骨下缘切开，下颌下缘未完全截开就采用暴力凿骨者，易造成意外骨折。

2. 下颌支（mandibular ramus）　又称下颌升支，为一个几乎垂直于下颌体的长方形骨板。下颌支厚度个体差异较大，对下颌支相当薄的患者行矢状骨劈开术，难度较大，有可能造成近心骨段意外骨折。

（1）喙突（coracoid process）：为下颌支上方前端突起，呈扁平三角形，有颞肌附着。

（2）髁状突（condylar process）：髁状突分髁突头与髁突颈两部。髁突头上为关节面，与颞下颌关节盘相邻。关节面上有一横嵴将其分为前斜面和后斜面。髁状突下部缩小部分称为髁突颈（condyle neck），颈上部前方有一小凹陷，称关节翼肌窝，是翼外肌下头的附着处。喙突与髁状突之间借"U"形的乙状切迹（mandibular notch）相连，切迹内有咬肌血管和神经通过。髁状突是下颌骨的主要生长区，儿童时期的髁状突损伤合并关节强直，将导致成年后严重的下颌发育不足畸形。

（3）外面：升支外侧面上部光滑，下部粗糙，称咬肌粗隆，在中部相对内侧下颌孔处，常有不明显骨性突起，称下颌支外侧隆突或对下颌小舌隆突。该隆突相应位于下颌孔前或后4.7mm。在行下颌支垂直或斜行骨切开后退术时，多以此隆突为重要标志，在其后方进行骨切开以避免损伤下牙槽神经血管束。

（4）内面：下颌支中央稍偏向上方处有下颌孔（mandibular foramen），呈漏斗形，朝后上方开口。成年男性下颌孔约相当于下颌磨牙的殆平面，女性及儿童位置稍低。下颌孔前方有一个锐薄的三角形小骨片，名下颌小舌（mandibular lingula），为蝶下颌韧带附着处。下颌孔之后上方有下颌神经沟，下牙槽神经血管束通过此沟进入下颌孔。下颌孔与下颌支后缘的距离目前尚无确切数据，个体差异较大。成人一般为12.0～16.0mm。下颌小舌的后下方，骨面粗糙，称为翼肌粗隆，为翼内肌附着处。下颌支后缘与下颌体下缘相接处形成下颌角，其正常开张度约为120°。

3. 下颌骨内部结构——下颌管 下颌孔向前下进入下颌管，此管在松质骨中走行，管壁由皮质骨形成。在下颌支内，下颌管行向前下，于下颌体内侧几乎水平向前，在前端与颏孔相连。下牙槽神经血管束走行于下颌管内，沿途发出分支至各个牙槽窝及牙槽骨（图2-1-7）。

下颌管从下颌孔至下颌第一磨牙的位置具有如下规律：①下颌管距舌侧骨板较颊侧骨板为近；②下颌管距升支前缘较后缘为近（除下颌孔及其下方外）；③下颌管距下颌下缘较牙槽嵴为近。在行下颌支矢状骨劈开术时应注意下颌管的走向和位置关系，以免损伤下牙槽神经血管束。

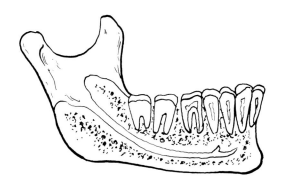

图 2-1-7　下颌管走形与比邻关系

4. 下颌骨应力轨道 下颌骨表层为骨密质，内部为骨松质，骨松质在一定部位按一定的规律排列。如在下颌骨牙槽窝底部周围，骨松质包绕该处并斜向后上，通过下颌支到达髁突，形成牙力轨道，咀嚼力即通过这一轨道传至颅底。咀嚼肌收缩产生的力，直接作用于下颌骨，逐渐形成肌力轨道，此轨道一部分见于下颌角区，另一部分从喙突延至下颌体。在下颌体前部，两侧骨小梁彼此交错几乎呈直角，从一侧的下颌下缘至对侧的牙槽突，以增加抗力（图2-1-8）。

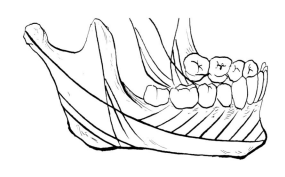

图 2-1-8　下颌骨应力轨道

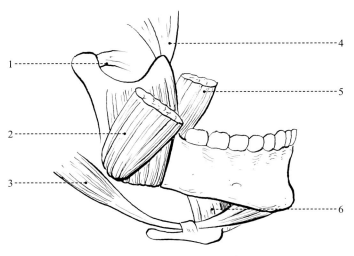

图 2-1-9　下颌骨附着肌肉
1. 翼外肌　2. 咬肌　3. 二腹肌　4. 颞肌　5. 翼内肌　6. 下颌舌骨肌

5. 下颌骨主要附着肌肉 下颌骨周围有强大的肌群附着，主要是附着于下颌支的升颌肌群和附着于下颌体的降颌肌群。升颌肌群包括附着于喙突及升支前缘的颞肌，附着于下颌角及升支下份外侧的咬肌以及附着于下颌角内侧与下颌支内侧下份的翼内肌（图2-1-9）。

（1）咬肌（masseter）：又称嚼肌，为呈四边形的厚实肌肉，可分为浅、中、深三层。浅层最大，起于上颌骨颧突颧弓下缘前2/3，行向下后止于下颌角和下颌支外面的下半部。中层起于颧弓前2/3的深面及后1/3下缘，止于下颌支中份。深层起于颧弓深面，止于下颌支的上部和喙突。对咬肌肥大伴下颌角突出的患者，需要切除部分咬肌，通常切除紧贴下颌支外侧面的部分浅层和中层咬肌纤维。

（2）颞肌（temporalis）：呈扁形，起于颞窝和颞深筋膜的深面，肌束下行聚成扁状肌腱经颧弓深面止于喙突和下颌支前缘。

（3）翼内肌（medial pterygoid）：呈四边形，位于下颌支内侧。深头较大，起于翼外板的内面和腭骨锥突；浅头起于腭骨锥突和上颌结节。两头环抱翼外肌下头，肌束行向下后止于下颌角内面及下颌支内侧下部。在行下颌支垂直或斜行骨切开术时，不能对下颌支内侧的翼内肌过多剥离。近心骨段下方的部分翼内肌附着不仅有利于此骨块的向心性血供，而且有助于保持髁状突于正常位置。

（4）翼外肌（lateral pterygoid）：位于颞下凹，有上下两头，上头附着于关节盘与关节囊前端，下头附着于髁状突颈部的关节翼肌窝。主要作用是牵引髁状突向前，使下颌前伸并下降。在下颌支垂直或斜行骨切开术后，由于附着于近心骨段翼外肌（下头）向前下的牵引作用，使髁状突向前下轻度移位，从而可治疗颞下颌关节紊乱症。

（5）舌骨上肌群（suprahyoid muscles）：包括二腹肌前腹、下颌舌骨肌和颏舌骨肌等。当舌骨下肌群将舌骨固定时，舌骨上肌群的收缩将使下颌骨下降而张口，是降颌肌群。下颌支矢状骨劈开术后，由于舌骨上肌群牵引作用有可能导致开𬌗的发生。

## 三、颧骨

颧骨（zygomatic bones）外形近似菱形，左右各一。位于颜面的外上部，是上颌骨与脑颅骨之间的主要支架，参与形成面部的隆起，构成眶外侧壁、眶底、颞窝和颞下窝的一部分，同时参与构成颧弓，对面部外形起到支撑作用（图 2-1-10）。

颧骨的结构为一个体部和三个突起。体部坚硬，由三面构成，颊面隆突朝前外侧，靠近眶缘处有颧面孔（zygomaticofacial foramen）；颞面凹陷向后内侧，其前方粗糙区与上颌骨连接，后方凹的平滑区向后上延伸到额突成为颞窝的前面，同时也向后延伸到颞突内侧面成为不完整的颞下窝外侧壁，此面靠近额突底有颧颞孔（zygomaticotemporal foramen）；眶面平滑内凹，构成眶的外下壁，通常有颧面孔和颧颞孔导入的管口，即颧眶孔（zygomatico-orbital foramen）。三个突起：额蝶突向上，邻接额骨颧突和蝶骨大翼；上颌突向内下方，与上颌骨的颧突相连接；颞突向后，与颞骨颧突相接构成颧弓（zygomatic arch），其连接处有颧颞缝（zygomaticotemporal suture）。

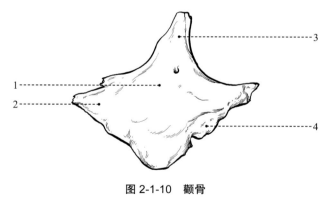

**图 2-1-10　颧骨**
1. 颊面　2. 颞突　3. 额蝶缝　4. 上颌窦

颧骨与颧弓均位于面部较突起的部位，易受损伤发生骨折。颧骨骨折往往引起颧骨向下、向后及向内移位，导致其突起的外形消失。颧弓骨折常发生在其中段，使其中部塌陷。颧骨颧弓骨折时，骨折片可压迫颞肌或使喙突运动障碍，出现张口困难。

## 四、鼻骨

鼻骨（nasal bones）形态似不规则长方形，位于颜面中央，左右两块鼻骨并列于两侧的上颌骨额突之间，在中线处相连，构成鼻背。鼻骨有两面，鼻骨外面向下成凸面，横向凸，中央有一小的静脉孔；内面横向凹，有筛前神经纵沟。鼻骨有四缘，上缘窄而厚，与额骨鼻部连接；下缘宽而薄，构成梨状孔的上缘，并与鼻侧软骨连接；外侧缘邻近上颌骨额突；内侧缘与对侧共同形成向后突出的垂直嵴和一小部分鼻中隔。从上而下与额骨鼻棘筛骨垂直板和鼻中隔软骨连接（图 2-1-11）。

鼻骨下部较薄且向前突出，易受损伤发生骨折，骨折的部位常在其下 1/3 处。成人两侧鼻骨连接紧密，骨折多为双侧同时发生；儿童鼻骨间有明显的缝隙，骨折可仅限于一侧。

## 五、腭骨

腭骨（palatine bones）为左右成对的"L"形骨板，位于鼻腔后部，上颌骨与蝶骨翼突之间，参与构成鼻腔底和侧壁、腭、眶底、翼腭窝、翼窝和眶下裂。腭骨外形分为水平与垂直两部分，并有三个突起结构。水平部构成鼻腔底的后部、硬腭的后 1/4，其外侧缘与上颌骨牙槽突共同构成腭大孔；两侧水平部的内缘在中线处相连，形成鼻嵴后部。垂直部构成鼻腔的后外侧壁，其外侧面有翼腭沟与上颌体内面和蝶骨翼突前面的沟，共同形成翼腭管。垂直部上缘有蝶突（sphenoidal process）和眶突（orbital process），两突间的凹陷为蝶腭切迹，蝶腭切迹与蝶骨体的下面构成蝶腭孔（sphenopalatine foramen），翼腭窝经此孔通向鼻腔。在水平部与垂直部的连接处有锥突（pyramidal process），锥突后面的中部构成翼突窝底，为翼内肌的起始处（图 2-1-12）。

## 六、蝶骨

蝶骨（sphenoid bone）外形似蝴蝶，位于颅底中部，"嵌入"额骨、颞骨和枕骨之间。蝶骨的结构包括：中央的体部、一对小翼、一对大翼以及蝶骨体和大翼交界处向下伸出的两个翼突。蝶骨前接额骨和筛骨，后接颞骨和枕骨，下接犁骨和腭骨（图 2-1-13，图 2-1-14）。

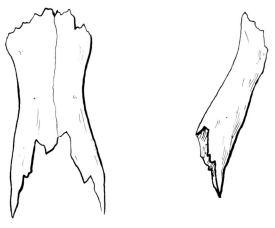

图 2-1-11　鼻骨（正侧面观）

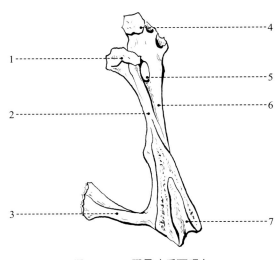

图 2-1-12　腭骨（后面观）

1. 蝶突　2. 垂直部　3. 水平部　4. 眶突　5. 蝶腭切迹
6. 翼腭沟　7. 锥突

蝶骨大翼、小翼之间的裂隙为眶上裂（superior orbital fissure），为三角形，内侧界为蝶骨体，上界为蝶骨小翼，下界为蝶骨大翼眶面内侧缘。外侧界为蝶骨大翼和蝶骨小翼之间的额骨。动眼神经、滑车神经、展神经、三叉神经的分支——眼神经和眼上静脉经此裂进入眶部。

翼突外板宽而薄，其外侧面朝向前外方，构成颞下窝的内侧壁，为翼

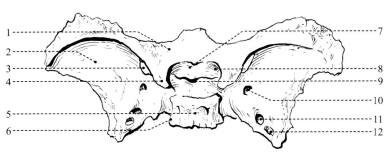

图 2-1-13　蝶骨（上面观）

1. 蝶骨小翼　2. 蝶骨大翼　3. 眶上裂　4. 前床突　5. 蝶骨体　6. 后床突　7. 视交叉沟　8. 视神经管　9. 垂体窝　10. 圆孔　11. 卵圆孔　12. 棘孔

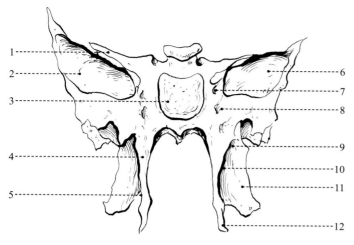

**图 2-1-14　蝶骨（后面观）**

1. 小翼　2. 大翼　3. 体　4. 翼突　5. 翼切迹　6. 大翼大脑面　7. 眶上裂
8. 翼管　9. 翼突窝　10. 翼突内板　11. 翼突外板　12. 翼钩

外肌下头的起始处，亦作为上、下颌神经阻滞麻醉定位的骨性标志。翼突内板窄而长，其下端较尖并弯向外下方，形成翼钩（pterygoid hamulus），有腭帆张肌肌腱呈直角绕过。临床上行腭裂修复手术时，需拨断翼钩，使腭帆张肌收缩时失去原有的牵拉功能，以减少缝合时软腭的张力。

翼突上部前面与上颌体后面之间的裂隙称为翼突上颌裂（pterygomaxillary fissure），上颌动脉的末端经此处进入翼腭窝（pterygopalatine fossa）；翼突下部前面与上颌体下部的后面相接，形成翼突上颌缝（pterygomaxillary suture），又称翼颌连接。

# 第二节　颅颌面畸形的常见手术

## 一、上颌骨发育畸形

上颌骨畸形（maxillary deformity）可能在三维空间，即矢状、垂直和水平方向上，出现发育过度或发育不足。有时还伴有下颌骨与颏部大小与位置的异常，临床医生应该针对不同个体情况进行科学合理的治疗设计。

### 适应证与禁忌证

适应证：上颌骨在三维方向上存在发育异常者。

禁忌证：骨骼尚未发育完全的生长期；全身或口腔颌面部有急性或慢性感染；患者对手术美容效果要求过高而难以实现者不宜施术。

### 术前准备

1. 临床检查　包括正侧面观和面部左右对称情况。对口内咬合情况详细检查，如有阻生智齿最好在术前拔除。

2. 拍摄头颅正侧位 X 线头影测量片及颌骨三维 CT。为患者拍摄正侧位照片。

3. 对患者进行心理状态的评估，对其要求进行分析。

### 麻醉与体位

手术选择经鼻气管插管、全身麻醉（以下简称"全麻"）。患者在手术台上应行头高脚低（约 10°）仰卧位。采取低压麻醉减少术中出血。

### 手术方法

治疗上颌骨畸形的手术方法多种多样，其中最常用的是 Le Fort Ⅰ 型骨切开术和上颌骨前部骨切开术。

1. Le Fort Ⅰ型骨切开术　是正颌外科的一种标志性手术方式，基本上是按上颌骨 Le fort 骨折分型的Ⅰ型骨折线的走向和部位，切开上颌骨各壁，保留腭侧黏骨膜软组织蒂，使离断的上颌骨段能够在三维方向上移动，以矫治不同类型的上颌骨畸形，并常与下颌骨的正颌外科手术配合矫治各种复杂颌骨畸形（图 2-2-1）。

（1）软组织切口 Le Fort Ⅰ型骨切开术的口内切口设计在唇颊沟与前庭沟黏膜转折处以上 5.0～6.0mm处。切口后方不应过高，以免造成颊脂垫溢出。先用手术刀切开黏膜，再用电刀逐层切开黏膜下组织和肌肉直达上颌骨骨面（图 2-2-2）。

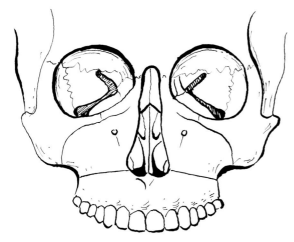
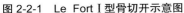

图 2-2-1　Le Fort Ⅰ型骨切开示意图

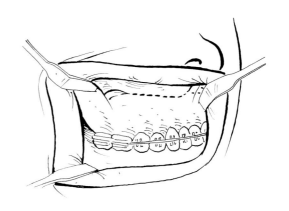

图 2-2-2　软组织切口

（2）剥离与显露：切开黏骨膜后，用骨膜剥离器在骨膜下剥离术区软组织。向上剥离显露上颌骨前外侧壁及梨状孔边缘，至眶下孔下方；并沿上颌结节的弧形骨面潜行剥离直达翼上颌连接处；然后剥离双侧鼻底黏骨膜。软组织切口下方黏骨膜原则上不进行剥离，以免影响血供。

（3）骨切开：标准的 Le Fort Ⅰ型骨切开线的走向是从梨状孔边缘下鼻甲的下方，向后略向下至翼上颌连接处。

1）标记：用小球钻或细裂钻标记上颌骨水平骨切开线。

2）水平骨切开：用往复锯自颧牙槽嵴后方上颌结节处开始，在直视下沿设计好的截骨线斜向前上，锯开上颌骨前外侧壁至梨状孔边缘。之后用骨凿沿骨切开线轻敲，凿开上颌窦内侧、后壁（图 2-2-3）。

3）离断鼻中隔：用鼻中隔骨凿向后将鼻中隔软骨及犁骨与上颌骨分离（图 2-2-4）。

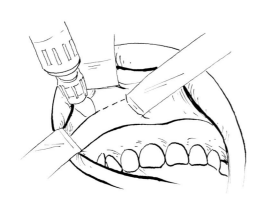

图 2-2-3　切开上颌骨外侧壁

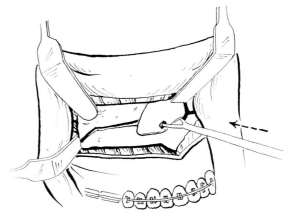

图 2-2-4　凿断鼻中隔

4）离断翼上颌连接：用弯骨刀紧贴上颌结节后份骨面，刀刃略斜向下插入翼上颌缝处。另一只手的食指放在翼上颌连接对应的腭黏膜处，手指在腭黏膜处感觉到凿刃时即停止。将翼突与上颌后壁连接处分离，但切勿折断翼突（图 2-2-5）。

（4）折断降下：用手指按住前鼻棘两侧下方的前部齿槽突，用力向下压上颌骨段，完全离断其各壁的骨性连接。上颌骨折断降下后，仔细检查创腔，用止血钳夹住电凝或结扎，确切止血。

（5）就位与固定：移动已切开的上颌骨段，使之能牵引至设计的矫正位置。戴上𬌗导板并与下颌牙列咬合面吻合后，行颌间固定，并行钛板坚固内固定（图 2-2-6）。

（6）缝合：水平黏骨膜切口常规行 V-Y 缝合，以保持上唇长度。术毕时解除颌间结扎固定（图 2-2-7）。

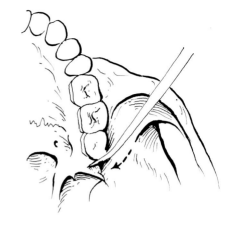

图 2-2-5　离断翼上颌连接

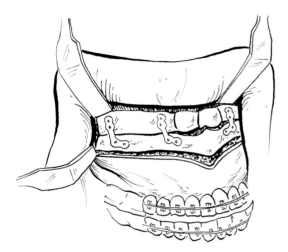

图 2-2-6　微型钛板坚固内固定

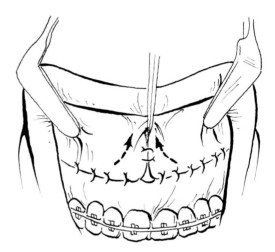

图 2-2-7　V-Y 缝合软组织切口

2. 上颌前部骨切开术（anterior maxillary osteotomy）　通过上颌骨前份的骨切开，形成包括前鼻棘和前部骨性鼻底在内的左上 3 号牙至右上 3 号牙（有时左上 4 号牙至右上 4 号牙）的一骨段，多采取后退或上移此骨块来矫治上颌前牙及齿槽骨畸形。目前，在临床应用最为广泛的是上颌前部折断降下法（图 2-2-8）。

（1）软组织切开与显露：与 Le Fort Ⅰ型骨切开术方法相似。

（2）骨切开：根据术前影像学检查和术中情况估计好尖牙与第二前磨牙的牙根位置。

1）标记截骨线：在尖牙根尖上方至少 5.0mm 处转向梨状孔边缘。

2）骨切开：注意不要损伤邻牙牙根、腭侧黏骨膜及鼻腔黏膜（图 2-2-9）。

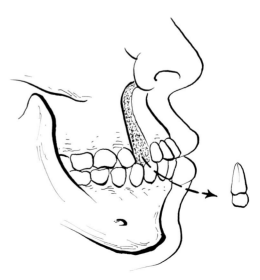

图 2-2-8　上颌骨前部骨切开示意图

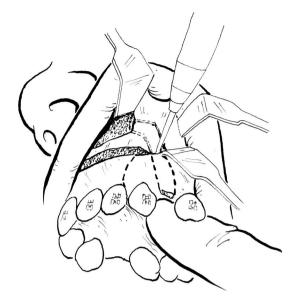

图 2-2-9　用裂钻完成垂直骨切开

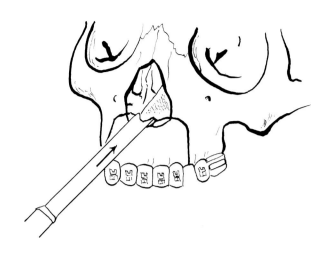

图 2-2-10　凿开鼻中隔连接

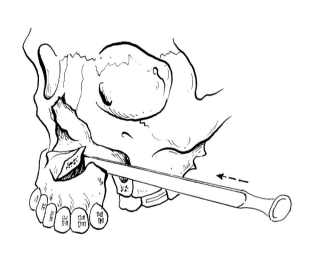

图 2-2-11　骨刀横行凿开腭部水平板

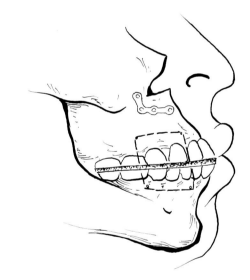

图 2-2-12　行坚固内固定

3）离断鼻中隔：两侧垂直骨切开完成后，用鼻中隔凿从前鼻棘处向后凿断鼻中隔软骨连接（图 2-2-10）。

4）用骨刀或骨钻分别从两侧垂直骨切口伸入，将腭骨水平板完全横行切开（图 2-2-11）。

（3）折断降下：完成骨切开后，用手指将上颌前部骨块向下摇动，可向下方旋转下降前部骨块，暴露整个骨块的上面及后缘。

（4）骨块就位与固定：戴入殆导板，用钢丝进行颌间固定。最后选用微型钛板及螺钉在两侧梨状孔边缘行坚固内固定（图 2-2-12）。

（5）缝合：与 Le Fort Ⅰ型骨切开术方法相似。

### 术后并发证与预防

1. 出血　大出血风险主要是由于上颌动脉翼腭段及其分支——腭降动脉损伤所导致的出血。如果不慎伤及上颌动脉，导致较为凶猛的出血，应迅速折断下降上颌骨，在直视下进行止血。

2. 意外骨折　在离断翼上颌连接时，切不可在翼上颌连接未充分离断就用上颌钳强行折断上颌骨。

3. 骨愈合不良或坏死　上颌牙 - 骨段主要由腭侧软组织蒂供血，术中应注意保护。

4. 感染　手术前存在慢性上颌窦炎的患者，术后鼻粘膜充血肿胀或鼻中隔弯曲致窦内积液不能正常排出，是造成感染主要原因。因此手术前应控制慢性上颌窦炎，待炎症消退后再施术。

5. 复发　前徙后未在上颌骨后部的间隙内植骨，或植骨后固定不牢固，腭部软组织牵拉，骨面接触不良导致骨未连接等原因都可引起术后畸形复发。若上颌骨前徙量＞6.0mm，一般需要在上颌骨后部遗留的间隙内植骨。

## 二、下颌骨发育畸形

目前，绝大多数下颌骨正颌术均是经口内途径完成的，这也是代表正颌外科发展水平的一个重要标志。有关矫治下颌骨发育性畸形的手术种类较多，本文主要介绍临床常用的经口内入路施行的标准术式。

### 适应证与禁忌证

适应证：下颌骨在三维方向上存在发育异常者。

禁忌证：骨骼尚未发育完全的生长期；全身或口腔颌面部有急性或慢性感染；患者对手术美容效果要求过高而难以实现者不宜施术。

### 术前准备

1. 临床检查　包括正侧面观和面部左右对称情况。对口内咬合情况详细检查，如有阻生智齿最好在术前拔除。

2. 拍摄头颅正侧位 X 线头影测量片及颌骨三维 CT。为患者拍摄正侧位照片。

3. 对患者进行心理状态的评估，对其要求进行分析。

### 麻醉与体位

手术选择经鼻气管插管、全麻。患者在手术台上应行头高脚低（约 10°）仰卧位。采取低压麻醉减少术中出血。

### 手术方法

1. 下颌支矢状骨劈开术（sagittal split ramus osteotomy）主要通过三个部位的皮质骨切开和下颌支矢状方向的劈开，从而通过移动带下颌牙列的远心骨段到一个新的位置并与近心骨段重新固定在一起，达到矫正下颌骨畸形的目的。

（1）软组织切口：在距下颌粭平面上约 1.0cm 的下颌支前缘处向下切开黏膜至下颌第一磨牙远中龈颊沟偏颊侧 6.0mm 处，连续切开黏膜下组织、肌肉和骨膜（图 2-2-13）。

（2）剥离与显露：将外骨膜掀起后，用尖端呈 "M" 形的下颌支牵开器沿升支前缘向上适当剥离颞肌附着后，用弯 Kocher 钳夹持住喙突。用小骨膜剥离子在下颌小舌和乙状切迹之间行骨膜下分离，向后小心剥离直至可以看见下颌小舌或下齿槽神经血管束。

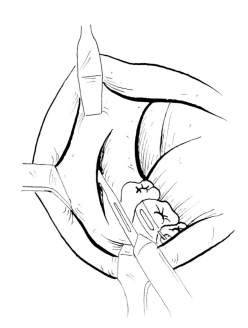

图 2-2-13　软组织切口

（3）骨切开

1）舌侧骨切开：用下颌支内侧专用牵开器置于下颌孔上方，以保护下牙槽神经血管束，防止在切骨时损伤。用往复锯在下颌小舌上方 2.0～3.0mm 处作骨切开，骨切口从下颌支前缘向后与殆平面平行（图 2-2-14）。

2）矢状骨切开：从升支前缘内侧骨切口前端开始，逐渐向下向外转向第二磨牙外侧骨板是预计的矢状骨劈开位置。用小球钻或短裂钻在此切开线上打孔若干，用骨钻或骨锯将各骨孔连成一条深达骨髓质的完整骨沟。自该骨沟前端即第二磨牙近中处转向下，用往复锯或长裂钻作垂直皮质骨切开，直达下颌下缘。

3）颊侧骨切开：在相当于第二磨牙处下颌体颊侧骨面，向下颌下缘方向作垂直骨皮质切开，切口上方与矢状骨切开线相连（图 2-2-15）。

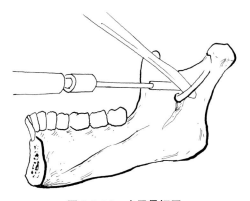

图 2-2-14　水平骨切开

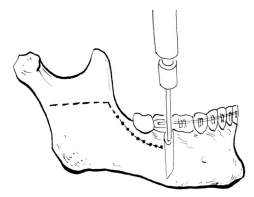

图 2-2-15　垂直骨切开

4）下颌支劈开：在三条骨皮质切开线连成一体后，用骨刀插入松质骨，在矢状方向将下颌支劈开成两个骨段，即带髁状突的近心骨段和带牙列的远心骨段。下颌管及下齿槽神经血管束位于远心骨段（图 2-2-16）。

（4）骨段移动：通过前徙或后退远心骨段来矫正下颌骨畸形（图 2-2-17，图 2-2-18）。后退远心骨段必须在近心骨段垂直骨切开处截除一段与后退距离等量的皮质骨。

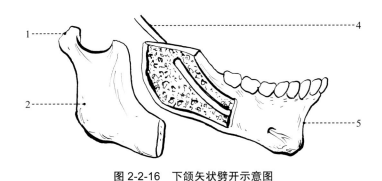

图 2-2-16　下颌矢状劈开示意图

1.髁突　2.近心骨段　3.下牙槽神经　4.远心骨段

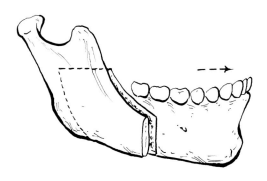

图 2-2-17　前徙远心骨段

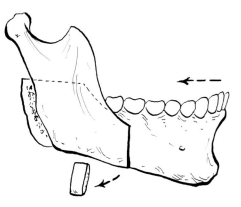

图 2-2-18　后退远心骨段

（5）骨段固定：保持近心骨段于原位，将远心骨段移动至预定位置后，用坚固内固定方式将两骨段固定（图 2-2-19）。

2. 下颌前部根尖下骨切开术（anterior mandibular subapical osteotomy） 是在下颌前部根尖下作水平骨切开，辅以下颌前磨牙区的垂直骨切开或部分骨质截除后移动下颌前部骨块至预期位置进行固定（图 2-2-20）。

（1）软组织切开与显露：在下颌前庭沟黏膜转折处靠唇侧 6.0mm 从一侧第一前磨牙切至另一侧第一前磨牙区作黏膜切口。切开骨膜后，用骨膜剥离器在骨膜下进行剥离和切骨区的暴露，向下剥离至下颌下缘（图 2-2-21）。

（2）骨切开：先行两侧的垂直骨切开，然后行根尖下水平骨切开。

1）垂直骨切开：在骨面上标记垂直骨切开线位置。垂直骨切口上端至牙槽突顶，下端达下颌尖牙牙根下 5.0mm 左右的位置。在垂直骨切开线确定后，用细裂钻或小球钻沿标记好的骨切开线进行切割。骨钻应与骨板表面垂直，逐步切开颊侧皮质骨、髓质骨（图 2-2-22）。

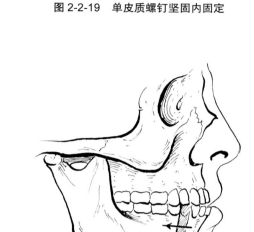

图 2-2-19 单皮质螺钉坚固内固定

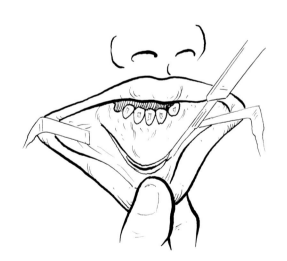

图 2-2-21 软组织切口

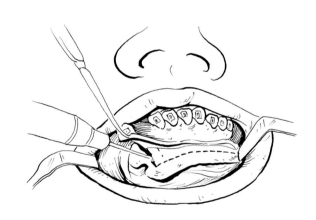

图 2-2-22 用裂钻垂直骨切开

2）水平骨切开：切开线应位于下颌前牙根尖下至少 5.0mm。将水平与两侧垂直骨切口连接在一起（图 2-2-23）。

（3）骨块移动与固定：用骨刀插入骨切口中轻轻撬动已经切开的前部牙骨块，使之与下颌骨完全离断，只留软组织蒂与其附着。移去手术设计需要截除的骨块，用定位拾板引导下颌前部牙-骨段至矫正位。用颌间固定后，以钛钉钛板行坚固内固定（图 2-2-24）。

（4）缝合：彻底冲洗后逐层缝合。

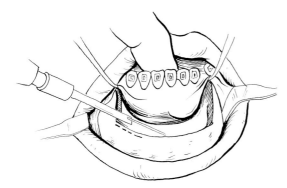

图 2-2-23　用往复锯水平骨切开

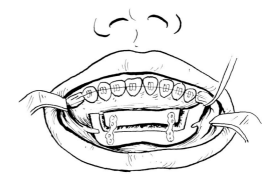

图 2-2-24　行坚固内固定

### 术后并发症与预防

1. 出血　预防出血的关键是在骨膜下进行手术操作；手术野的显露和重要结构的保护应充分；在进行切骨和劈开时注意准确到位，不可粗暴。

2. 神经损伤　在进行近远心骨段的劈开时应格外小心，避免直接损伤该神经。如果在术中发现神经被切断，应该尽可能将离断的神经进行无张力条件下的断端吻合。

3. 骨坏死　如果术中不慎严重损伤或撕裂软组织营养蒂，甚至将其完全切断或分离，将造成前部牙骨块坏死脱落。

4. 意外骨折　常因骨切开线上有皮质骨桥相连就强行劈开所致。下颌埋伏阻生牙的存在也是导致意外骨折的重要原因，对拟做下颌骨矢状劈开手术的患者，在手术前 6 个月应该常规拔除阻生智齿。

5. 复发　主要见于下颌矢状劈开前徙术。坚固内固定技术的应用已大大减少了由于肌肉牵引导致的畸形复发，积极有效的术后正畸也是预防复发的重要手段。

6. 咬合关系不良　多见于行坚固内固定的患者，多为开𬌗与下颌偏移。术中如果发现存在较明显开𬌗，必须重新调整好后再固定。

## 三、颏部畸形

颏部畸形（chin deformity）依其发育形成原因可被分为颏部发育不足、颏部发育过度以及颏部偏斜畸形。参照不同测量平面，则可分为颏部前后向畸形；颏部垂直向及左右不对称畸形。

### 适应证与禁忌证

适应证：颏部在三维方向上存在发育异常者。

禁忌证：骨骼尚未发育完全的生长期；全身或口腔颌面部有急性或慢性感染；患者对手术美容效果要求过高而难以实现者不宜施术。

### 术前准备

1. 同一般正颌外科手术。进行头影测量及手术设计，确定颏部移动的方向、距离。

2. 预计颏部增加高度较多的患者，应做好植骨准备。

良好的术前设计，是颏成形术后效果的重要保障。在 X 线头影测量片上通常可以采用以下方法确定软组织颏的理想位置：①正常面突角为 11°左右，可通过测量面突角了解颏突度［图 2-2-25，（1）］；②通过软组织鼻根点（N'）做垂直于眶耳平面（FH）平面或 HP 平面的参照面，软组织颏前点（Pg'）应通过或接近此平面［图 2-2-25，（2）］；③下唇突点至审美平面的距离应为 2.0mm ± 2.0mm［图 2-2-25，（3）］。由于个体间差异较大，而颏成形的手术目的在于尽量达到面下部与颜面其他部位的比例协调，因此应当

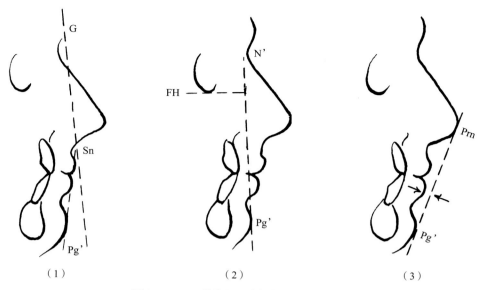

图 2-2-25 三种常用评价颏部位置的方法

个体化设计，综合考虑。

### 麻醉与体位

手术选择经鼻或经口气管插管、全麻，也可以选择下牙槽神经阻滞麻醉为主的局部麻醉（以下简称"局麻"）。

### 手术方法

1. 水平骨切开颏成形术 以下颌骨颏部舌侧口底肌肉为蒂的水平骨切开颏成形术，是目前矫治各类颏部形态异常的最常用术式。

（1）软组织切开与显露：切开线一般位于唇颊侧黏膜转折处外 5.0～6.0mm。沿口轮匝肌浅面将刀片稍斜向后下切开颏肌和骨膜，于骨膜下向下剥离组织直达下颌下缘显露颏部前方骨面（图 2-2-26）。

（2）骨切开：为保护下牙槽神经血管束，骨切开线至少应位于双侧颏孔下缘下 3.0～4.0mm。

1）于预计骨切开的一侧颏孔下方开始，用往复锯或细长裂钻向颏正中方向切开骨皮质形成骨沟，另一侧也按同法进行操作。

2）用矢状锯或细裂钻沿垂直方向在跨越水平骨切开线两侧的颏正中皮质骨表面做定位线。当骨切开术完成将移动后的骨块依此标记与下颌骨进行固定，以免发生中线偏移（图 2-2-27）。

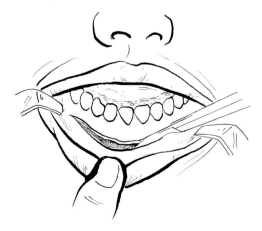

图 2-2-26 软组织切口

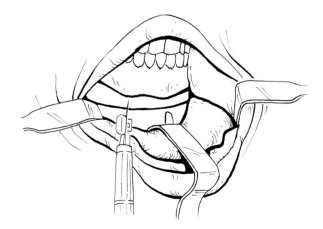

图 2-2-27 用矢状锯做垂直定位线

3）用往复锯或摇摆锯沿已经切开部分唇颊侧骨皮质的骨沟向深部进行切割直至将舌侧骨板完全切开（图 2-2-28）。

（3）移动与固定：截骨后将骨段移动至术前设计的位置（图 2-2-29），行坚固内固定（图 2-2-30）。

（4）缝合与包扎：分层缝合，注意加压包扎塑形（图 2-2-31，图 2-2-32）。

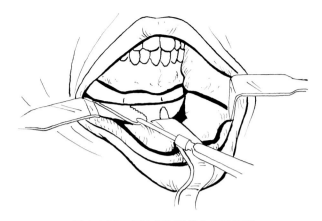

图 2-2-28 用往复锯沿做水平骨切开

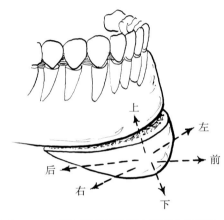

图 2-2-29 切开后的骨块可向三维方向移动

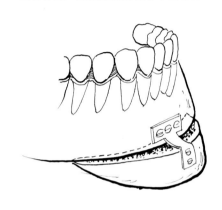

图 2-2-30 用阶梯状钛板固定前徙后骨块

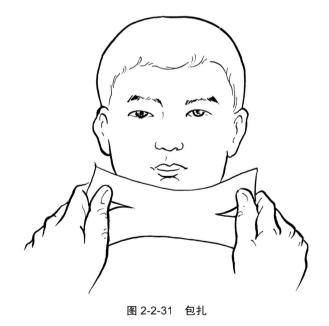

图 2-2-31 包扎

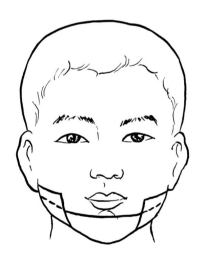

图 2-2-32 塑形

2. 其他改良颏成形术

（1）双重骨切开颏前徙术：双重骨切开前徙颏成形术通过两个平行的颏部骨切开线，形成两个可分别前徙的带有软组织蒂的颏部骨块。从而可以形成递进前徙，进一步增加了颏部前后向长度（图 2-2-33，图 2-2-34）。

（2）颏后退术：用以矫治颏部发育过度畸形。手术步骤基本同前，不同点在于行颏部水平骨切开后，将切开后的颏部骨块后退至术前设计位置（图 2-2-35，图 2-2-36）。

（3）颏部切开植骨增高术：对颏部过小且高度严重不足的病例，将颏部骨切开下降，于下降后的上下骨断面之间的间隙内行自体骨移植后固定（图 2-2-37，图 2-2-38）。

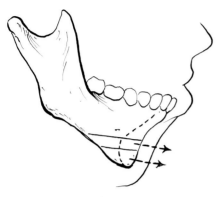

图 2-2-33　双重水平骨切开前徙颏成形术（切开）

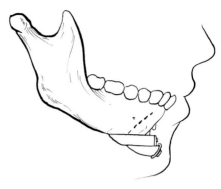

图 2-2-34　双重水平骨切开前徙颏成形术（前徙）

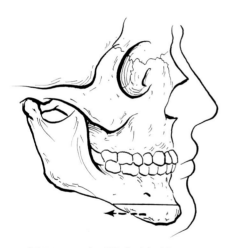

图 2-2-35　颏后退成形术（切开）

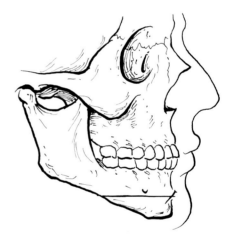

图 2-2-36　颏后退成形术（后退）

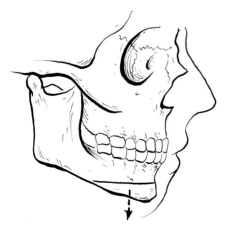

图 2-2-37　颏部切开植骨增高术（切开）

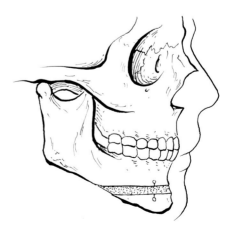

图 2-2-38　颏部切开植骨增高术（植骨）

（4）颏部截骨缩短：对颏部垂直向发育过度，同时下唇颏高度过大的病例，可根据切开线截除中间一段骨组织后固定（图 2-2-39，图 2-2-40）。

（5）颏部偏斜矫治术：对于轻度的偏颏畸形，应先标记出面部的正常中线及偏移的颏中线，完成颏部骨切开，旋转颏部骨块至矫正位后进行固定（图 2-2-41，图 2-2-42）。

3. 假体隆颏术　切口一般在下颌前庭沟左右两侧 5 号牙之间，长度根据植入体类型和大小而定，用剥离子紧贴骨面剥离至下颌骨下缘，在腔隙内植入移植物，并根据外形调整植入物大小，可采用钛合金螺钉或钢丝固定植入物（图 2-2-43，图 2-2-44）。

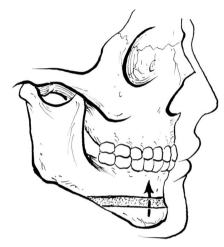

图 2-2-39　颏部截骨短缩术（截骨）

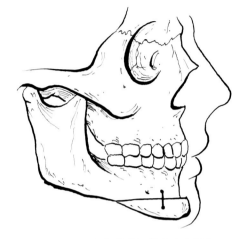

图 2-2-40　颏部截骨短缩术（上抬）

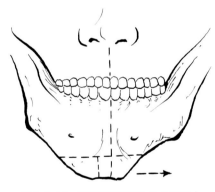

图 2-2-41　颏部偏斜矫治术（切开）

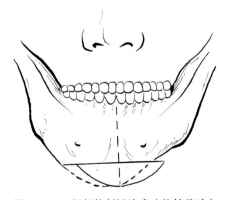

图 2-2-42　颏部偏斜矫治术（旋转移动）

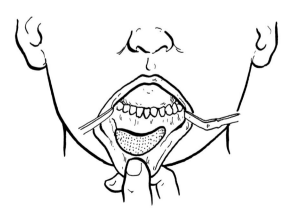

图 2-2-43　剥离范围与植入体

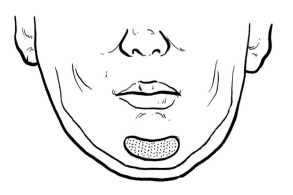

图 2-2-44　植入体位置

**术后并发症与预防**

1. 出血与血肿　在截骨前与麻醉医生配合采取控制性低血压的麻醉方式，尽快完成截骨操作。截骨后电凝止血，必要时以骨蜡填塞。

2. 颏神经损伤　术中应正确设计切口及截骨线位置，避免过度牵拉。如果术中发现颏神经离断，应在无张力条件下行神经端端吻合。

3. 骨坏死　不要过分剥离下颌骨下缘附着的软组织，以保证骨段血供。

4. 颏下垂及下唇外翻　术中应避免过分剥离软组织附着。在关闭创口时，注意分层缝合。

## 四、咬肌下颌角肥大畸形

咬肌肥大（masseter muscle hypertrophy）多伴有下颌角向下和侧方的发育过度，从而使面型比例失调呈方形，严重影响美观。在东亚人群，这种畸形以骨性下颌角肥大为主，表现为下颌角骨质增生突出，导致面下部过宽，简称为方颌（square jaw）或宽面畸形。一些患者还伴有颏部发育不足，国外一些学者又称之为宽面综合征（large face syndrome）。

**适应证与禁忌证**

适应证：下颌角外翻、下颌角切迹明显、下颌角肥厚、下颌骨升支与下缘夹角小于120°。

禁忌证：骨骼尚未发育完全的生长期。全身或口腔颌面部有急性或慢性感染。患者对手术美容效果要求过高而难以实现者不宜施术。

**术前准备**

1. 临床检查　包括正侧面观和面部左右对称情况。通过触诊评估患者咬肌肥厚与下颌角突度情况。对口内咬合情况详细检查，如有阻生智齿最好在术前拔除。

2. 拍摄头颅正侧位 X 线头影测量片及颌骨全景片　明确颏部情况，确定是否有必要行颏成形术。为患者拍摄正侧位照片。

3. 对患者进行心理状态的评估，对其要求进行分析。

**麻醉与体位**

手术选择经鼻或经口气管插管、全麻。仰卧位。

**手术方法**

下颌角成形术（mandibular angloplasty），其含义不单是将突出的下颌角截除，有时也将下颌角区骨外板切除，而且要求重新形成的下颌角具有协调自然的轮廓，使面部在正、侧面外观都符合特定审美要求。

1. 下颌角截骨术

（1）软组织切开与显露：从下颌支前缘稍靠外侧沿外斜线向前下作一条长约 3.0～4.0cm 长的黏膜切口，切口上端低于殆平面。剥离咬肌附着暴露出下颌角与角前切迹前方的下颌下缘（图 2-2-45）。

（2）骨切开：根据术前设计，从下颌升支后缘中份偏下开始略呈弧形至角前切迹前方，在下颌角外板做一条浅的骨沟形成截骨标志线，用摆动锯切开（图 2-2-46）。

（3）咬肌部分切除：如果患者咬肌肥大，应予以部分切除。用大弯止血钳或大骨膜剥离器在咬肌内外层之间进行分离，主要切除紧贴下颌支下部外侧面与下颌角处的内层肌肉，用两把大弯止血钳分别夹住需要切除的肌束两端，用电刀切除（图 2-2-47）。

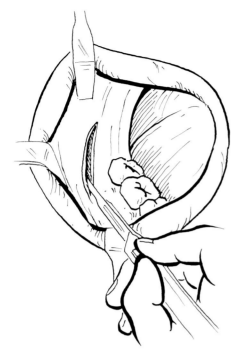

图 2-2-45　软组织切口

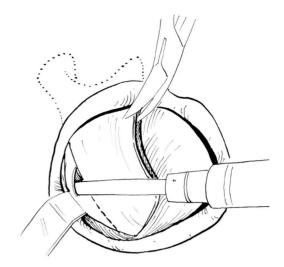

图 2-2-46　用摆动锯切除肥大的下颌角

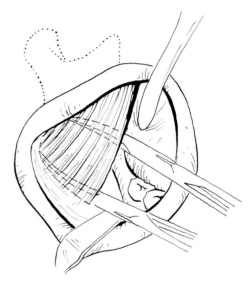

图 2-2-47　切除部分咬肌

（4）缝合：彻底止血后缝合创口。

2.下颌角区外板截除术　相当多的患者并没有明显的下颌角发育过度，这些患者下颌角开张度与侧方形态基本正常，只是下颌骨后份显得过宽或下颌角向侧方外展。如果对这类患者施行下颌角截骨术，不仅会破坏其自然的下颌角侧方弧度，而且也不一定达到缩窄其面下部宽度的矫治效果。这种手术的原理是将下颌角部，包括下颌支下部与角前部下颌体的颊侧皮质骨板去除，达到减小面下份宽度的矫治目的（图 2-2-48）。

（1）软组织切开与显露：切开分离过程与下颌角截骨术类似。

（2）下颌角外侧骨板切开：与传统升支矢状劈开截骨术相比，本手术水平截骨线设计在升支外板，位于升支中份稍靠下。矢状切口沿外斜线向前下，一般约 2.0cm 长，再于角切迹前方做垂直骨切口线（图 2-2-49）。

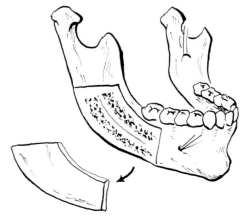

图 2-2-48　下颌角外板切除示意图

（3）骨劈开：完成截骨线后，以弯骨凿从矢状切口进入，凿刃弯向内侧面，可使下颌角外侧骨板离断。目前有两种方法可以采用：一种方法是在劈开下颌骨外板近下颌角处，将骨刀刀柄稍向外侧倾斜，可将下颌骨外板与下颌角内侧部分骨板一并劈下来；另外一种方法是先去除下颌角区骨外板，再根据需要用摆动锯将下颌角内侧部分骨板截除（图2-2-50）。

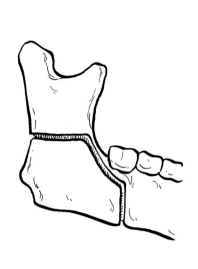

图 2-2-49 矢状劈开截骨线

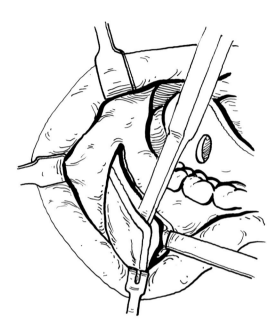

图 2-2-50 骨凿劈开外侧骨板

（4）轮廓修整：取出游离骨片，适当打磨修整下颌轮廓，冲洗缝合。

### 术后并发症与预防

1. 血肿 术中确切止血，术后放置引流管和加压包扎可有效预防手术后血肿的形成。

2. 神经损伤 截骨线超过颏孔的患者比较容易损伤。在这种情况下，最好将颏神经解剖出来并予以保护。

3. 意外骨折 为下颌角截骨整形术的严重并发症，多因截骨线过高、截骨不彻底、暴力截骨所致。

4. 感染 避免术后感染的措施除了注意无菌操作以及术前、术中和术后合理应用抗生素以外，主要措施为术中仔细操作，彻底止血，避免血肿形成以及发现血肿形成后做有效处理。

5. 牙关紧闭 是行咬肌部分切除最严重的并发症。术中应严密止血，术后在面部两侧进行冰敷，避免张口过大或打哈欠。如果发生牙关紧闭，可采用交替热敷和冰敷等辅助疗法，一般1周内症状可逐渐消失。

6. 不对称 避免不对称的措施除了术前认真分析病情、合理设计截骨线和截骨量以外，术中的仔细操作是关键。

## 五、颧部畸形

颧骨的形态和突度对容貌的影响很大，但对颧部的审美因种族不同而存在差异。西方人对颧部整形（malarplasty）的审美诉求以增加颧部突度（malar augmentation）为多；而东方人则以降低颧部突度

（reduction malarplasty）为多。

### 适应证与禁忌证

适应证：适用于因发育、外伤、肿瘤原因引起的颧部畸形患者。

禁忌证：骨骼尚未发育完全的生长期；全身或口腔颌面部有急性或慢性感染；患者对手术美容效果要求过高而难以实现者。

### 术前准备

完善上下颌骨 3D-CT 检查与测量。术前与患者及家属充分商讨手术方案，根据患者面型及需求，采取个体化设计，并充分交代手术风险及术后可能出现的外形变化，做好心理评估。留取相应照片存档。

### 麻醉与体位

手术采取仰卧位，在局麻或全麻下进行。

### 手术方法

1. 颧骨降低术

（1）颧骨磨削术：采用骨磨削工具，通过口内上颌前庭沟入路打磨肥大突出的颧骨体和颧弓以减低其突度。主要适用于颧骨肥大突出明显，而颧弓并不突出或仅限于与颧骨体部连接段突出者。

（2）经口内—耳前切口截骨术：经口内上颌前庭沟入路将颧骨颧弓连接处截除一段骨块，并通过耳前皮肤切口将颧弓根部折断，使颧骨颧弓向内压低移位以减低其突度（图 2-2-51，图 2-2-52），并行坚固内固定（图 2-2-53）。主要适用于颧骨颧弓突出明显，尤其是颧弓段突出者，能同时矫治前后向和左右向颧骨颧弓发育过度。

（3）经头皮冠状切口截骨术：此法适用于年龄较大的受术者。有些患者面部皮肤松弛，额部、双侧外眦角皱纹明显。设计发际内双侧耳轮脚间冠状切口行颧骨颧弓减低术的同时，可行面部皮肤提紧术。经头皮冠状切口行截骨术，可基本在直视下进行手术操作，但许多患者不愿接受。

2. 颧骨增高术

（1）假体植入：手术一般采用口内上颌前庭沟入路，在过低的颧骨前方或前外侧方表面植入假体，以恢复颧骨的外形高点。

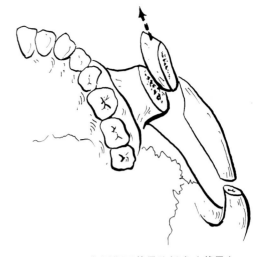

图 2-2-51 颧骨颧弓截骨降低术（截骨）

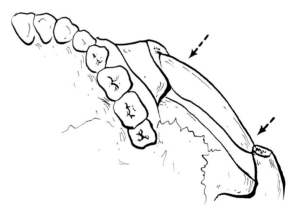

图 2-2-52 颧骨颧弓截骨降低术（下降）

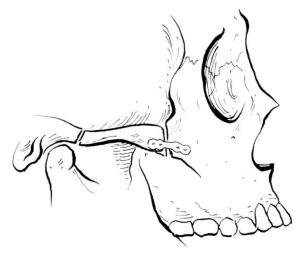

图 2-2-53 用微型钛板固定前方截骨断端，颧弓根骨切开处不需固定

先用亚甲蓝在颧部皮肤上标出需要增高的位置和范围（图 2-2-54）。在口内一侧前庭沟偏颊侧处切开，剥离植入腔隙（图 2-2-55），将假体试行植入后观察整复效果（图 2-2-56），修整假体，形态满意后缝合创口，包扎固定。

（2）颧骨前移术：经口内、口外联合途径在颧颌缝、颧额缝以及颧颞缝处行骨切开术（图 2-2-57），将整个颧骨离断并向前外侧移位，然后在切开的三处骨断面间插入自体骨并固定以增加颧骨突度（图 2-2-58）。

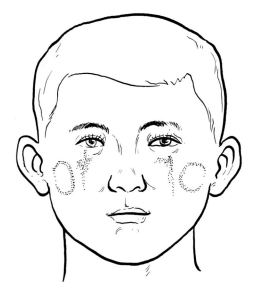

图 2-2-54　术前标记填充部位（正面观）

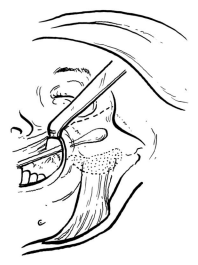

图 2-2-55　剥离植入腔隙

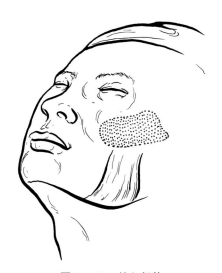

图 2-2-56　植入假体

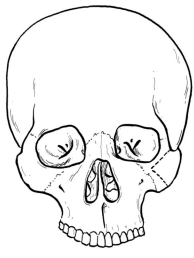

图 2-2-57　截骨线设计

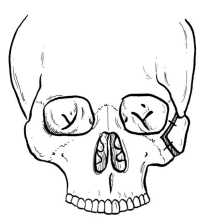

图 2-2-58　截骨固定

### 术后并发症与预防

1. 面神经损伤  面神经颧支于腮腺后缘发出，走行于颧弓表面，术中应注意在骨膜下分离和操作，避免损伤面神经颧支（图 2-2-59）。

2. 颧骨正面突出部位的磨改会减少面部的立体感，只适用于颧突特别明显者，应慎用。

3. 口内入路是该类手术的主导入路，尽量避免过于广泛的分离，以免造成面颊部下垂。

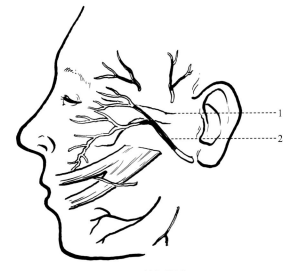

图 2-2-59  面神经颧支
1. 颧弓  2. 面神经颞支

## 解剖特点与治疗要素

| 解剖特点 | 治疗要素 |
| --- | --- |
| 上颌骨发育异常所致的颜面及咬合畸形 | 行 Le fort Ⅰ型骨切开术或前部骨切开术，三维方向移动上颌骨 |
| 下颌骨发育异常所致的颜面及咬合畸形 | 行下颌矢状劈开术或前部骨切开术三维方向移动下颌骨 |
| 颏部发育异常 | 采用骨切开、轮廓修整术或假体置入术改变颏部外形 |
| 下颌角向外、后方突出明显 | 切除下颌角、截除外板或轮廓修整术调整下颌角外形 |
| 咬肌发育过度 | 切除部分咬肌或肉毒毒素注射 |
| 各种原因引起的颧骨塌陷畸形 | 利用手术或假体增加颧骨高度 |
| 颧部突起过高 | 采用截骨或磨削的方法降低颧骨高度 |

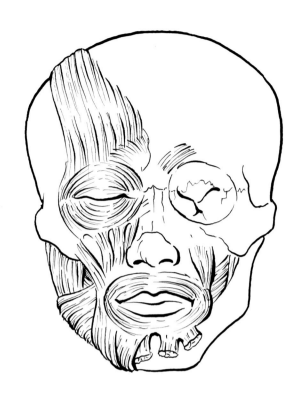

# 第三章

# 面部解剖

# 第一节  面部除皱手术应用解剖

## 一、皱纹的定义及分类

皱纹（wrinkle）为皮肤受到外界环境影响，形成游离自由基，自由基破坏正常组织内的胶原蛋白、活性物质，氧化细胞而形成的小细纹。肌肉收缩、皮肤松弛及地心引力是形成皱纹的三个主要因素。皱纹的分类如下（图 3-1-1）：

1. 体位性皱纹（orthostatic lines）  又称自然性皱纹、固有性皱纹，与皮下脂肪堆积有关，人出生时既已存在，属正常生理现象，而非皮肤老化表现。多位于颈部，呈横向弧形，与生理性皮纹一致，随着年龄的不断增加和全身生理功能的逐渐降低，皱纹加深、增多，纹间皮肤出现松垂。

2. 动力性皱纹（dynamic lines）  为表情肌收缩的结果，出现于皮肤表情肌黏着部位，与面部表情肌肌力的方向一致，产生的数量、时间与个人的表情动作及习惯有关，如额纹、眉间纹、鱼尾纹等。

3. 重力性皱纹（gravitative lines）  为在骨骼萎缩、肌肉松弛、皮下脂肪逐渐减少和皮肤弹性减弱的基础上，在重力作用下皮肤松弛下垂所致，如"羊腮"或"火鸡颈"等。

4. 混合性皱纹（combination lines）  由多种原因引起，机制较为复杂，如鼻唇沟纹、口周皱纹等。

## 二、面部除皱手术相关解剖结构

1. 面部皮下脂肪分  面颈部各区皮下脂肪量有较大差异，可分为多脂肪区、少脂肪区和无脂肪区。不同于鼻、眶、额部，颧颊部为多脂肪区，在面部老化过程中组织的位移、组织量的变化更为明显，因而在面部除皱术中至关重要（图 3-1-2）。

（1）颧脂肪垫（malar fat pad）：位于颧 - 上颌骨之上，形态近似一个三角形，顶点朝向颧突，

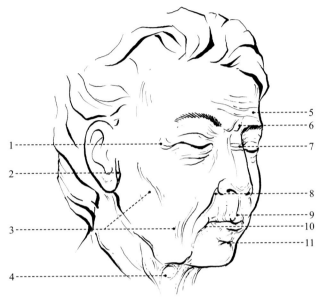

**图 3-1-1  面部皱纹**

1. 鱼尾纹  2. 耳前皱纹  3. 颧颊皱纹  4. 颈纹  5. 额纹  6. 眉间纹
7. 鼻根横纹  8. 鼻唇沟纹  9. 唇纹  10. 口角纹  11. 颏纹

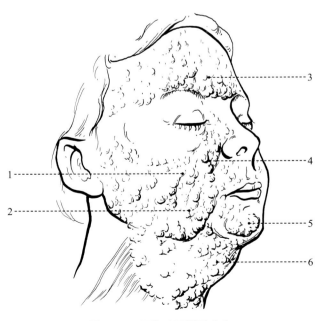

**图 3-1-2  面部皮下脂肪分布**

1. 颧脂肪垫  2. 颊脂肪垫  3. 帽状腱膜及眉下脂肪垫  4. 鼻唇沟脂肪垫  5. 额前脂肪垫  6. 颈阔肌前脂肪垫

底边与鼻唇沟相伴，上界覆盖眶缘及眼轮匝肌眶部。颧脂肪垫与皮肤连接紧密，与表浅肌肉腱膜系统（superficial musculoaponeurotic system，SMAS）连接相对疏松，易使 SMAS 浅层向内下移位，至内下方的鼻唇沟处形成隆起，使鼻唇沟加深。在脂肪垫中部可见一由内眦斜向外下的致密筋膜，为眼轮匝肌支持韧带下层，其对应的体表标志是颧颊沟或睑颊沟，是颧脂肪垫与深层组织相固定的主要结构，只有充分松解眼轮匝肌支持韧带，才能使颧脂肪垫上下移动。

（2）颊脂肪垫（buccal fat pad）：位于颧脂肪垫外下方的 SMAS 层及面神经颊支深面，咬肌前方及颊肌浅面，表面有一层薄的结缔组织膜覆盖。颊脂肪垫由一个体部和颊、翼、翼腭、颞四个突起组成。固定颊脂肪垫的组织均为其固有的包膜，在某些特定部位变得致密，形成颊脂肪垫上颌骨韧带、颧骨后韧带等。发生面部老化时，深筋膜下垂造成颊脂肪垫突出于皮下层。

2. 表浅肌肉腱膜系统（SMAS） 表浅肌肉腱膜系统（SMAS）层位于皮下脂肪层下方，是指连续分布于颅顶和面颈部浅筋膜深面的一层肌肉腱膜结构。其上有一层脂肪组织与皮肤相隔，其下有疏松结缔组织与深筋膜分离。根据 SMAS 所含的结构不同，可将其分为肌性区、腱膜性区和混合性区。按位置分为：①额枕部，包括额枕区帽状腱膜、额枕肌；②颞部，包括颞浅筋膜肌覆盖颞肌的筋膜；③颧弓部及颊部，包括颧前筋膜组织、腮腺区浅筋膜及其颊区移行部和颊部肌肉；④颈部，即颈阔肌层。根据 SMAS 的活动度可分为：①固定部分，牢固地附着在腮腺表面，不活动；②活动部分，超过腮腺，直接位于表情肌、面神经和腮腺导管表面，不附着在结构上，活动性强。除皱术正是基于上述特点，同时在皮下层和 SMAS 层下进行分离（除额部除皱多在此层下分离外），将 SMAS 层作为转移浅层皮下脂肪的载体，悬吊 SMAS 层，增进面中、下部上提的可靠性与持久性（图 3-1-3）。

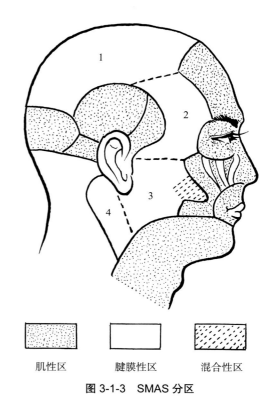

| 肌性区 | 腱膜性区 | 混合性区 |

图 3-1-3 SMAS 分区
1. 帽状腱膜 2. 颞浅筋膜 3. 耳前筋膜 4. 颈浅筋膜

3. 表情肌 表情肌的分布按其部位可分为颅顶、眶、鼻、口、耳五肌群，主要参与皱纹形成的有（图 3-1-4）：

（1）额肌（frontalis）：为枕额肌的额腹，位于颅顶前部，起自帽状腱膜，向前止于眉部皮肤。该肌收缩时形成额纹，除皱术中可切断或切除部分额肌。

（2）皱眉肌（corrugator）：位于眼轮匝肌眶部及额肌深面，起自额骨鼻部，肌纤维斜向上外，止于眉部皮肤。该肌收缩时牵眉向内下，使眉间皮肤产生纵沟"川字纹"，出现皱眉表情。除皱术中，切断或去除此肌皆可。

（3）降眉肌（depressor supercilii）：起自鼻根，向上止于眉间皮肤。该肌收缩时牵拉眉间皮肤向下，使皮肤产生横纹。除皱术中，可以切断或去除此肌。

（4）降眉间肌（procerus）：起自鼻骨，止于鼻上方皮肤，牵拉眉内侧向下，是鼻根部横纹的形成肌肉，除皱术中应尽量将其部分切除。

（5）眼轮匝肌（orbicularis oculi）：环绕眼裂，分为眶部、睑部和泪囊部，主要由眶部收缩使周围皮肤产生皱纹，包括鱼尾纹，由于涉及眼周功能，故除皱术中应谨慎处理此肌。

（6）颧大肌（zygomaticus major）：起自颧骨颧颞缝前方、颧小肌外侧，行向前下，止于口角和上唇。收缩时牵拉口角向外上方，加深鼻唇沟纹。面神经颊支位于其深面，是除皱手术中的重要标志，除皱术中应在其浅面分离。

（7）颧小肌（zygomaticus minor）：起自颧骨颧上颌缝后方、颧大肌内侧，与颧大肌并行，止于口角和上唇。收缩时亦加深鼻唇沟，同样除皱术中应在其浅面分离，以避免损伤面神经颊支。

（8）提上唇肌（levator labli superioris）：起自上颌骨额突和眶下缘，止于上唇，位于颧脂肪垫下方，眶下血管神经束上方。除皱术中 SMAS 下分离应在其与颧脂肪垫之间进行。

（9）口轮匝肌（orbiculars oris）：环绕口裂，面部表情肌大部分止于此肌，是口周纵纹的形成肌肉，由于该肌被覆皮肤较厚，形成的皱纹较为细浅，多采用肉毒毒素注射治疗，而非手术治疗。

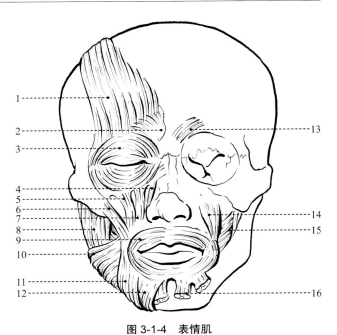

图 3-1-4　表情肌

1. 额肌　2. 降眉肌　3. 眼轮匝肌　4. 提上唇鼻翼肌　5. 颧小肌
6. 颧大肌　7. 提上唇肌　8. 咬肌　9. 口轮匝肌　10. 颈阔肌
11. 降口角肌　12. 降下唇肌　13. 皱眉肌　14. 提口角肌　15. 颊肌
16. 颏肌

（10）颈阔肌（platysma）：并非表情肌，起自胸大肌和三角肌筋膜，向上至口角，是颈部横纹形成的肌肉，颈部除皱与上提时可将此肌切断。

4. 面部皮肤支持韧带　真性韧带：连接皮肤与骨膜，起固定面部皮肤的作用，包括眶韧带、眼轮匝肌支持韧带、颧弓韧带、颊上颌韧带（真假性）和下颌韧带。假性韧带：是在深浅筋膜之间或者是皮肤和筋膜之间的一些相对致密的结构，在做面部除皱时，并不能非常确切的分辨，只是相对来说是一个比较致密的纤维组织，包括：颊上颌韧带（真假性）、SMAS- 颧颊韧带、颈阔肌 - 耳韧带等（图 3-1-5）。

（1）眶韧带（orbital ligaments）：起于眶外侧缘和上缘结合部位的上颞嵴骨膜，止于眉外侧真皮，构成了颞线区域的下方增厚区，使眉的上提受到限制。有小动静脉及感觉神经支穿行其间，手术时遇到这些静脉最好先止血然后再离断。

（2）眼轮匝肌支持韧带（orbicularis retaining ligaments，ORL）：起于眶隔进入眶缘最下点之上的 0.2～0.3cm 处，与眶隔在弓状缘处融合，是位于眶周的环形结构，从内到外是连续的，外侧松弛较长，在外眦处移行为外侧眶膜增厚区或眶外侧筋膜增厚区（lateral orbital thickening），而内侧 ORL 较紧且短，可为降眉肌提供支撑力量。除皱术中可松解眼轮匝肌支持韧带和外侧眶膜增厚区以重塑眼轮匝肌。

（3）颧弓韧带（zygomatic ligaments）：起于颧弓前端下缘或颧骨颊面，与颧小肌起始部后方纤维相延续，呈扇形进入真皮，将颧弓软组织和脂肪垫悬挂在颧突表面。韧带内伴有小动脉和感觉神经分支，面神经颧支走行在韧带的浅、深面甚至中间。体表投影：耳屏前约 5.4cm。

（4）颊上颌韧带（buccal maxillary ligaments）：是唯一的含真性和假性韧带的复合体，上部为真性韧带，下部为假性韧带。上部起于颧颌缝，约于提上唇肌在上颌骨起点的下缘，斜向外下方走行，似一列间断的纤维束，纤维束之间有脂肪组织填充形成条束状，不坚韧，止于鼻唇沟的真皮。下部起于颊黏膜，穿过颊肌止于鼻唇沟处皮肤，在颊肌表面还有一些纤维束止于颧脂肪垫，而不止于皮肤。

（5）下颌骨韧带（mandibular ligaments）：起于下颌体前 1/3 条状区域的骨面，在下颌骨下缘之上

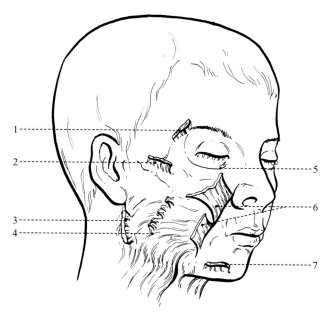

**图 3-1-5 面部皮肤支持韧带**

1. 眶韧带 2. 颧弓韧带 3. 颈阔肌耳韧带 4.SMAS- 颧颊韧带
5. 眼轮匝肌支持韧带 6. 颊上颌韧带 7. 下颌骨韧带

1.0cm，距下颌角点 5.3cm，短且强壮，穿过肌层和皮下脂肪止于真皮。剪断后产生颏部拉紧效果，并有利于颏区脂肪的去除，可以矫治颌下颈阔肌松垂和"火鸡颈"畸形。

（6）SMAS- 颧颊韧带（SMAS-malar ligaments）：又称咬肌皮肤韧带，由多条致密组织束带组成。最上一组偏后，位于耳下基点前 4.2cm 的咬肌起始部的筋膜表面，斜向前、浅，止于 SMAS，上方紧邻面神经颧支和面横血管分支，腮腺导管也横于最上一组的附近。其余两组均位于下颌角点前 3.9cm 的垂线上。中间组起于咬肌筋膜前缘和 / 或颊咽筋膜，分别在颊脂体的上、后、下缘走向浅面的 SMAS。最下一组起自下颌体近上缘骨面，斜向上、浅方向，止于颈阔肌，其上方有面动脉、面前静脉经过，下方有面神经下颌缘支经过。有时血管、神经通过韧带的束与束之间，中间的几束排列于咬肌前缘，因此，面神经颊支由后向前通过这种栅栏样结构到达前方的颊脂体浅面。

（7）颈阔肌耳韧带（platysma auricular liga-ments）：是连于颈阔肌后上缘与耳垂后下方的略呈尖向下的三角形致密区之间的筋膜性韧带，由 SMAS、腮腺筋膜、胸锁乳突肌腱纤维及颈阔肌悬韧带等组织结构紧密融接而成。SMAS 及颈阔肌耳韧带等各层组织紧密附着，需锐性分离。将颈阔肌耳韧带离断后，要把断端重新拉紧固定在三角形致密区，或乳突区的筋膜、骨膜上，此即韧带的重建技术，以保持颈阔肌的弓状后上缘形态，提紧颈阔肌。

（8）颈阔肌前韧带（anterior platysma ligaments）：不恒定，起于颈阔肌上缘，斜向前外，止于颊部真皮。皮下潜行分离时，颈阔肌前韧带可能将分离平面导向分离层次过浅，致使分离层次错误。

（9）颈阔肌悬韧带（suspensory platysma ligaments）：位于腮腺、颌下腺与胸锁乳突肌前缘之间，上段位于腮腺与胸锁乳突肌之间，附着在 SMAS 的深面；下段位于下颌角及颌下腺与胸锁乳突肌之间，附着在颈阔肌深面。起于茎突下颌韧带、茎突舌骨肌及二腹肌后腹表面，上段止于 SMAS，下段止于颈阔肌深面。与附近的神经、血管的关系：面神经颈支出腮腺下极，紧贴韧带前面下降一段距离后，分支入颈阔肌；颈外静脉在韧带后方的胸锁乳突肌浅面下降；耳大神经在韧带后方前上行，距耳垂点 2.0～3.6cm 范围内穿韧带上段，分支入腮腺；面前静脉沿颌下腺上缘后穿过韧带中、下段汇入颈外静脉。此韧带的作用似乎是在下颌角上下方向深面牵拉悬吊颈阔肌 -SMAS，保持了颈侧区具有的从低到高的圆润美感曲线。皮肤和颈阔肌的松垂会破坏此区域的曲线美。

5.面神经 面神经为第 7 对脑神经，是混合性神经，主面部表情运动、味觉（舌前 2/3）和分泌。面神经颅外段共 5 大分支出腮腺腺体，即颞支、颧支、颊支、下颌缘支和颈支，呈扇形分布走行，各支的浅出腺体点均紧贴于其上的 SMAS 筋膜。因此，在 SMAS 层进行分离的安全范围应在其浅出点以内。其出腮腺后的走行及体表投影分述如下（图 3-1-6）：

（1）颞支（temporal branches）：出腮腺上缘，向上经过颧弓后 1/3 与中 1/3 交界处进入颞区，此处表面无肌肉等组织覆盖，术中易被损伤。颞支在向上走行时发出小支至耳前肌和耳上肌后形成两个重要终支——额肌支与眼轮匝肌支，损伤后额纹消失。

体表投影：颞支主干，颧弓后 1/3 与中 1/3 交界处。额肌支，耳轮脚与外眦连线的中点（3.5～4.0cm）至眉梢上 1.5～2.0cm 处眼轮匝肌外缘深面入肌。

（2）颧支（zygomatic branches）：在腮腺前缘上部穿出，斜向前上经颧弓内侧表面分 2～3 支进入外眦部眼轮匝肌、颧肌、提上唇肌和提上唇鼻翼肌深面。此神经经过颧弓部分，也无肌肉覆盖，手术时较易损伤。该支对眼睑闭合功能甚为重要，损伤后可致下睑外翻，不能闭眼。

体表投影：距耳屏向前 3.0cm 处为颧支腮腺前缘浅出点，走行与颧弓平行。

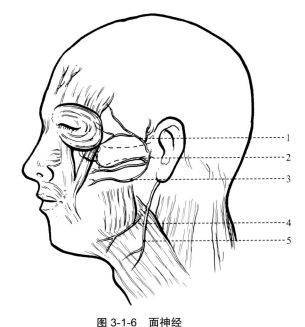

**图 3-1-6　面神经**
1. 颞支　2. 颧支　3. 颊支　4. 下颌缘支　5. 颈支

（3）颊支（buccal branches）：自腮腺前缘中部穿出，多为 3～5 支，贴咬肌筋膜前行，在腮腺导管上方或下方各约 1.0cm，经腮腺导管的浅面或深面向前至口角，分布于眶下和口周的颧肌、笑肌、提上唇肌、提上唇鼻翼肌、鼻肌、颊肌、切牙肌及口轮匝肌。此支损伤后鼻唇沟消失，口唇不能开启，口角歪向健侧，不能鼓腮。

体表投影：上颊支，耳屏前切迹与鼻翼下缘的连线上，在腮腺导管上方平行向前，距耳垂沟 5.0～5.5cm 为该支浅出点。下颊支，位置不恒定，在口角平面或上方前行。

（4）下颌缘支（marginal mandibular branches）：自腮腺前缘的下部穿出，经下颌角处颈阔肌深面与咬肌筋膜及颈深筋膜浅层的浅面间沿下颌缘弓形向前，至咬肌前下角处，越面动脉与面前静脉浅面向前分布至降口角肌、降下唇肌、笑肌及颏肌。受损后同侧下唇运动障碍，口唇外翻，口角歪斜，不能闭口。

体表投影：由耳垂沟向前下 4.5～5.0cm 处的下颌角为其浅出点，走行于下颌骨下缘上 1.2cm 至下颌下缘下 0.7cm 的范围内。

（5）颈支（cervical branches）：自腮腺下缘穿出，在距下颌角后约 1.0cm 处的颈阔肌深面，行向前下方至颏下三角，沿途分数条细支至颈阔肌。

6. 感觉神经　除皱术中常遇到并极易损伤的感觉神经如下（图 3-1-7）：

（1）眶上神经（supraorbital nerve）：是三叉神经的眼神经分支，与眼动脉的眶上支——眶上动脉，一起走行至眶上缘中内 1/3 处的眶上切迹或眶上孔出眶，经皱眉肌止点内侧深面至该肌上缘。分浅、深两支，浅支穿眼轮匝肌和额肌，走行于额肌中部表面；深支在帽状腱膜与骨膜之间，向上走行在外侧向额肌深面发出分支。

（2）滑车上神经（supratrochlear nerve）：同为三叉神经的眼神经分支，位于眶上神经内侧，自眶中内 1/3 的内侧经皱眉肌纤维之间或深面与滑车上动脉伴行向上走行，沿途分支穿额肌分布于额正中线皮肤。

（3）耳大神经（greater auricular nerve）：来自第 2、3 颈神经，走行于颈外静脉后方约 1.0cm 处，体表标志点为外耳道下方 6.5cm，胸锁乳突肌中点处。于腮腺下方分出两支，前支分布于腮腺区皮肤，后支分布于耳郭后面及乳突部的皮肤。其位置表浅，紧贴于耳后下方的皮下，行面颈除皱术时应注意保护。

（4）颧颞神经（zygomaticotemporal never）：三叉神经的上颌神经分支——颧神经的分支。走行于眶外侧，穿入颞深筋膜，在前哨静脉下方。

（5）眶下神经（infraorbital nerve）：经瞳孔中线与眶下缘交点下方 1.0～2.0cm 的眶下孔穿出，较为粗大，在骨膜下剥离时应注意保护。

7. 血管

（1）颞浅动脉（superficial temporal artery）：与颞浅静脉（superficial temporal vien）血管相互伴行，在耳屏前穿出腮腺后上行，越过颧弓根部，至其上方约 3.0～5.0cm 处，均分出额支和顶支前行，呈分叉状，走行于颞浅筋膜内及其浅面，以颞浅静脉最为表浅。颞部的切口应选择在血管分叉的后支的后面，以免损伤血管。颞区分离平面即在头皮下与颞浅筋膜之间，在注意保护血管、神经的同时，亦需注意保护毛囊（图 3-1-8）。

（2）前哨静脉（sentinel vein）：或称哨兵静脉，为内侧颧颞静脉，与外侧眶缘毗邻，于骨性外眦外侧 1.0cm、上方 1.5cm 穿过颞浅筋膜层。在该前哨静脉的上方 1.0cm 之内，即是面神经颞支入肌点，此处不易分离，以防止神经损伤。

8. 安全分离范围　根据面颈部解剖特点，目前的除皱技术有 3 个安全分离平面：皮下脂肪层、SMAS 下层和骨膜下层（图 3-1-9，图 3-1-10）。

（1）皮下脂肪层：该层操作简单、安全，术后反应轻微，对鼻唇沟治疗效果较好。但因其未将老化松垂的深部组织复位，故仅在此层分离的术后远期效果不持久。

（2）SMAS 下层：面神经仅在腮腺区深行，浅出腮腺后极易损伤。因此，SMAS 瓣的安全范围即为腮腺区的范围。颞区形成的 SMAS 瓣其前下方以不超过耳屏前 1.8cm、外眦水平外 5.1cm、眉梢水平外 3.5cm 及眉梢垂线上 2.0cm 的连线内侧为安全。过腮腺前缘后的咬肌和颊区为危险区，无腮腺或肌肉覆盖的颧弓区及下颌角区为最危险区，必要时危险区只能钝性分离，颧弓区则应避免分离。

（3）骨膜下层：骨膜下层为一种安全有效的

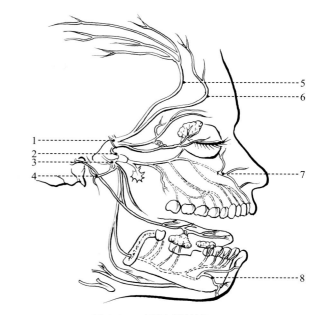

**图 3-1-7　面部感觉神经**
1. 眼神经　2. 上颌神经　3. 下颌神经　4. 耳颞神经　5. 眶上神经
6. 滑车上神经　7. 眶下神经　8. 颏神经

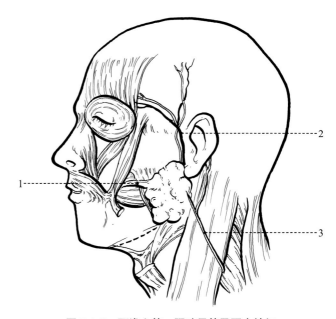

**图 3-1-8　颞浅血管、腮腺导管及耳大神经**
1. 腮腺导管　2. 颞浅动脉和颞浅静脉　3. 耳大神经

分离层，适用于上半或上 2/3 面部除皱，分离范围为额骨、眶骨、上颌骨、颧骨、部分颧弓和鼻骨，内窥镜除皱术常在此层剥离。位于眶上缘以上水平的骨膜平坦，与帽状腱膜连接疏松，亦无肌肉附着，易于分离。位于眶上缘鼻根部、上颌骨眶下缘以下的腱膜较厚，与骨膜相连紧密，难以分离，于此处行骨膜下分离，不仅可以上提松弛肌肉的附着点，而且可以避免面神经损伤。由于面神经颞支紧贴颧弓外侧上行，分离颧弓骨膜亦可牵拉或损伤颞支。因此，颧弓的中后 2/3 区被视为手术禁区。

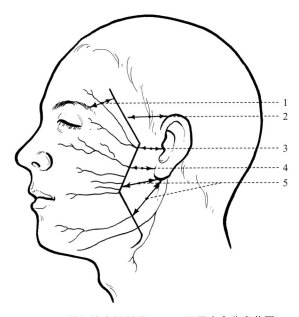

图 3-1-9　面神经体表投影及 SAMS 下层安全分离范围
1.1.5～2.0cm　2.3.5～4.0cm　3.3.0cm　4.5.0～5.5cm
5.4.5～5.0cm

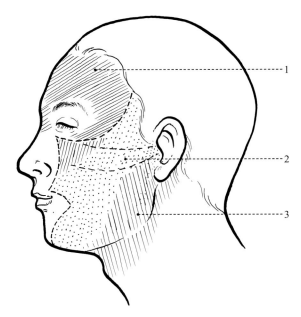

图 3-1-10　除皱术中各层安全分离范围
1.骨膜下层　2.皮下脂肪层　3.SMAS 下层

# 第二节　面部除皱手术

## 一、额部除皱术

### 适应证与禁忌证

适应证：前额横纹、眉间垂直纹、鼻根横纹、眉部下垂、上睑皮肤松弛的患者。内窥镜除皱手术只适合青、中年，仅有轻度的额部皮肤松弛，无明显的皮肤过多的患者。

禁忌证：全身健康状况不允许、无法耐受手术，瘢痕体质，异常心理状态者禁忌手术。

### 术前准备

1.常规术前检查，术前连续 3 天洗必泰洗发，最后一次在设计切口处将头发剃去约 3.0cm，其余编辫子。

2.选择适当的手术方法，术前设计切口。

### 麻醉与体位

1.采用全麻。

2.仰卧位，头偏健侧。

### 手术方法

1.直视下额部除皱术

（1）设计画线：冠状切口一直被认为是"金标准"，手术视野好，效果稳定持久。发际线切口：适于前额发际线高者（6.0～7.0cm 以上），即沿前额发际线或发际线内 0.1～0.2cm，呈直线或锯齿状，在额颞发际交界处进入发际内（颞发际内切口），或接颞发际切口（图 3-2-1）。发际内切口：适于前额发际线低者（6.0cm 以下），即沿前额发际线内 5.0～6.0cm 处的冠状切口，其余同发际线切口（图 3-2-1，图 3-2-2）。

（2）切开头皮：沿标记线平行于毛囊斜行切开头皮至帽状腱膜下疏松结缔组织或骨膜下，边切边用头皮夹止血。颞侧切口深度可至颞深筋膜浅层，注意避开面神经颞支（图 3-2-3）。

（3）术区剥离：额部在帽状腱膜下锐、钝性分离，直至鼻根及眶缘。如果采用骨膜下除皱，则可切口处切开骨膜，亦可在眶上缘 2.0cm 切开骨膜，以剥离子在骨膜下分离，到达眶缘、鼻骨、颧骨、上颌骨骨膜下。在额 1/2 水平，应注意保护眶上血管神经束。该血管束多紧贴骨膜走行，应采用钝性分离。同时应尽量保护好骨膜，一旦骨膜片状缺损，术后可形成皮肤粘连（图 3-2-4）。

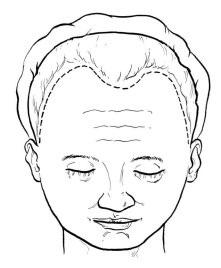

图 3-2-1　发际线切口

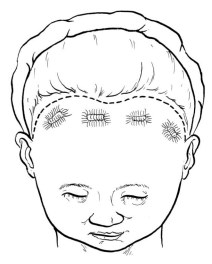

图 3-2-2　发际内切口

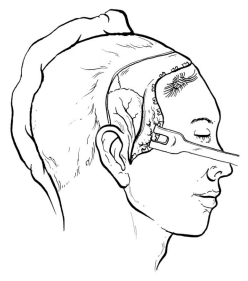

图 3-2-3　切开头皮

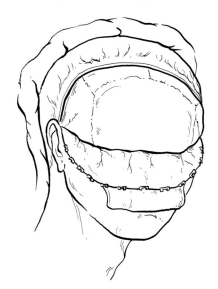

图 3-2-4　术区剥离

（4）处理皱眉肌、降眉肌及降眉间肌：在鼻根附近分离出降眉间肌、降眉肌，在眉内侧附近分离出皱眉肌，仔细辨认，避开眶上血管神经束及滑车上血管神经束，将肌肉钝性切断或部分切除（图 3-2-5）。

（5）切断或切除额肌：在眶上缘水平上，纵横网格式切断帽状腱膜及额肌，注意避开眶上血管神经束。如额纹较深，以两侧眶上血管神经束为界，分三段切除皱纹区 1.5～2.0cm 宽以上的帽状腱膜及额肌，与皱纹相对应部的皮下组织亦应松解分离。有眉下垂者，可在眉梢上方的筋膜上提折叠缝合数针，使前额皮肤皱纹充分伸展（图 3-2-6）。

（6）上提及切除多余皮肤：以中等张力向上牵拉额部头皮瓣，预估多余可切除的头皮宽度，先沿头皮瓣边缘分 3～4 点劈开多余头皮。第一点在中央，此点张力较小；第二点在眉梢垂直对应处，为提升眉部，此点张力最大；第三点在眉梢水平对应处（耳轮脚附近）；第四点位于眉中点垂直对应处，第三、四点张力适中。固定方法：拉紧头皮瓣，在预固定点切开前缘与后缘吻合，先缝合帽状腱膜和皮下组织，再缝合皮肤。固定且双侧对称后，切除多余皮肤，放置引流，分两层间断闭合切口（图 3-2-7）。

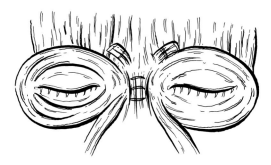

图 3-2-5　处理皱眉肌、降眉肌及降眉间肌

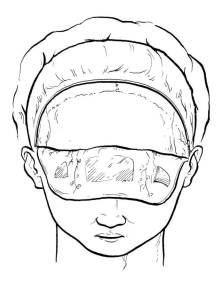

图 3-2-6　切断或切除额肌

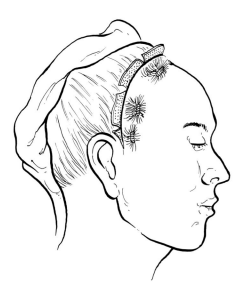

图 3-2-7　上提及切除多余皮肤

2. 内窥镜额部除皱术

（1）设计画线：额部发际内 1.0～2.0cm 的纵行的额正中切口、旁开 4.0～5.0cm 处的旁正中切口，长 1.0～2.0cm（图 3-2-8）。

（2）切开头皮：于发际内 3～5 个切口，额部切至帽状腱膜下或骨膜下，插入内窥镜及器械。

（3）剥离腔隙：剥离程度与冠状入路相同，但骨膜下剥离更为常用。内窥镜下于帽状腱膜下潜行分离，至眶上缘上 0.2～0.3cm 时可切开骨膜，或直接于切口处进入骨膜下，分离至鼻根、眶上缘和颞侧缘眉弓处。

（4）处理肌肉及韧带：内窥镜下剪断或切除部分降眉间肌、降眉肌、皱眉肌、额肌。松解眶外侧缘及眶上缘附着的韧带，以利于额部上提（图 3-2-8，图 3-2-9）。

（5）上提额部、缝合固定：将头皮向枕部推进，使额部皮肤绷紧、皱纹舒平，眉区上提。于骨板钻孔，将帽状腱膜锚定。

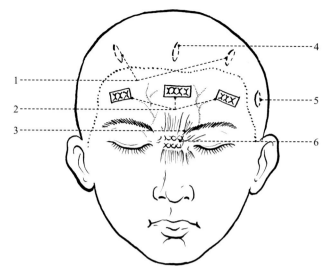

图 3-2-8 切口设计

1. 旁正中切口　2. 切除部分额肌　3. 切断皱眉肌和降眉肌
4. 正中切口　5. 颞部切口　6. 切断降眉间肌

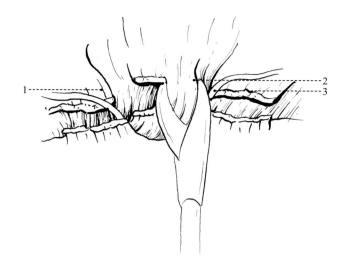

图 3-2-9 处理皱眉肌及降眉肌

1. 皱眉肌　2. 降眉肌　3. 眶上神经

（6）缝合头皮，加压包扎。

## 二、颞部除皱术

### 适应证与禁忌证

适应证：鱼尾纹、眉及上睑松弛、轻度的鼻唇沟加深的患者。内窥镜颞部除皱手术只适合青、中年，以及颞部肌肉有松弛而皮肤无过剩的患者。

禁忌证：全身健康状况不允许、无法耐受手术，瘢痕体质，异常心理状态者禁忌手术。

### 术前准备

1. 常规术前检查，术前连续 3 天洗必泰洗发，术区备皮，其余编辫子。

2. 选择适当的手术方法，术前设计切口。

### 麻醉与体位

1. 采用全麻或局部浸润麻醉 + 镇静麻醉或局部浸润麻醉。

2. 仰卧位，头偏健侧。

### 手术方法

1. 直视下颞部除皱术

（1）设计画线：见图 3-2-10。①发际线切口：适于眉梢与鬓角之间距离较大者，切口沿颞部发际线或发际内 1.0～2.0mm 弯向下后方。术后眉梢与鬓角之间距离明显变小，而且该切口较明显。②发际内切口：适于各类患者，而鬓角与眉梢距离较小者只能选此切口。沿颞部发际内 4.0～7.0cm

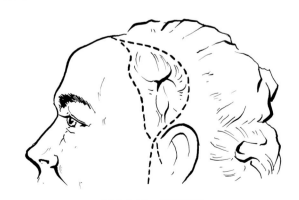

图 3-2-10 切口设计

处的凸向后的弧形切口。该切口隐蔽，但术后鬓角可能缩窄或消失，分离范围增大。必要时可将切口向下沿耳前皱褶延长。

（2）切开头皮：沿标记线平行于毛囊斜行切开头皮至颞浅筋膜表面。

（3）剥离腔隙：在颞浅筋膜表面锐、钝性分离，至眼轮匝肌外缘（距外眦点外约3.0cm），然后在眼轮匝肌浅层继续分离直至外眦。眉梢外上方2.0cm处（A点），和耳轮脚与外眦连线中点处（B点）的连线之间有面神经颞支的额肌支，需小心（图3-2-11）。

（4）颞浅筋膜-眼轮匝肌瓣形成：于颞部切口后缘前方1.0~2.0cm呈半弧形切开颞浅筋膜至颞中筋膜，后者为疏松组织，于其间行锐、钝性分离至眼轮匝肌外缘，形成颞浅筋膜瓣。视鱼尾纹程度，可于眼轮匝肌下继续分离并离断眶韧带，形成颞浅筋膜-眼轮匝肌瓣。近眼轮匝肌外缘和肌深面时，能见到细小的面神经分支进入肌肉，故采用钝性分离，保护这些入肌的神经分支，前哨静脉是此处重要的参考标志。如仅处理眼轮匝肌，可于眼轮匝肌外缘外1.0cm切开，分离眼轮匝肌下层，形成眼轮匝肌瓣（图3-2-12）。

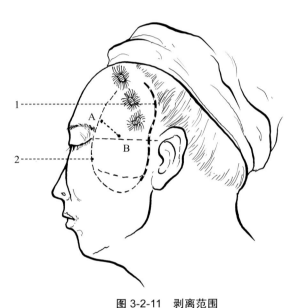

**图3-2-11 剥离范围**

1. 切口线　2. 剥离区标志线　AB之间为面神经颞支的额支走行区

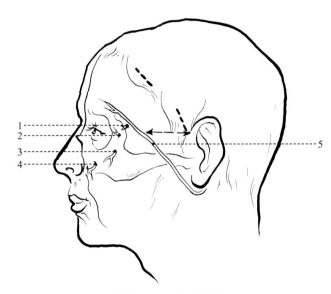

**图3-2-12 前哨静脉**

1. 前哨静脉　2. 颧颞神经　3. 颧面神经　4. 眶下神经　5. 面神经颞支

（5）悬吊颞浅筋膜-眼轮匝肌瓣：提起颞浅筋膜-眼轮匝肌瓣，将其向后上方约45°提紧，缝合固定于切口附近的颞深筋膜。如仅形成了眼轮匝肌瓣，而未形成颞浅筋膜-眼轮匝肌瓣，应在眼轮匝肌外缘做3~5针放射状牵拉缝合固定于颞深筋膜，借以舒展眼轮匝肌，提高上睑和外眦，但应注意勿伤及面神经颞支（图3-2-13）。

（6）上提及切除多余皮肤：以中等张力将颞部皮肤向外上牵拉，先于外眦水平切开多余头皮边缘，并缝合固定1针。再于外眦与眉尾连线延长线上切开多余头皮边缘，并缝合固定1针。观察外眦及眉的高度合适、双侧对称后，切除多余头皮，放置引流，皮下、皮肤分层间断缝合切口。颞部皮肤过于松弛时，应尽量将"猫耳"留于切口上方，然后在切口后方头皮内做一个附加切口，于发迹内切除"猫耳"，以避免面部切口延长、鬓角消失（图3-2-14）。

2. 内窥镜颞部除皱术

（1）设计画线：以鼻翼与眉梢连线的延长线上、发际内1.0~2.0cm处为起点，向下至耳上发际线，必要时可延长达耳屏（图3-2-15）。

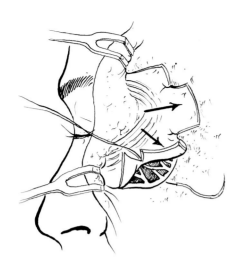

图 3-2-13 悬吊颞浅筋膜 - 眼轮匝肌瓣

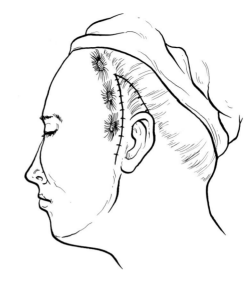

图 3-2-14 切口后方头皮内做一附加切口去除 "猫耳"

（2）切开头皮：沿标记线切至颞深筋膜浅面。

（3）剥离腔隙：分颞浅筋膜浅面和颞深筋膜浅面两层钝性分离。分离范围：向前至颞窝前界的固定带时改为骨膜下分离，直至眶韧带；向下则由后向前分离颧弓浅面，最终形成颞浅筋膜 - 颞中筋膜瓣。如不做骨膜下除皱，在颞浅、深筋膜之间分离至见到前哨静脉、颧弓上缘即可（图 3-2-15，图 3-2-16）。

（4）悬吊颞浅筋膜 - 颞中筋膜瓣：将颞浅筋膜 - 颞中筋膜瓣向后上方提紧，固定在颞深筋膜上。

（5）去除多余皮肤，拉拢、缝合，加压包扎。

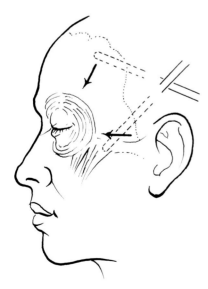

图 3-2-15 切口设计及剥离范围

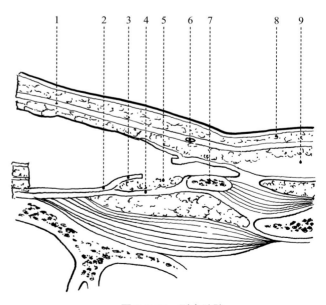

图 3-2-16 剥离腔隙

1. 颞浅筋膜 2. 融合线 3. 颞深筋膜浅层 4. 颞深筋膜深层
5. 颞浅脂肪垫 6. 面神经颞支 7. 颧弓 8. 皮肤 9. 骨膜
下剥离腔隙起点

### 三、面中下部除皱术

**适应证与禁忌证**

适应证：①面颊部、颌颈部皮肤皱纹及松垂，鼻唇沟过深，口角下移的患者。②微创颞深筋膜悬吊术（minimal access cranial suspension，MACS）只适合轻中度颏下松弛、颌颈角变钝，但尚无明显的颈阔肌带的患者。扩大的 MACS 还适合中面部皮肤松弛的患者。③内窥镜除皱手术只适合青、中年，以及面部肌肉有松弛而无过剩的患者。

禁忌证：全身健康状况不允许、无法耐受手术，瘢痕体质，异常心理状态者禁手术。

**术前准备**

1. 常规术前检查，术前连续 3 天洗必泰洗发。
2. 选择适当的手术方法，术前设计切口。

**麻醉与体位**

1. 采用全麻或局部浸润麻醉＋镇静麻醉或局部浸润麻醉。
2. 仰卧位，头偏健侧。

**手术方法**

1. MACS

（1）切口画线：自耳垂下界向上，至耳屏切迹向后沿耳屏后缘向上，再沿耳轮根部向上至发际。亦可直接自耳垂沿耳前皱褶向上至发际。然后于发际线或发际内 0.2～0.5cm 处继续向上，至外眦水平（图 3-2-17）。扩大的 MACS 可见切口向上延至眉尾水平（图 3-2-18）。

（2）切开皮肤：沿标记线仅切开至皮下层。

（3）术区剥离：于皮下层锐、钝性分离，向下分离至下颌角，向前分离至耳前 5.0cm，扩大的 MACS 需分离至颧脂肪垫外缘。

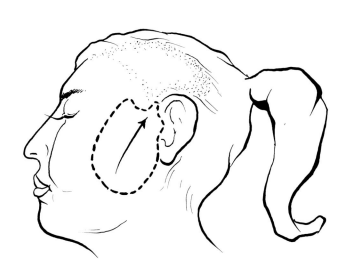

图 3-2-17 标准的 MACS 切口设计及剥离范围

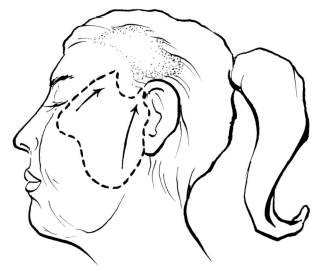

图 3-2-18 扩大的 MACS 切口设计及剥离范围

（4）显露固定点：固定点位于颧弓上 1.0cm、耳轮前 1.0cm 处的颞深筋膜，可钝性分离至颞深筋膜开窗 0.5cm 大小。

（5）第一个荷包缝合：以 2-0 不可吸收缝线于开窗处的颞深筋膜缝合第一针，然后顺耳前向下缝合 SMAS 层。此处 SMAS 的上 2/3 为腮腺筋膜，下 1/3 为颈阔肌，必须确保每一针缝合都包含 SMAS 实质组织。至下颌角后缝线翻转，间隔约 1.0cm 继续向上缝合回至起点，整体呈垂直的狭长 U 形（图 3-2-19）。

（6）第二个荷包缝合：起点同第一个荷包，与第一个荷包呈 30° 角向前，更加宽大，形似长椭圆形或 O 形。

（7）第三个荷包缝合：扩大的 MACS 需做第三个荷包缝合，将颧脂肪垫悬吊至眶缘外上方的颞深筋膜，形成一个狭窄的 U 形。如固定点靠前，则在显露固定点时需钝性分离眼轮匝肌开窗，固定后可缝合眼轮匝肌，以避免皮肤外触及线结，同时应注意避免损伤面神经颞支。

（8）上提及切除多余皮肤：以中等张力将面部皮肤向外上方牵拉，先于外眦水平切开多余头皮边缘，并缝合固定 1 针。荷包缝合时，缝线会将耳垂上拉，此时需将皮瓣切开，使耳垂复位，并缝合固定 1 针。切除多余皮肤，如有"猫耳"，可向耳后或发际线等隐蔽处延长切口（图 3-2-20）。

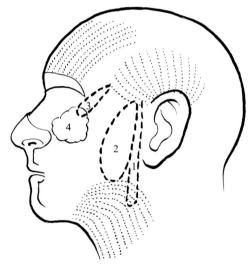

**图 3-2-19　荷包设计**

1. 第一个荷包　2. 第二个荷包　3. 第三个荷包　4. 颧脂肪垫

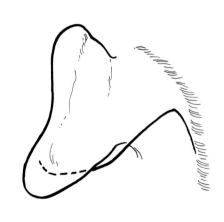

**图 3-2-20　耳后延长切口**

### 2. SMAS 切除和折叠术

（1）切口画线：颞部及耳前切口同前，绕过耳垂向后上转入颅耳沟下 1/3~1/2 处，必要时转向进入发际内 2.0~5.0cm 或沿发际线向下 4.0~6.0cm（图 3-2-21）。

（2）切开皮肤：沿标记线仅切开至皮下层。

（3）术区剥离：颞部于颞浅筋膜浅层向外眦方向分离，至眼轮匝肌外缘后于眼轮匝肌浅面继续分离，注意保护面神经颞支。面颊部于皮下分离，越过颧骨，离断颧弓韧带；向下分离，离断咬肌皮肤韧带，必要时离断下颌骨韧带；向后在下颌角和胸锁乳突肌上方分离 5.0~6.0cm。

（4）切除 SMAS：切除位于下颌角与外眦连

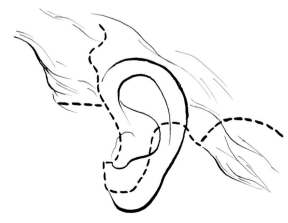

**图 3-2-21　切口设计**

线上的斜行 SMAS 组织条，大概位于腮腺前缘的区域，平行于鼻唇沟的方向。其长度一般为颧突外侧至腮腺后部，宽度根据组织的松弛程度而定，一般约 2.0～4.0cm。切除 SMAS 时，从腮腺后部开始，于腮腺筋膜表面由下向上分离，切勿分离过深伤及面神经（图 3-2-22）。

（5）提升 SMAS：将前方活动部分的 SMAS 与后方和固定部分的 SMAS 缝合，缝合方向垂直于鼻唇沟。第一个关键缝合点为将下颌角处的颈阔肌向后方提升，以 2-0 缝线缝合至腮腺表面的固定部分的 SMAS，甚至在充分分离后缝合至乳突区的骨膜，以提升颈阔肌及颈部皮肤，改善下颌轮廓线。再以 3-0 缝线间断内翻缝合 SMAS 切口。最后提升颊脂肪垫，固定于颧弓筋膜上。

（6）上提及切除多余皮肤：首先以中等张力将皮瓣向后上提至耳轮上附着水平或外眦水平，以 3-0 缝线固定于颞筋膜，然后修剪耳前多余皮肤，将耳垂复位，最后修剪颞部及耳后多余皮肤，放置引流，逐层缝合切口。

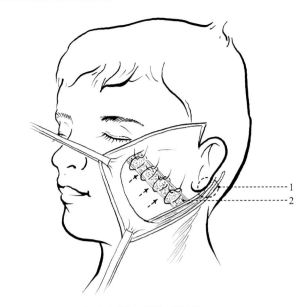

**图 3-2-22　切除 SMAS**
1. 将颈阔肌缝合于乳突区　2.SMAS 切除

（7）折叠 SMAS：对于脸型偏瘦的患者，则应保留组织，不切开 SMAS，而是将 SMAS 沿相同的斜线进行一系列的折叠缝合，最后复位皮肤。

3. SMAS 提升术

（1）切口画线：同 SMAS 切除和折叠术（图 3-2-21）。

（2）切开皮肤：沿标记线切开，切口仅深及浅筋膜。

（3）皮下剥离：各部分分离范围：颞颧颊区：在浅部皮下脂肪层平面，分离至眼轮匝肌外缘及颧大肌外缘后（耳屏游离缘前 5.0cm），于颧大肌表面继续分离，最后至颊脂肪垫外缘。至耳屏间切迹前 4.3cm 的颧弓下缘时，可见颧弓韧带，紧贴皮下将其剪断，伴行小动脉予以结扎（图 3-2-23）。

下颌颈部：如图 3-2-24 所示，在颈阔肌浅层平面分离，至下颌角前 5.3cm 处，可见下颌骨韧带，予

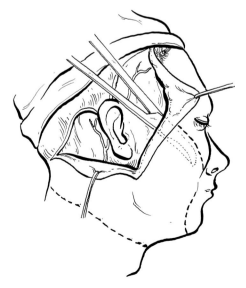

**图 3-2-23　颞颧颊区皮下剥离**

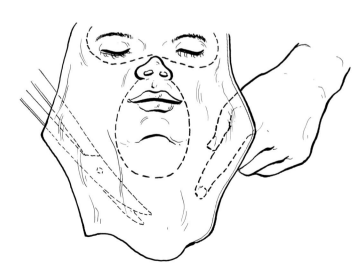

**图 3-2-24　下颌颈区皮下剥离**

以剪断。不可分离过深，以免损伤面神经下颌缘支及颈支、耳大神经和颈外静脉。耳后区：在皮下与深筋膜之间的平面，先锐性切断颈阔肌耳韧带，越过下颌角，向胸锁乳突肌上方延伸。此处耳大神经最为表浅，分离时应紧贴皮下，注意保护，发际内则紧贴毛囊下分离。

（4）SMAS 瓣形成：在耳前切口前 1.0～2.0cm 纵行切断 SMAS 附着在耳前的坚固纤维，向下沿颈阔肌后缘延长至下颌骨下缘下 5.0～6.0cm。

显露标准 SMAS：在颧弓下 1.0cm 处的腮腺表面横行切开 SMAS，至颧大肌外缘，确保未伤及面神经。显露扩大 SMAS：切开 SMAS 至颧突与颧骨交界处后，向外眦方向继续向上切开，与眶外侧缘垂线相交后，再几乎 90° 转角朝向鼻唇沟继续切开。显露高位 SMAS：在颧弓表面、沿颧弓走行设计横行切口切开 SMAS，勿过深伤及面神经颞支。

面颊部从腮腺筋膜的浅面掀起三角形的 SMAS 瓣，并分离至腮腺前缘。需要注意保护腮腺导管，其在颧弓下缘下约 1.5cm 处穿出腮腺前缘，紧贴咬肌表面向前下方斜行，至咬肌前缘穿过颊肌。再于咬肌筋膜表面，锐、钝性分离至咬肌前缘。常有薄层脂肪覆盖于咬肌上、下端附近的咬肌筋膜表面，透过咬肌筋膜可见面神经颊支位于咬肌中部。如超出咬肌前缘分离，在咬肌前缘离断咬肌皮肤韧带。此时咬肌皮肤韧带上部会暴露颊脂肪垫的体部，注意保护面神经颊支。在颧大肌起点的下内侧和副腮腺、腮腺导管的上内侧，是颧骨和咬肌皮肤韧带之间的过渡区，也是 SMAS 分离最危险的部分，非常接近面神经颊支。分离至颧大肌时，则不可延至颧大肌下平面，会损伤面神经颊支。于颧大肌起点附近的颧弓处离断颧弓韧带。继续向前于颧脂肪垫与提上唇肌之间，钝性分离至鼻唇沟外侧（图 3-2-25）。

颈部在颈阔肌深面与颈深筋膜间钝性分离，必要时可分离至颈中部。胸锁乳突肌区 SMAS 分离以锐性为主，应注意避免损伤耳大神经。除胸锁乳突肌区外，其他部位的分离少有出血，应谨慎进行电凝和结扎止血（图 3-2-26）。

（5）悬吊颊脂肪垫及 SMAS 瓣：在 SMAS 瓣深面、咬肌前缘，钝性分离出颊脂肪垫，以缝线将其悬吊于腮腺筋膜表面，以纠正口角外侧的囊袋。操作时注意勿损伤面神经颞支和颊支。

在下颌角前下方切开颈阔肌外侧缘，形成"Y"形瓣。以较大的力量沿垂直于鼻唇沟的方向将 SMAS 瓣提向后上，提升方向常与颧大肌走行平行。将 SMAS 瓣固定在颧弓根表面的骨膜上。注意耳屏游离缘向前 1.8cm 与眶外侧缘后 2.0cm 之间的颧弓浅面有面神经颞支经过。亦可将 SMAS 瓣固定在颞深筋膜上，

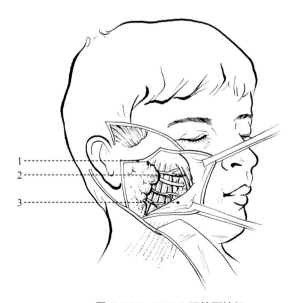

**图 3-2-25　SMAS 下的面神经**

1.SMAS 切口　2. 颧大肌　3.SMAS 瓣

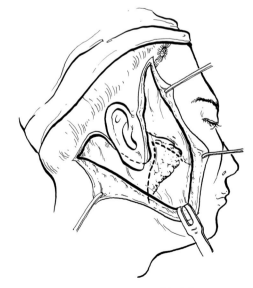

**图 3-2-26　SMAS 瓣形成**

但稳定性不如固定在颧弓骨膜上。也可同时采用两种方法固定。

　　将固定点下方的 SMAS 瓣向后牵拉，于耳垂下限水平切开多余 SMAS 瓣，然后将分叉点固定在耳垂下限。分叉点下方的 SMAS 瓣多为颈阔肌，后上方提拉，固定在耳垂下后方的三角形致密区，以重建颈阔肌耳韧带，或直接固定在乳突区的筋膜、骨膜上。最后切除多余的 SMAS 瓣，修剪"猫耳"（图 3-2-27）。

　　（6）上提皮肤、拉紧缝合：将皮瓣向后上方以中等张力提拉，类似 SMAS 瓣先行 3 点剪开固定：外眦水平点决定了外眦的上斜高度；耳垂下限点决定了术后新形成的耳垂形态；耳后乳

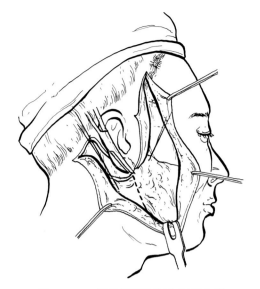

图 3-2-27　悬吊颊脂肪垫及 SMAS 瓣

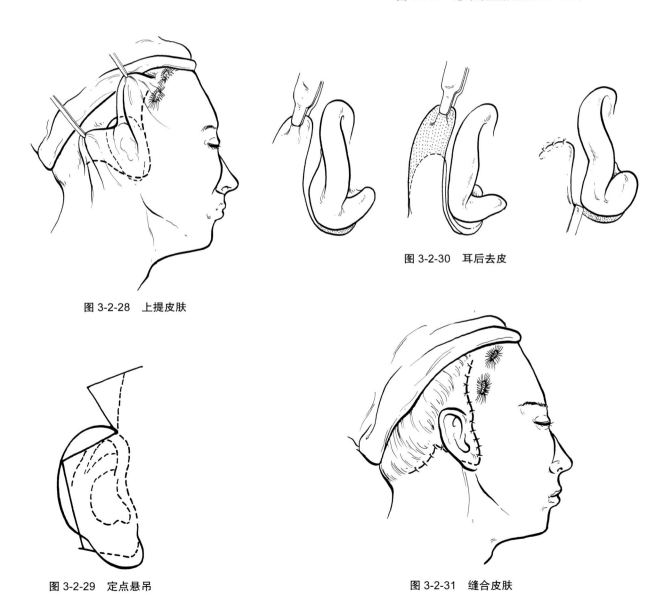

图 3-2-28　上提皮肤

图 3-2-30　耳后去皮

图 3-2-29　定点悬吊

图 3-2-31　缝合皮肤

突区点需充分展平下颌颈部的皮肤。切除多余
SMAS瓣，放置引流，逐层缝合皮肤（图3-2-28～
图3-2-31）。

4.内窥镜（颞）面部除皱术

（1）切口画线：①颞面部，同内窥镜颞部除
皱术；②口内：龈颊沟尖牙窝处横形或纵行切口，
长1.0～2.0cm（图3-2-15，图3-2-32）。

（2）切开皮肤及黏膜：沿设计线于颞部发际
内切口切至颞深筋膜浅面，口内龈颊沟切开切至
骨面。

（3）剥离腔隙：颞部可仅在颞浅、深筋膜间
分离，必要时可向前至颞窝前界的固定带，然后
改为骨膜下分离，直至眶韧带；向前下至颧弓浅
面后，继续向面部分离。小心钝性分离越过颧弓
浅面后，向下沿腮腺咬肌筋膜浅面分离，腮腺区
以纵向分离为主，咬肌区以横向分离为主；向前
将颧弓韧带钝性离断，但勿伤及面神经颞支；向
前下方至整个颧骨、上颌骨表面。

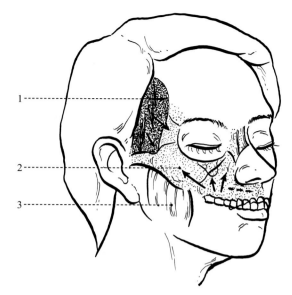

**图 3-2-32　切口设计、剥离层次及范围**
1. 颞浅筋膜深层　2. 骨膜下　3. 咬肌浅面

口内入路可配合颞部切口，以骨膜剥离子掀起上颌骨表面骨膜，上至眶上缘，外侧至颧骨和颧弓表
面。注意保护眶下血管神经束（图3-2-32）。

（4）悬吊组织：将骨膜及其上方组织向后上方提拉，调整外眦形态，然后缝合固定于颞深筋膜。

（5）去除多余皮肤，拉拢缝合，加压包扎。

## 四、除皱术后并发症与预防

### 血肿

除皱术后最常见的并发症，多由术中止血不彻底或肾上腺素反跳引起。围手术期应控制血压；术前2周
内避免服用抗凝药物；术中应当彻底止血，留置可靠的引流；术后加压包扎，防止呕吐、咳嗽、焦虑和
疼痛。

### 神经损伤

面部运动障碍是由于面神经损伤，多为局部暂时性的面瘫，如神经已被离断，则会造成永久性面瘫。
感觉障碍多是由于手术切口切断或皮下剥离时切断细小的感觉神经末梢所致，为暂时性的感觉异常，而
严重损伤眶上神经、滑车上神经、耳大神经和眶下神经等重要的感觉神经时，则可能会造成永久性的感
觉障碍。术前应充分掌握解剖知识，熟悉神经走行；术中应尽量在安全平面操作，在危险区的操作需仔
细、耐心，避免暴力；如发现神经离断，应及时予以吻合。

### 皮肤坏死

多为小面积的浅表皮肤坏死。术中皮下剥离时皮肤侧要保留一定厚度的皮下组织；积极预防和处理
血肿；减少皮下电凝止血；关闭切口时，张力不可过大；围手术期戒烟。

### 脱发及瘢痕增生

多由于切口局部张力过大所致。术中头皮切口需顺毛发方向斜行切开，头皮下剥离应在毛囊深方进行，避免损伤毛囊；上提皮肤时张力不要过大，中等张力提紧即可；关闭切口时需做逐层减张缝合；术后如发现瘢痕增生迹象，应及早进行治疗。

### 感染

极少发生。术前洗必泰洗头；术中严格的无菌操作；规范的抗生素应用；术后合理的术区护理、换药等都是重要的预防感染的措施。

## 解剖特点与治疗要素

| 解剖特点 | 治疗要素 |
| --- | --- |
| 皱纹增多、加深 | 去除表情肌的负向作用，提拉软组织 |
| 软组织松弛、移位 | 提拉、悬吊、复位软组织 |
| 组织量的增多或缺失 | 恢复组织量，如吸脂或脂肪填充 |

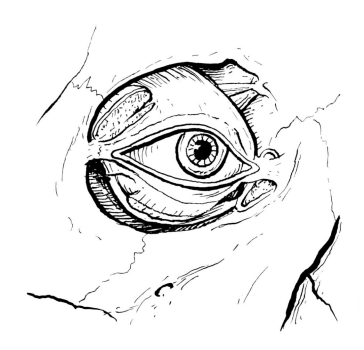

# 第四章

# 眼部解剖

# 第一节　眼部应用解剖

## 一、眉

眉位于上睑（upper eyelid）和额部（frontal）的交界，眼的上方，眉弓（arcus superciliaris）的前方，它是起自眼眶（orbit）的内上角横向外侧，沿着眶上缘（supra-orbital arch）水平分布的一束毛发。按照人体的美学比例，眉正好位于三庭中上庭和中庭的交界部位。眉从内到外又可以分为四部分，分别是眉头、眉腰、眉峰、眉梢（图 4-1-1）。

1. 眉头　位于内眦上方，鼻翼外缘与内眦的垂直连线上。两个眉头之间的距离约等于一个眼裂长度（图 4-1-2）。

2. 眉腰　是眉头和眉峰之间的水平部分，这部分的毛发方向斜向外上方生长。

3. 眉峰　在眉长度的中外 1/3 交界处，为眉的最高点。

4. 眉梢　眉峰外侧部分，约占眉长度的 1/3、毛发生长方向向外下方（图 4-1-1）。

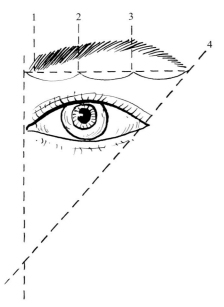

图 4-1-1　眉毛的组成和比例
1. 眉头　2. 眉腰　3. 眉峰　4. 眉梢

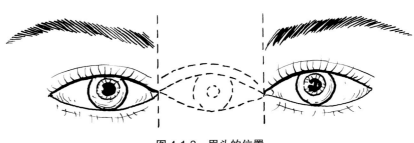

图 4-1-2　眉头的位置

5. 眉毛深部的肌肉　由纵行的额肌、弧形的眼轮匝肌和斜行的皱眉肌、降眉肌组成。额肌纤维从上向下附着到眉的皮肤，混入眼轮匝肌和皱眉肌中，收缩时使眉毛上提。眼轮匝肌环形排列，向下牵拉眉部，协助闭合眼睑。皱眉肌位于眉内端，被额肌和眼轮匝肌覆盖，它起于眉嵴的内侧端，向上向外斜行穿过前方的肌肉，附着于眉中部的皮肤。皱眉肌将两侧的眉头向中央牵引形成隆起，形成川字纹（图 4-1-3，图 4-1-4）。

## 二、眼睑

**眼睑的体表解剖标志**

眼睑分为上睑（upper eyelid）和下睑（lower eyelid），上睑位于眉毛的下方，上睑的皮肤分为眶隔部（眉毛下方）和睑板部（睫毛上方）。两者的交界部位于睑板上缘之前，此处形成皱褶就是双眼皮（double eyelid）。下睑位于眼球前方，上、下睑在眼裂的内、外两侧相交，形成内眦（medial canthus）和外眦（lateral canthus）。眼睑的边缘有睫毛（eyelash），眼睑的前后缘交界处形成灰线（grey line）（图 4-1-5）。内眦处皮

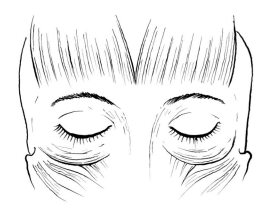

图 4-1-3　抬眉毛的肌肉，额肌

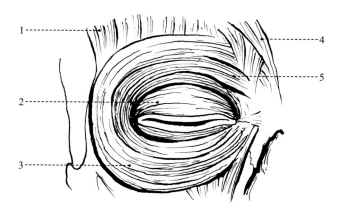

图 4-1-4　降眉毛的肌肉，眼轮匝肌及其周围肌肉

1. 额肌　2. 眼轮匝肌睑部　3. 眼轮匝肌眶部　4. 降眉间肌
5. 皱眉肌

肤遮挡眼角形成皱襞，称为内眦赘皮（epicanthal fold）。内眼角的上、下方各有一个小点，是泪道的开口称为上、下泪小点（lacrimal punctum）。从内眦到眶下缘有一条斜行的浅沟，称作泪沟（tear trough），再向外侧叫作睑颊沟（palpebromalar groove）。随着年龄增大，泪沟的长度会变长，开始没有睑颊沟，但是随着年龄增长睑颊沟也会逐渐明显。

**眼睑的深层结构**

眼睑分为三层：前层包括眼睑皮肤、眼轮匝肌（orbicularis oculi muscle，OOM）；中层包括眶隔（septum）、眶隔脂肪（orbital fat）；后层包括睑板（tarsus）、结膜（conjunctiva）、提上睑肌腱膜（levator

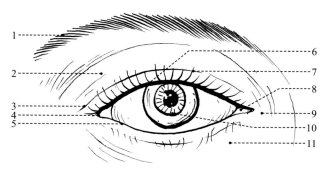

图 4-1-5　眼睑的体表标志

1. 眉毛　2. 上睑　3. 上睑皱褶　4. 外眦　5. 睑缘　6. 角膜外缘
7. 睫毛　8. 泪阜　9. 内眦　10. 瞳孔　11. 下睑

aponeurosis）、下睑缩肌（lower eyelid retractor）（图 4-1-6，图 4-1-7）。

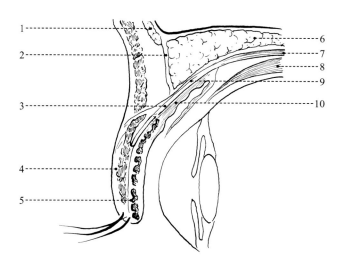

图 4-1-6　上睑的组织结构

1. 眼轮匝肌后脂肪（ROOF）　2. 眶隔　3. 提上睑肌腱膜
4. 眼轮匝肌睑部　5. 睑板　6. 眶隔脂肪　7. 提上睑肌
8. 上直肌　9.whitnall 韧带　10.müller 肌

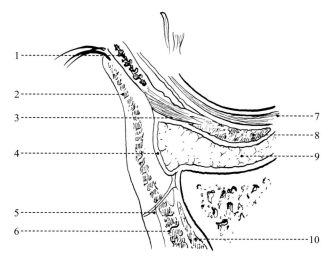

图 4-1-7　下睑的组织结构

1. 睑板　2. 眼轮匝肌睑部　3. 下睑缩肌　4. 眶隔　5. 眼轮匝肌
支持韧带　6. 眼轮匝肌眶部　7. 下直肌　8. 下斜肌　9. 眶隔
脂肪　10. 眼轮匝肌下脂肪

### 眼轮匝肌

眼轮匝肌（orbicularis oculi muscle，OOM）的肌束环绕睑裂，形成三个同心区，分为眶部、睑部和泪囊部。睑部又分为眶隔前部和睑板前部。眼轮匝肌眶部位于眶缘及其上方，它的肌纤维起于眶上缘、内眦韧带和内下侧眶缘，以同心圆的方式向外侧呈放射状走行，最后汇于外侧。眼轮匝肌的睑部起自内眦韧带，向外侧连接至外侧支持带。眶隔部位于上下睑的眶隔前方，睑板前部位于上下睑的睑板前方。眼轮匝肌的泪囊部起于眼睑内缘，插入到泪囊后方的泪后嵴，其功能是在瞬目过程中排出泪液。眼轮匝肌睑板前部紧密附着在睑板上，在内侧分为浅、深两头，分别插入泪前嵴和泪后嵴。在内眼角处眼轮匝肌的眶隔部肌纤维也分为浅部和深部，分别附着于泪前嵴和泪后嵴（图 4-1-8，图 4-1-9，图 4-1-10）。眼轮匝肌的功能是闭眼。

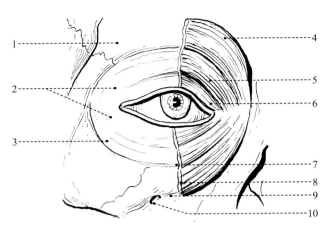

**图 4-1-8　眼轮匝肌和眶隔**

1. 额骨　2. 眶隔　3. 弓状缘（眶缘）　4. 眼轮匝肌眶部　5. 眼轮匝肌隔前部　6. 眼轮匝肌睑板前部　7. 眼轮匝肌支持韧带　8. 眼轮匝肌下脂肪（SOOF）　9. 颧骨韧带　10. 眶下孔

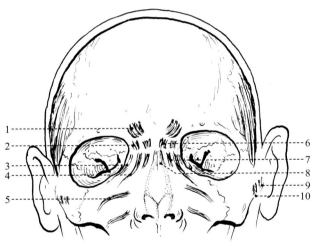

**图 4-1-9　眼周肌肉止点**

1. 皱眉肌　2. 眼轮匝肌眶部　3. 眼轮匝肌泪囊部　4. 眼轮匝肌骨膜附骨点　5. 提上唇肌　6. 降眉肌　7. 提上唇鼻翼肌　8. 降眉间肌　9. 颧大肌　10. 颧小肌

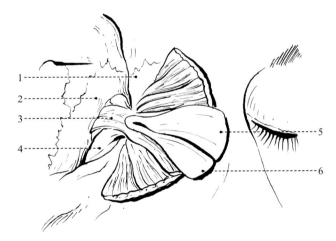

**图 4-1-10　内眦后侧面解剖**

1. 鼻骨　2. 泪骨　3. 睑板前眼轮匝肌的深支　4. 泪囊　5. 上睑　6. 下睑

### 眼轮匝肌周围脂肪

眼轮匝肌周围脂肪组织，分别称为眼轮匝肌后脂肪（retro-orbicularis oculi fat，ROOF）和眼轮匝肌下脂肪（sub-orbicularis oculi fat，SOOF）（图 4-1-11，图 4-1-12）。

眼轮匝肌后脂肪位于上睑眼轮匝肌眶部的深面，弓状缘（arcus marginalis）上方，眉的深面。它被帽状腱膜（galea）包绕，为额部脂肪垫的一部分。眼轮匝肌下脂肪在下睑眼轮匝肌眶部的深面，眶外侧缘下方，覆盖颧大肌（zygomaticus major）、颧小肌（zygomaticus minor）、提上唇鼻翼肌（levator labii superioris alaeque nasi）和提口角肌（levator anguli oris）的起点。在眶外侧缘浅面，ROOF 和 SOOF 相连。

SOOF 位于眼轮匝肌支持韧带（orbicularis retaining ligment）和颧骨皮韧带（zygomatico cutaneous ligment）之间。

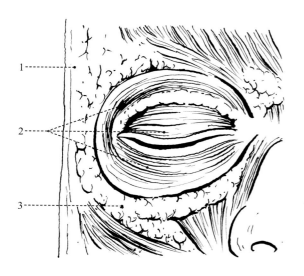

图 4-1-11　眼轮匝肌后脂肪和眼轮匝肌下脂肪
1. 眼轮匝肌后脂肪（ROOF）　2. 眼轮匝肌　3. 眼轮匝肌下脂肪（SOOF）

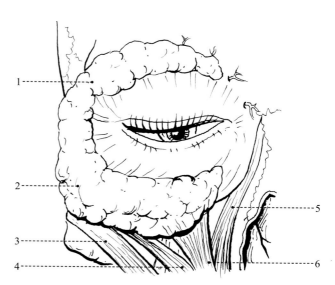

图 4-1-12　去除眼轮匝肌后 ROOF、SOOF 和表情肌
1. 眼轮匝肌后脂肪（ROOF）　2. 眼轮匝肌下脂肪（SOOF）　3. 颧大肌　4. 颧小肌　5. 提上唇肌　6. 提上唇鼻翼肌

#### 眼部肌肉

1. 眼球的肌肉　分为眼内肌和眼外肌（图 4-1-13，图 4-1-14）。眼内肌是指参与瞳孔大小调节的平滑肌，如瞳孔括约肌（pupillae sphincter）和瞳孔扩大肌（pupillary dilator muscle）。眼外肌是指调节眼球运动的肌肉，包括：上直肌（superior rectus muscle）、下直肌（inferior rectus muscle）、外直肌（lateral rectus

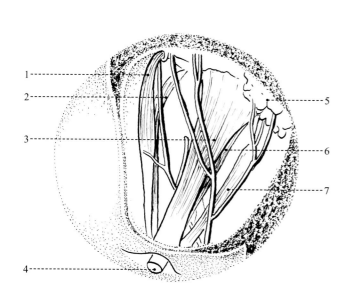

图 4-1-13　眼外肌
1. 上斜肌　2. 内直肌　3. 提上睑肌　4. 视神经　5. 泪腺
6. 上直肌　7. 外直肌

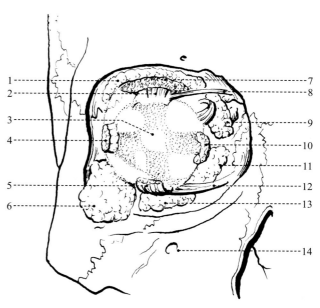

图 4-1-14　眼外肌和脂肪团
1. 上睑外侧脂肪团　2. 上直肌　3.Zinn 环（总腱环）　4. 外直肌　5. 下直肌　6. 下睑的外侧脂肪团　7. 提上睑肌　8. 上斜肌　9. 上睑的内侧脂肪团　10. 内直肌　11. 下睑的内侧脂肪团　12. 下斜肌　13. 下睑中间脂肪团　14. 眶下孔

muscle)、内直肌(medial rectus muscle)、上斜肌(superior oblique muscle)和下斜肌(inferior oblique muscle)。下斜肌位于下睑内侧和中间脂肪团之间。

2.眼睑的肌肉　分为提上睑的肌肉和缩下睑的肌肉，其功能分别为上提上睑和降低下睑。

提上睑的肌肉有提上睑肌(levator palpabrae muscle)和Müller's肌，提上睑肌起自眶尖总腱环(common tendinous ring 或 annulus of Zinn)，在上直肌上方，终止于眶隔后方，向下延续为提肌腱膜。在提肌腱膜的起始部结缔组织增厚形成Whitnall韧带。该韧带向内侧附着于滑车，向外侧附着于泪腺窝(lacrimal fossae)和眶壁的Whitnall结节。提肌腱膜向前方呈扇形展开并逐渐变薄，附着于睑板前，部分穿过眼轮匝肌进入睑板前皮下。提肌腱膜的延伸部向两侧形成提肌角，内侧附着于泪后嵴(cristae lacrimalis posterior)，外侧附着于颧骨Whitnall结节。(图4-1-15，图4-1-16)Müller's肌起自提上睑肌深面，接近肌肉和腱膜的交界处，并最终附着于睑板上缘。交感神经兴奋时引起肌肉收缩，提升上睑。

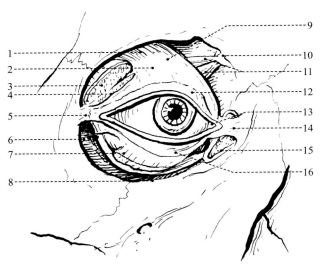

图 4-1-15　提上睑肌及腱膜

1.提上睑肌　2.提上睑肌腱膜　3.泪腺眶部　4.泪腺睑部　5.外眦韧带　6.外直肌　7.下直肌　8.下斜肌　9.Whitnall韧带　10.上斜肌滑车　11.上斜肌　12.上睑板　13.泪阜　14.内眦韧带　15.泪囊　16.下睑板

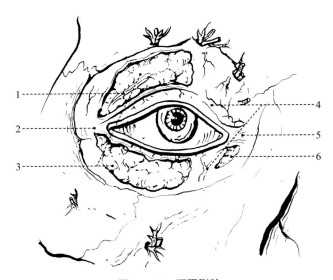

图 4-1-16　眶隔脂肪

1.泪腺　2.外眦韧带　3.眶隔脂肪　4.眶隔　5.内眦韧带　6.泪囊

下睑缩肌(lower eyelid retractor)起自下直肌的筋膜，包绕下斜肌后形成睑囊筋膜(capsulopalpebral fascia)和下睑板肌(inferior tarsal muscle)(图4-1-7)。在下斜肌前方下睑缩肌筋膜增厚形成Lockwood韧带，该韧带紧邻内、外眦韧带附着于眶壁。

### 眶隔及眶脂肪

弓状缘(arcus marginalis)为眶缘处骨膜与眶骨膜融合形成的增厚区。眶隔起于弓状缘，为深部帽状腱膜最深层。眶隔从后向前到达上、下睑板边缘以前分别与提上睑肌腱膜和下睑缩肌融合。在中央区域，眶隔位于眼轮匝肌深面和腱膜前脂肪的浅面，在外侧位于眶隔前眼轮匝肌深面、外眦韧带浅面。眶隔内包有眶隔脂肪(adipose body of orbit)。上睑有两组，内侧较小，外侧较大。下睑眶隔内有三组脂肪，内侧组和中央组脂肪之间有下斜肌。(图4-1-7，图4-1-16)

### 内眦和外眦

1.内眦　上、下睑在鼻侧相交的点叫内眦(medial canthus)。皮肤的深面是眼轮匝肌，在眼轮匝肌深面是内眦韧带。内眦韧带(medial canthus ligament)分为浅支和深支，浅支起自上、下睑眼轮匝肌的眶隔前部和睑板前部的肌肉浅头，向内侧附着于泪前嵴（cristae lacrimalis anterio）。深支由附着于睑板的深层肌纤维四个肌肉头构成，附着于泪后嵴（cristae lacrimalis posterior）（图 4-1-10）。

2. 外眦　上、下睑在颞侧相交的点叫外眦（outer canthus）。外眦由肌肉和纤维结构组成，后者附着于上、下睑板的外侧缘。外眦的肌肉部分由睑板前眼轮匝肌组成，该部分在睑板的后外侧相交形成肌腱附着于 Whitnall 结节（图 4-1-17，图 4-1-18）。

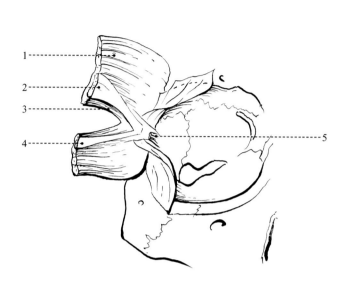

**图 4-1-17　外眦的内侧面**
1. 眶隔前眼轮匝肌　2. 上睑板　3. 睑板前眼轮匝肌　4. 下睑板
5. 睑外侧韧带

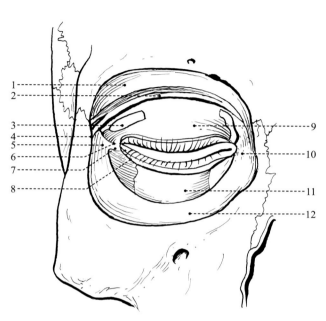

**图 4-1-18　眶周的韧带**
1. 眶隔（部分移除）　2. Whitnall 韧带　3. 泪腺睑部　4. Whitnall 结节
5. 睑外侧韧带　6. 外眦韧带上支　7. 外眦韧带下支　8. 下睑板
9. 提上睑肌腱膜　10. 睑内侧韧带　11. 睑囊筋膜　12. 眶隔（部分移除）

### 眶周的韧带和间隙

在眼周有一些韧带固定眼轮匝肌，颧脂肪垫（malar fat pad）等面中部的解剖结构，随着这些韧带的松弛会出现面部的凹陷，形成沟槽，造成衰老容貌。

1. 眶周的韧带　眼轮匝肌支持韧带（orbicularis retaining ligament），旧称眶颧韧带，位于眼轮匝肌睑部和眶部的交界处与眶缘骨膜之间，起自额颧缝上方，沿着弓状缘到眶下缘中部。眼轮匝肌支持韧带在眶外侧增厚部分叫作眶外侧增厚区（lateral orbital thickening）。颧骨皮韧带（zygomaticocutaneous ligament）在眼轮匝肌支持韧带下方沿颧骨下段走行。颧弓韧带（zygomatic ligament）位于颞颧缝前方，颧大肌头侧的深面，该韧带的纤维穿过 SOOF、SMAS 和浅层脂肪，连接皮肤和骨膜（图 4-1-19）。

2. 颧前间隙（prezygomatic space）　在面中部

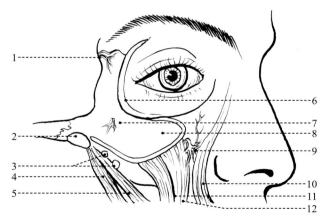

**图 4-1-19　颧前间隙**
1. 颧颞动静脉和神经　2. 颧弓韧带附着点　3. 颧骨皮韧带附着点
4. 颧大肌　5. 颧小肌　6. 眼轮匝肌支持韧带　7. 颧面动静脉和神经　8. 颧前间隙　9. 眶下动静脉和神经　10. 提上唇鼻翼肌
11. 提口角肌　12. 提上唇肌

眶缘下方颧骨表面有一个疏松的腔隙，这里易于分离，又没有重要的神经血管经过，面中部除皱手术时常经过这个腔隙进行分离。颧前间隙的上方是眼轮匝肌支持韧带（orbicularis retaining ligament），下方是颧骨皮韧带（zygomaticocutaneous ligament），内侧到达提上唇肌的内侧缘，外侧到达颧弓韧带附近。颧前间隙的前方是 SOOF，后方是骨膜前脂肪。在这个间隙内唯一穿过的解剖结构为颧面动静脉和神经（图 4-1-19）。

3. 泪沟（tear trough）和睑颊沟（palpebromalar groove）不是解剖结构，而是体表标志，常见于老年人和少数的年轻人。从内眦到外眦、沿着眶下缘走行的弧形凹陷，内侧称为泪沟，外侧称为睑颊沟。位于眶下缘最内侧，在眼轮匝肌、提上唇鼻翼肌和提上唇肌围成的三角形区域内。其凹陷部位位于上方较薄的眼睑皮肤和下方较厚且性质不同的鼻、颊部皮肤的交界处。泪沟的出现与眶脂肪疝出、皮肤松弛、颊部容量减少和皮肤、皮下组织下垂等综合因素有关（图 4-1-20）。

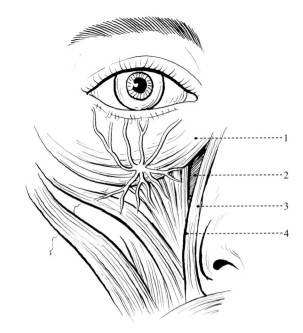

图 4-1-20 泪沟形成的部分解剖原因
1. 眼轮匝肌 2. 泪沟 3. 提上唇鼻翼肌 4. 提上唇肌

# 第二节 眼部美容手术

## 一、重睑成形术

重睑成形术，简称重睑术，是一种主要流行于东亚地区的手术。经过手术使单眼皮变成双眼皮，使眼睛术后显得更大、更精神。重睑术大致分为两类，即埋线法和切开法。它的原理是使上睑的皮肤与提上睑肌腱膜形成粘连。

### 适应证和禁忌证

适应证：①全身情况健康，精神正常，可以耐受手术的单睑者均可实行手术；②眼睛虽然有重睑但眼部形态不美观者也可以适当进行重睑手术；③进行过重睑手术，但术后外形不好，需要进行修复者。

禁忌证：又分为绝对禁忌证和相对禁忌证。绝对禁忌证有：①患有严重心肝肾等脏器疾病者；②患有严重的出血性疾病者；③精神状态异常者；④患有青光眼等严重眼疾者；⑤患有面神经瘫痪或甲亢，眼睑闭合不全者。

相对禁忌证有：①女性处于怀孕或月经期间；②患者为瘢痕体质或过敏体质；③眼部患有感染性疾病或皮损；④眼球突出、颧骨过高和眼窝深陷者，术后的重睑外形都不美观；⑤手术期望不切实际；⑥12 岁以下儿童不做单纯美容目的的重睑手术。

**术前准备**

1. 详细了解患者的病史，包括月经史、是否怀孕、是否服用导致凝血时间延长的药物，是否有高血压、糖尿病、干眼症、甲亢等。对于多次进行过重睑手术的患者更要详细询问手术的经过以及患者每次不满意的原因。

2. 眼部的详细检查，包括视力、眼球运动、结膜、泪道、泪腺位置、上睑下垂、内眦赘皮、眼球的突出与凹陷。

3. 检查眼睑皮肤弹性、松弛程度和眶隔脂肪。

4. 检查眶周是否有感染病灶。

5. 进行血液分析、凝血和心电图检查，老年患者适当查血糖。

6. 术前谈话交代病情并签字。

7. 术前照相。

8. 提前 1 天服用消肿药物草木犀流浸液片，准备冰袋。

**麻醉和体位**

利多卡因局麻，仰卧位。

**手术方法**

重睑线的设计：术前患者取坐位，用眼睑设计器在患者的上睑内中 1/3 交界处，睑缘上方约 7.0mm 的位置向眼球的方向顶向皮肤，嘱患者睁眼，这时得到一条重睑线，在上睑标记出这条重睑线的位置。再根据眼睑皮肤的松弛程度设计出需要去皮的线。如果采用埋线法重睑设计线要根据患者皮肤松弛的程度适当上移 1.0～2.0mm。老年患者要用镊子夹一下上睑多余的皮肤确定去皮量。患者如果喜欢开扇形的重睑，重睑线向内下方内眦的方向延伸，但距离内眦点要有 3.0～4.0mm 的距离。如果患者喜欢平行形的重睑线，重睑设计线要位于内眦的上方。

1. 连续埋线法　在重睑设计线的靠外侧切开一条长约 3mm 的皮肤切口，分开眼轮匝肌，在眶隔剪开一个小切口，剪开眶隔脂肪的薄膜，让眶隔脂肪自由疝出。用蚊式止血钳夹住脂肪，剪除脂肪后电凝止血。用中角针穿 6-0 的尼龙线从上睑外侧进针，针挂到睑板前筋膜，从上睑皮肤出针，再从原针眼进针再次挂睑板前筋膜。一直到达内眦外侧，再从此针眼进针走行在皮肤深面，从皮肤出针，一直到上睑外侧的切口出针。将缝线的两端在适当张力下打结，将线结埋藏在上睑外侧眼轮匝肌深面，完成操作步骤。每侧上睑缝 5～6 针（图 4-2-1～图 4-2-4）。

2. 三点埋线法　在上睑切开 3 个 1～2mm 切口，也可以参考上面的连续埋线的方法去除多余的眶隔内脂肪。然后用尼龙线缝合眼轮匝肌和提上睑肌腱膜，在适当张力下打结固定（图 4-2-5～图 4-2-8）。

3. 切开法重睑术　切开法重睑术也称为"万能法"重睑术，通过切开法不仅能够得到优美的重睑线还能够矫正一些不合适的重睑形态，比如上睑皮肤过多，过宽或过窄的重睑线，上睑皮肤松弛，睫毛根隐藏，脂肪和肌肉过多的"肿泡眼"等。

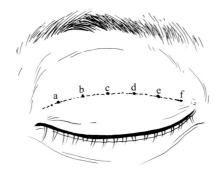

图 4-2-1　重睑设计线

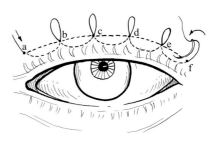

图 4-2-2　连续埋线法示意图

切开上睑皮肤，切除一条眼轮匝肌，暴露眶隔，剪开眶隔，暴露出眶隔内的脂肪，取出多余的眶隔脂肪，电凝止血，缝合切口上下唇的皮肤、眼轮匝肌和睑板前方的提上睑肌腱膜（见图4-2-9～图4-2-14）。

4. Park法重睑术　韩国的Park JI于1999年提出将眼轮匝

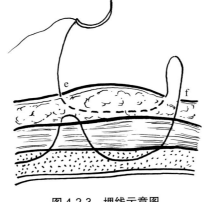

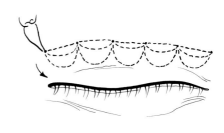

图 4-2-3　埋线示意图　　　　　图 4-2-4　埋线示意图

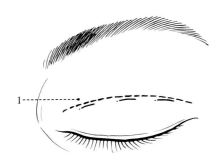

图 4-2-5　三点法埋线设计线
1. 设计切开线

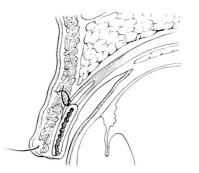

图 4-2-6　埋线法示意图

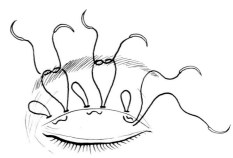

图 4-2-7　三点埋线法

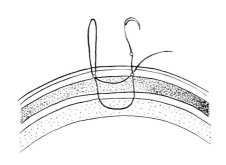

图 4-2-8　三点埋线法

肌而不是皮肤与提上睑肌进行固定的重睑术方法。手术中切开皮肤，切除一条眼轮匝肌，打开眶隔，去除多余的眶隔脂肪这些步骤与传统的重睑术类似。但在缝合形成双眼皮时先将切口上、下方的眼轮匝肌与提上睑肌腱膜进行缝合固定，再缝合表面的皮肤。这样手术后减少了切口的凹陷性瘢痕，使得闭眼状态下切口瘢痕不明显。但是这种术式也容易出现因固定不牢固造成重睑线脱落的现象，因此很多术者对这种重睑方法进行了改良。

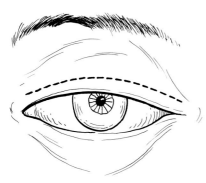

图 4-2-9　重睑设计线

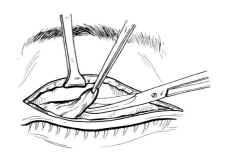

图 4-2-10　去除眼轮匝肌

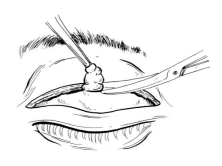

图 4-2-11　去除眶隔脂肪

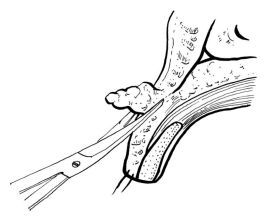
图 4-2-12 剪掉眶隔脂肪

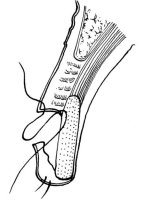
图 4-2-13 缝合眼轮匝肌
和睑板前筋膜

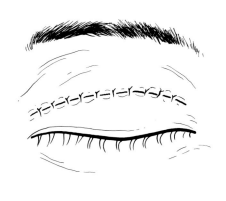
图 4-2-14 缝合皮肤

**术后并发症与预防**

1. 埋线法容易出现线结脱落，预防的方法是术前选择眼皮薄，睑板前组织不多的患者，另外缝合时要挂住睑板前筋膜。

2. 切开法术后出现"肉条感"，预防方法是首先重睑线不要设计过宽，其次过厚的睑板前眼轮匝肌可以适当去除，再者缝合的时候先平整缝合眼轮匝肌，甚至让睑板前的软组织稍微隆起一点，以减少术后重睑线的凹陷性瘢痕。

3. 上睑的凹陷和三眼皮，预防方法是手术时适当分离提上睑肌及腱膜与眶隔后壁的粘连，术中不要过多去除眶隔脂肪。眼轮匝肌如果和提肌腱膜有粘连可以将眶隔脂肪铺在两者之间进行阻挡。

## 解剖特点与治疗要素

| 解剖特点 | 治疗要素 |
| --- | --- |
| 单睑 | 把皮肤或眼轮匝肌与提上睑肌腱膜进行固定 |
| 眶隔脂肪过多 | 去除眶隔脂肪 |
| 皮肤松弛 | 切除多余皮肤 |
| 眼轮匝肌肥厚 | 切除部分眼轮匝肌 |

# 二、提眉术

提眉术是通过眉上或者眉下切口水平切除一条皮肤，以解决上睑外侧下垂的衰老面容的手术方法。以往采用眉上切口，不仅可以改变上睑外侧下垂的容貌，还可以去除眉形不好的不良纹眉和矫正眉毛位置高低不同。但这种方法术后瘢痕明显。眉下切口提眉主要矫正上睑的"三角眼"畸形，还能矫正眉毛过宽，去除眉骨前方杂乱的眉毛。优点是眉下切口瘢痕不明显。

**适应证和禁忌证**

适应证：①任何程度的眉下垂，上睑外侧松垂的患者；②眉毛高低不同或者有不良纹眉的患者。

禁忌证：①有全身重要脏器疾病和精神疾病者；②有出血性疾病者；③术前化验检查不合格；④瘢痕体质者。

**术前准备**

①术前应该检查双侧眉毛是否对称，是否有面瘫症状；②眉毛周围是否有毛囊感染；③术前化验检查；④术前照相和手术签字。

**麻醉和体位**

利多卡因局麻，仰卧位。

**手术方法**

1. 眉上切口

（1）切口设计：患者取坐位，术者用手上推患者的眉毛外侧，使患者眼睑外侧及眉毛的皮肤上移，露出顺滑的重睑线。根据上移的皮肤量确定切除的皮肤量。第一条线位于眉毛的上缘，根据模拟去除皮肤的宽度画出上方拟去除的皮肤量。将两条线向两侧渐进延伸，形成梭形，即为切除皮肤的范围。

（2）手术步骤：按照划线切开皮肤、皮下组织，分离切口下方的皮下组织，将上睑皮肤及眼轮匝肌上提固定于眶骨骨膜，使上睑提升。缝合皮下组织和皮肤（图 4-2-15～图 4-2-19）。

2. 眉下切口

（1）切口设计：患者取坐位，术者用手上推患者的眉毛外侧，使患者眼睑外侧及眉毛的皮肤上移，露出顺滑的重睑线。根据上移的皮肤量确定切除的皮肤量。第一条线位于眉毛的下缘，根据模拟去除皮肤的宽度画出下方拟去除的皮肤量。将两条线向两侧渐进延伸，形成梭形，即为切除皮肤的范围。

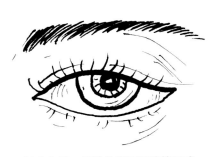

图 4-2-15　眼睑外侧下垂遮挡眼球

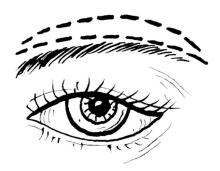

图 4-2-16　术前设计眉上切口

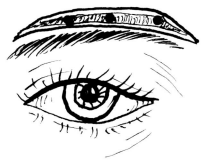

图 4-2-17　切除眉上皮肤

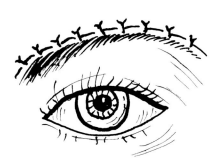

图 4-2-18　缝合皮肤缺损

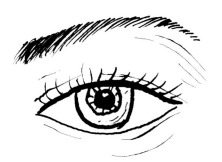

图 4-2-19　术后上睑恢复形态

（2）手术步骤：按照划线切开皮肤、皮下组织，将切口下方眼睑的皮肤进行适当分离，将上睑皮肤及眼轮匝肌上提固定于眶骨骨膜，使上睑提升。缝合皮下组织和皮肤（图 4-2-20～图 4-2-24）。

**术后和并发症和预防**

1. 切口瘢痕　预防的方法是：分层缝合，缝合皮下组织和皮肤，减少术后伤口张力。术后应用抗疤痕药膏。

2.局部血肿 术前要做化验，避免月经期手术，用药物控制高血压。

3.毛囊损伤 切口刀片的方向与毛囊生长方向一致。剥离时防止损伤毛囊。

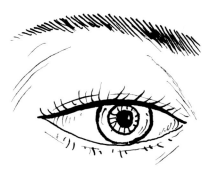

图 4-2-20 术前眼睑外侧下垂

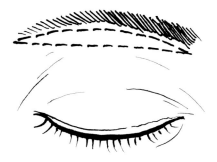

图 4-2-21 术前设计

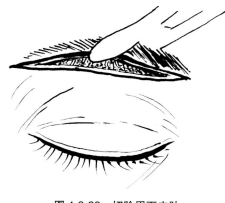

图 4-2-22 切除眉下皮肤

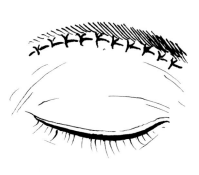

图 4-2-23 缝合皮肤

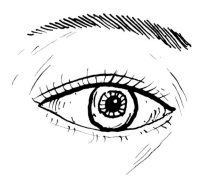

图 4-4-24 术后

## 解剖特点与治疗要素

| 解剖特点 | 治疗要素 |
| --- | --- |
| 上睑皮肤冗余 | 切除过多眉上或眉下皮肤 |
| 外侧皮肤下垂 | 单向向上睑一侧进行皮下分离，外侧去除皮肤多于内侧 |

## 三、上睑下垂矫正术

两眼平视前方，在额肌不收缩的情况下，上睑下缘会位于角膜上缘下方 2mm 的位置。如果出现上睑缘低于这个位置就称为上睑下垂。上睑下垂可以单侧发生也可以双侧发生，这里主要讨论先天性的上睑下垂。因为上睑的位置低，因此有一种"睡不醒"的感觉，需要手术矫正。

### 适应证和禁忌证

适应证：①先天性重度上睑下垂因担心影响视力可以在 3～5 岁手术；②成年人因上睑遮盖眼球过多造成眼睛"不精神"者，或双侧眼裂差别较大者；③老年人眼皮上提费力，需要改善功能者；④外伤或重睑手术造成双侧眼睑上提受限者。

禁忌证：①重症肌无力患者未进行全身治疗前；②动眼神经麻痹；③ Marcus-Gunn 综合征。

**术前准备**

1. 常规病史和体格检查参考切开法重睑术。
2. 眼部常规检查如视力、眼球运动、眼球突度、上直肌功能测定、是否有上睑迟滞现象。
3. 上睑下垂程度的测定和提上睑肌肌力测定。

**麻醉与体位**

一般成人选择局麻，儿童选择全麻。仰卧位。

**手术方法**

1. 提上睑肌复合体折叠术　所谓提上睑肌复合体是指提上睑肌腱膜和深面的 Müller's 肌组成的复合体。按照重睑手术设计线切开皮肤和眼轮匝肌，在睑板上方提上睑肌腱膜表面向上方进行剥离。用亚甲蓝在提上睑肌腱膜表面画两条平行的线。下边一条线的位置在睑板上缘向下 2mm，上边一条线的位置在睑板上端向上 xmm（x= 预计缩短的提上睑肌复合体的毫米数 −2）。用双针缝线的一根针在下线进针，穿过部分睑板，Müller's 肌和提上睑肌腱膜到达上线出针，用另一根针也在下线进针，穿过部分睑板，Müller's 肌和提上睑肌腱膜到达上线出针。将两根线进行结扎。如此在眼睑的内、中、外共缝合 3 针（图 4-2-25～图 4-2-27）。这种方法适用于轻中度上睑下垂。

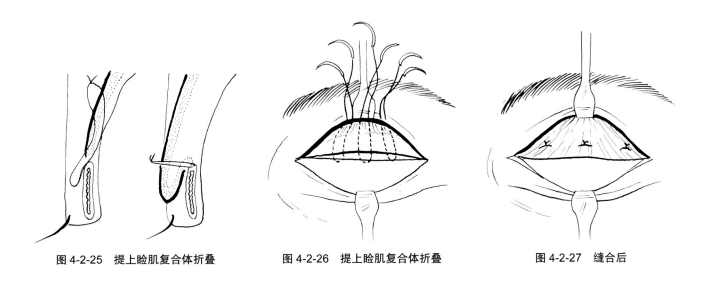

图 4-2-25　提上睑肌复合体折叠　　　图 4-2-26　提上睑肌复合体折叠　　　图 4-2-27　缝合后

2. 提上睑肌缩短术　按照重睑手术设计线切开皮肤和眼轮匝肌，在睑板上方提上睑肌腱膜表面向上方进行剥离。在 Müller's 肌和结膜之间注入利多卡因进行分离。从睑板切断提上睑肌腱膜和 Müller's 肌，在肌肉和结膜之间进行剥离，尽量不要剥破结膜，一旦剥破结膜应进行缝合。在需要缩短较多的提上睑肌复合体时可以切断两侧的角，睑板前组织应当完全去除使肌肉与睑板粘连牢固。用 6-0 的尼龙线在睑板上的中央、鼻侧和外颞侧将提上睑肌复合体固定在睑板前，固定位置在睑板上缘下方 2.0mm，调整提上睑肌复合体前徙的长度，以使上睑缘位于角膜上缘。在固定的三点之间用 7-0 的尼龙线补充缝合。剪除睑板前多余的提上睑肌复合体。提上睑肌最大切除量是 25mm。用 7-0 尼龙线将眼轮匝肌固定于睑板上，缝合皮肤。这种方法适用于中、重度上睑下垂（图 4-2-28～图 4-2-34）。

3. 联合腱膜鞘悬吊联合提上睑肌缩短术　联合腱膜鞘（CFS）源自提上睑肌和上直肌的外鞘以及 Tenon's 囊这三处组织组成的板样软组织结构，位于结膜囊的上方，具有固定结膜囊的作用，也称为 Check 韧带（图 4-2-35）。

　　前边提到提上睑肌缩短的方法能够矫正中、重度上睑下垂，但是由于提上睑肌最多只能缩短25mm，再严重的上睑下垂无法通过缩短提上睑肌来得到矫正，这时就要利用CFS来分担一定的提升力量来矫正这种重度上睑下垂。

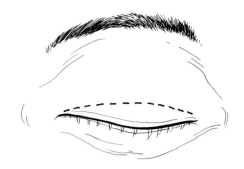

图 4-2-28　切口设计线

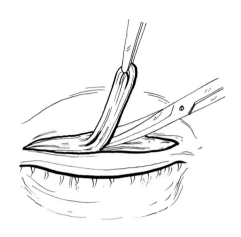

图 4-2-29　切除一条眼轮匝肌

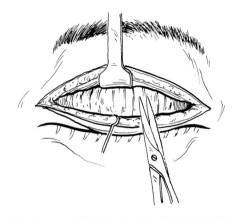

图 4-2-30　在眶隔后方向上分离提上睑肌腱膜

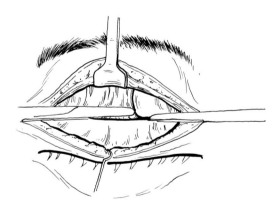

图 4-2-31　分离一条提提上睑肌

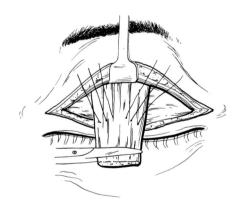

图 4-2-32　提上睑肌固定在睑板上缘

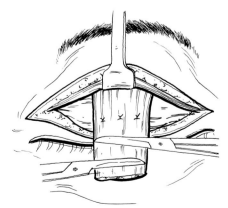

图 4-2-33　剪除多余的提上睑肌

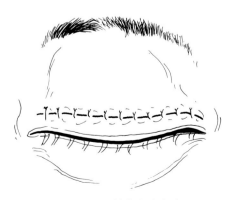

图 4-2-34　缝合上睑皮肤

按照重睑手术设计线切开皮肤和眼轮匝肌，经过眼轮匝肌和眶隔暴露提上睑肌和睑板。用利多卡因在结膜和 Müller's 肌之间进行分离，在睑板上缘 5mm 的范围内进行锐性分离。分离过这里后组织较为疏松，继续向上分离后在穹窿上方出现白色发亮的厚膜，此为翼状韧带（Check 韧带）。用 6-0 尼龙线将 Check 韧带与睑板进行内、中、外三点的缝合固定，再将提上睑肌进行前移固定，使两侧上睑缘的高度接近一致。用 7-0 尼龙线将眼轮匝肌固定于睑板上，缝合皮肤。CFS 悬吊联合提上睑肌缩短方法适用于重度上睑下垂（图 4-2-36，图 4-2-37）。

4. 额肌瓣悬吊　当患者的提上睑肌的力量几乎不存在，而额纹较深时，上睑下垂的矫正方法采用额肌瓣法，就是利用额肌的力量充当提上睑

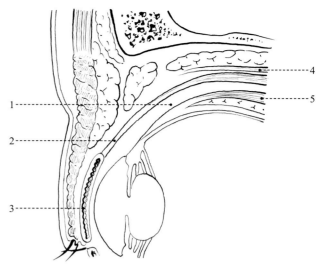

**图 4-2-35　Check 韧带**
1. 联合腱膜鞘（CFS）2. Müller's 肌　3. 睑板　4. 提上睑肌　5. 上直肌

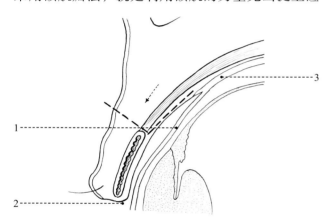

**图 4-2-36　向上分离联合腱膜鞘**
1. 提上睑肌　2. 睑板　3. 联合腱膜鞘（CFS）

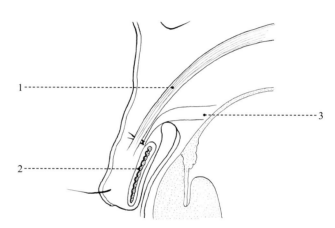

**图 4-2-37　联合腱膜鞘和睑板固定**
1. 提上睑肌　2. 睑板　3. 联合腱膜鞘（CFS）

的动力源。这种方法的不足表现在：①术后眼睛向下看时出现上睑迟滞现象；②重睑线容易逐渐变浅。具体手术方法如下：

按照重睑线设计的位置切开上睑皮肤、眼轮匝肌，去除一条眼轮匝肌，在眼轮匝肌深面眶隔的浅面向上方进行分离，分离到眉毛的位置。切开眼轮匝肌，长约 1.5cm，形成隧道并找到上方的额肌纤维。继续向上在两个层次间进行分离。浅层位于皮下组织和额肌之间，深层位于额骨膜表面。这样得到宽约 1.5～2.0cm 的额肌瓣。将额肌瓣通过隧道向下牵拉，如果牵拉受阻可以切开内外侧的额肌。额肌外侧有面神经的颞支通过，切开时要注意。调整额肌瓣的长度，以使缝合后上睑缘到达角膜上缘。将额肌瓣缝合固定在睑板上缘下 2mm 处，将皮肤和眼轮匝肌固定在额肌表面，形成双眼皮（图 4-2-38～图 4-2-43）。

**术后并发症与预防**

1. 双侧上睑皱襞不对称　上睑下垂由于操作方法不同、麻药和肌力代偿不同容易出现不对称。如果术后 6 个月不恢复，可以再次手术。

2. 睑裂闭合不全　上睑下垂需要过度矫正，1～3 个月后会好转，这期间要注意保护角膜，涂眼药膏或缝牵引线。如果 1 年后确实出现严重的眼睑闭合不全，角膜暴露，需要再次手术。

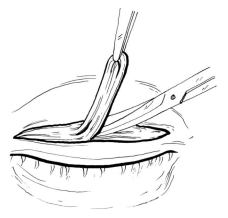

图 4-2-38　切除一条眼轮匝肌

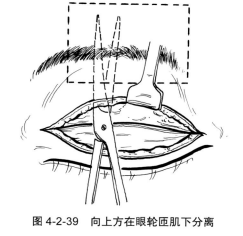

图 4-2-39　向上方在眼轮匝肌下分离

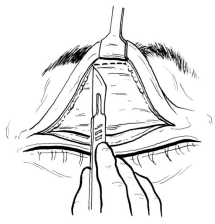

图 4-2-40　在眉毛位置切开眼轮匝肌

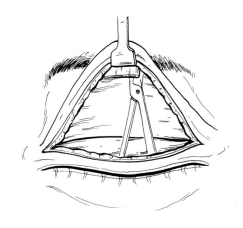

图 4-2-41　切取一条额肌

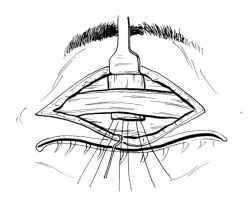

图 4-2-42　将额肌经眼轮匝肌深面向下拉

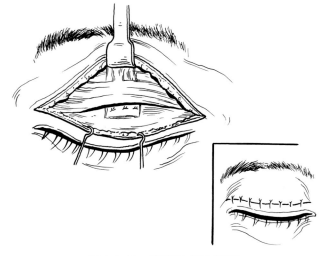

图 4-2-43　将额肌固定于睑板

3. 矫正不足或过度　矫正不足可以在术后 6 个月后再次行手术矫正。如果术后 2 周内发现过度矫正，小于 3.0mm 的可以做按摩，大于 3.0mm 的重新手术调整肌肉的量。

4. 上睑内翻　这个症状出现的原因是固定位置过高，贴近睑板上缘，应该重新手术调整固定的位置。

5.上睑外翻或睑球分离　发生此现象的原因在于提上睑肌和额肌在睑板固定的位置过低。轻度不作处理，严重者重新手术。

6.结膜脱垂　由于结膜与提上睑肌及腱膜做了广泛分离。手术结束前可以推送复位结膜，严重或术后 3 个月不能恢复的可以切除结膜。

## 解剖特点与治疗要素

| 解剖特点 | 治疗要素 |
| --- | --- |
| 轻中度提上睑肌力量减弱 | 提上睑肌和 Müller's 肌复合体折叠 |
| 中重度提上睑肌力量减弱 | 提上睑肌缩短 |
| 提上睑肌力量过弱 | 联合腱膜鞘上提加提上睑肌缩短 |
| 提上睑肌力量几乎消失 | 利用额肌代替，额肌瓣 |

## 四、眼角开大术

有些患者有内眦赘皮，这种情况多见于东方的蒙古人种。由于内眦赘皮的阻挡不仅使眼裂变短，还影响到双眼皮的形态。另外有些患者觉得眼睛不够大，为了让眼裂变得更长，想要开外眼角。这两个手术统称眼角开大术。

**适应证和禁忌证**

适应证：①要求延长睑裂长度的患者；②内眦赘皮严重的患者；③内眦赘皮矫正术后复发。

禁忌证：①瘢痕体质的患者；②要求不切实际甚至有精神障碍者；③有全身疾病者；④化验检查不合格。

**术前准备**

①常规病史和体格检查；②眼部常规检查注意是否有斜视；③化验检查和心电图。

**麻醉与体位**

一般成人选择局麻，儿童选择全麻。仰卧位。

**手术方法**

1.横切纵缝（一字法）内眦开大　这种方法的优点是手术简单，瘢痕少，适用于只需稍微开大内眦者或前一次内眦赘皮矫正不足者。

新的内眦点为点 B，B 点在皮肤上的对应点定点 A，连接 AB 画一条直线。切开皮肤，适当分离纵行的眼轮匝肌。将 A、B 两点缝合。修剪上下两处多余的"猫耳"缝合缩短内眦韧带，缝合皮肤（图 4-2-44～图 4-2-48）。

2.PARK Z 法内眦开大　向内侧拉开内眦赘皮，在泪湖（lacrimal lacus）的内侧定点 D，松开内眦赘皮，D 点在皮肤上的对应点定点 A，B 点是下睑内眦赘皮的终点，C 点是 A 点斜向内上方划线的终点，且 AC=BD=AB，BD 位于赘皮的内侧面，E 点为重睑线上的一点，CE 应该与重睑线形成一条平滑的弧线。切除 ACE 之间的皮肤。将皮瓣 ABD 向内上方旋转，B 点和 C 点缝合，A 点和 D 点缝合（图 4-2-49～图 4-2-53）。

3. 外眦成形术　切口设计，从外眦角的 A 点向外到 B 点标记预想的睑裂延长量，通常为 4.0～6.0mm，从 A 点开始分别向内设计上、下睑缘劈裂切口，长度约占上下睑缘长度的 1/4，切口线接近于睑缘后缘，从 A 点开始顺上睑缘弧度向外下延伸切口约 4.0mm 到达 C 点，然后转向 B 点，弧线表示剥离范围。沿切口设计线上、下睑外侧

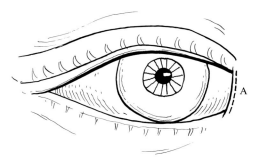

图 4-2-44　内眦赘皮，原内眦点为 A

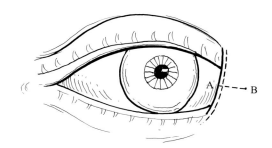

图 4-2-45　新内眦点为 B

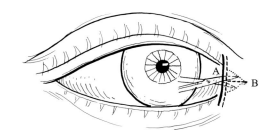

图 4-2-46　剪开 AB 之间的赘皮

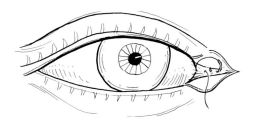

图 4-2-47　缝合缩短内眦韧带

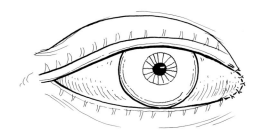

图 4-2-48　缝合后

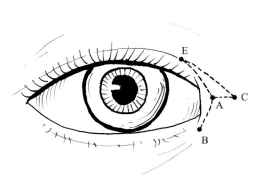

图 4-2-49　Park Z 内眦开大的术前设计

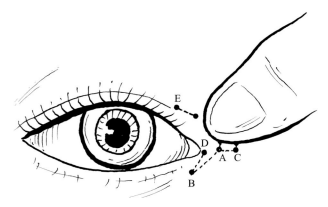

图 4-2-50　Park Z 内眦开大的术前设计，拉开内眦

1/4 段，切开外眦部 ACB 线的皮肤、皮下组织及肌肉，适当潜行剥离弧线范围内的所有组织（注意剥离范围不超过 B 点），使 ACB 瓣退缩，并将 C 点与 A 点缝合，向外下方转移下瓣将 A 点与 B 点缝合。剥离结膜，将剥离的结膜向外牵拉，与上下皮肤切缘缝合。用双针缝线缝合新外眦角下方的结膜，并由新外眦角外侧的皮肤穿出，然后经过垫片打结（图 4-2-54～图 4-2-59）。

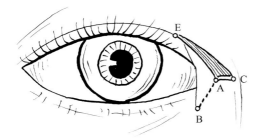

图 4-2-51　切除皮肤 ACE

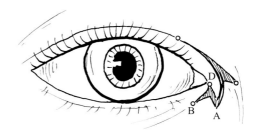

图 4-2-52　转移皮瓣 ABD

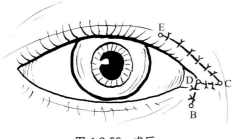

图 4-2-53　术后

**术后并发症与预防**

1. 瘢痕增生　开眼角由于手术设计或操作不当，切口有张力，很容易出现瘢痕增生，预防要采用合理的设计，缝合时减少切口张力。可以外用去瘢痕药膏，增生严重的患者可以局部注射曲安奈德。

2. 眼角复发　一方面由于瘢痕增生造成，处理方法同上；另一方面是眼轮匝肌切除不足。可以再次手术。

3. 眼角过大　眼角过大是由于术前设计问题或术中操作不当，造成结膜暴露过多，可以再次手术缩小眼角。

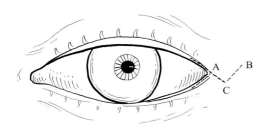

图 4-2-54　外眦成形设计线

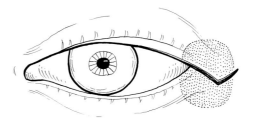

图 4-2-55　适当潜行剥离弧线范围内的所有组织

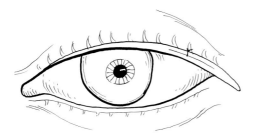

图 4-2-56　将 C 点缝合至 A 点，D 点缝合至 B 点

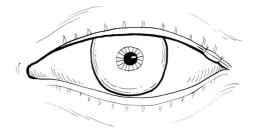

图 4-2-57　缝合后

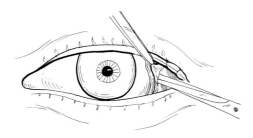

图 4-2-58　剥离外侧穹隆部及球结膜，使之充分游离

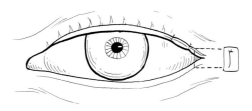

图 4-2-59　球结膜与外眦皮肤缝合，外眦处垫片打结

## 解剖特点与治疗要素

| 解剖特点 | 治疗要素 |
| --- | --- |
| 内眦赘皮轻微 | "一"字法内眦开大 |
| 伴有内眦赘皮，患者偏爱平行型重睑 | PARK Z 法内眦开大 |
| 眼裂过短，尤其外眼角 | 外眦开大 |

## 五、下睑成形术

下睑成形术的目的不是单纯地去除眼袋，而是消除下睑及眶周的衰老特征，以实现上述区域的年轻化。这些衰老的体征有的可以单独出现，有的多种体征并存，主要有：眶隔脂肪膨出，下睑皮肤皱纹增多，下睑皮肤和眼轮匝肌松弛下垂，眶下缘处出现泪沟（tear trough）和睑颊沟（palpebromalar groove），颧袋（malar bags）等。眼袋手术可以根据切口分为内侧入路和外侧入路，二者各有优缺点。内侧入路，经过眼睑内侧的结膜面切开，术后没有可见瘢痕，缺点是不能切除皮肤，多适用于年轻患者。外侧入路经过下睑缘下方的皮肤切开，可以切除多余的皮肤，使手术操作术野清晰，但对某些患者会出现瘢痕增生。

**适应证和禁忌证**

适应证：①下睑皮肤松弛多余；②眶脂肪膨出；③泪沟和睑颊沟明显；④眼轮匝肌松弛下垂；⑤眼袋手术后下睑退缩。

禁忌证：①眼球突出；②瘢痕增生严重。

**术前准备**

常规化验检查。老人要注意高血压，糖尿病并进行心电图检查。

**麻醉与体位**

利多卡因局麻，仰卧位。

**手术方法**

1. 经结膜入路眶隔脂肪切除术　翻开下睑，在睑板下缘 2.0～3.0mm 处切开结膜和下睑缩肌。用眼科剪刀向下方皮肤面的方向钝性分离，分离层面在眼轮匝肌和眶隔之间。在眶隔前壁剪开一个小切口，轻压眼球，让脂肪自行膨出。剪开中间组脂肪的包膜，用止血钳夹住拟切除的脂肪，切除疝出的脂肪。电凝在止血钳上止血。同法处理内侧组和外侧组的脂肪。抚平结膜。下睑前方要用纱布加压包扎（图 4-2-60，图 4-2-61）。

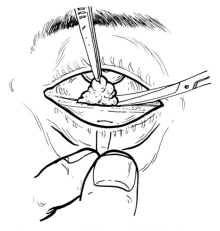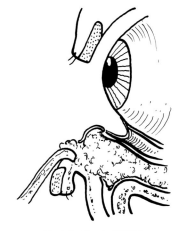

图 4-2-60　经结膜入路眶隔脂肪切除术　　　图 4-2-61　矢状面图

2. 经结膜入路眶隔脂肪重置术　翻开下睑，在睑板下缘 2.0～3.0mm 处切开结膜和下睑缩肌。用眼科剪刀向下方皮肤面的方向钝性分离，分离层面在眼轮匝肌和眶隔之间。一直分离到眶下缘下方，显露弓状缘。切断眼轮匝肌限制韧带，继续向下分离至眶下缘下方 5.0～10.0mm。沿眶下缘剪开眶隔，注意保护下斜肌。将内、中、外三组脂肪团的包膜打开，释放出脂肪。用 6-0 普里灵缝线缝合脂肪并从泪沟和睑颊沟下方的皮肤面穿出。用缝线结扎凡士林油纱卷固定。下睑前方分离的区域加压包扎。

3. 经皮肤入路眶隔脂肪切除术　在下睑缘下方 2.0mm 与睑缘平行切开皮肤，内侧起自泪小点稍内侧，外侧到达外眦外侧，在外眦部切口线稍斜向外下方。在皮肤和眼轮匝肌之间分离约 5.0mm，用眼科剪刀钝性分离眼轮匝肌，显露深面的眶隔。剪开眶隔，用手轻压眼球，使脂肪自然疝出。剪开中间组脂肪的包膜，用止血钳夹住拟切除的脂肪，切除疝出的脂肪。电凝在止血钳上止血。同法处理内侧组和外侧组的脂肪。嘱患者睁眼向上看，画出多余皮肤的切口线。切除多余的皮肤，用 7-0 或 8-0 的尼龙线连续锁边缝合皮肤。下睑前方分离的区域加压包扎（图 4-2-62～图 4-2-67）。

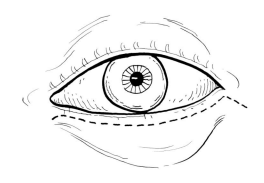

图 4-2-62　经皮睑下缘切口设计线

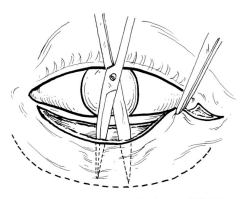

图 4-2-63　分离 5.0mm 的皮肤和眼轮匝肌

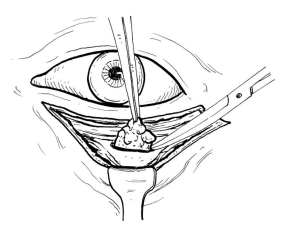

图 4-2-64　分开眼轮匝肌打开眶隔显露眶隔脂肪

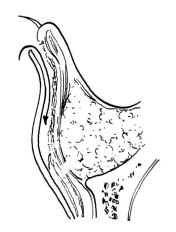

图 4-2-65　矢状面

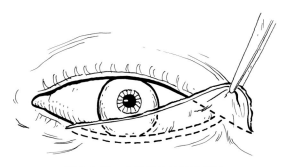

图 4-2-66　去除多余的下睑皮肤

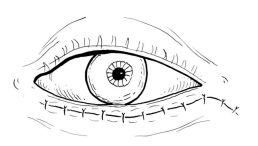

图 4-2-67　缝合下睑皮肤

4. 经皮肤入路眶隔脂肪重置术　于下睑缘下方 2.0mm 与睑缘平行切开皮肤，内侧起自泪小点稍内侧，外侧到达外眦外侧，在外眦部切口线稍斜向外下方。在皮肤和眼轮匝肌之间分离约 5.0mm，用眼科剪刀钝性分离眼轮匝肌，显露深面的眶隔。一直分离到眶下缘下方，显露弓状缘。切断眼轮匝肌限制韧带，继续向下分离至眶下缘下方 5.0~10.0mm。沿眶下缘剪开眶隔，注意保护下斜肌。将内、中、外三组脂肪团的包膜打开，释放出脂肪。适当切除多余的眶隔脂肪，彻底止血。用 5-0 的尼龙线将眶隔重新缝合在眶缘下方 3.0~5.0mm 的骨膜上进行眶隔的收紧重置。嘱患者睁眼向上看，画出多余皮肤的切口线，切除多余的皮肤和眼轮匝肌，用 7-0 或 8-0 的尼龙线连续锁边缝合皮肤。下睑前方分离的区域加压包扎。

### 术后并发症与预防

1. 下睑退缩　症状是伴有睑球分离的下睑缘下移。原因为瘢痕粘连，皮肤、肌肉和眶脂肪去除过多。矫正方法是术后 6 个月再次手术。根据下睑退缩的轻重程度选择外眦固定、外眦成形和经下睑颊部提升术。

2. 下睑外翻　症状是下睑缘和睑结膜离开眼球，慢性结膜炎甚至角膜溃疡。原因为下睑皮肤、眼轮匝肌切除过多或瘢痕增生。矫正的方法有外眦成形 + 眼轮匝肌悬吊。

3. 下睑脂肪去除过多或不足　脂肪去除不足可以再次经过内侧入路去除多余的眶隔脂肪。去除过多造成下睑凹陷可以采用眶隔脂肪释放、眶隔重置和自体脂肪移植。

4. 鱼嘴样综合征　原因是外眦腱在外眦处的附着裂开或松弛，眼睑在外眦眶部固定不良。矫正方法是外眦固定和外眦成形。

## 解剖特点与治疗要素

| 解剖特点 | 治疗要素 |
| --- | --- |
| 下睑皮肤松弛皱纹增多 | 切除多余的皮肤 |
| 眶隔脂肪过多 | 切除多余的眶隔脂肪 |
| 泪沟和睑颊沟明显 | 弓缘释放 + 眶隔重置 |
| 眼轮匝肌松弛 | 眼轮匝肌悬吊 |

# 六、面中部提升术

眼周的衰老除了与眼睑周围的软组织过多、下垂有关，还与面部的韧带松弛、颧脂肪垫的下移和软组织容量减低有关。对于这些畸形的矫正要根据具体的问题采用面中部提升术和脂肪移植的方法综合进行。

### 适应证和禁忌证

适应证：①眶下区凹陷；②眼轮匝肌松弛下垂；③颧脂肪垫下移；④鼻唇沟加深；⑤眼袋手术后下睑退缩，下睑外翻。

禁忌证：①全身性疾病；②心脑血管疾病；③瘢痕增生严重。

### 术前准备

常规化验检查。老人要注意高血压，糖尿病并进行心电图检查。

**麻醉与体位**

利多卡因局麻，仰卧位。

**手术方法**

在距下睑缘 2.0mm 平行睑缘切开皮肤，在皮肤和睑板前眼轮匝肌之间进行剥离约 5.0mm，（图 4-2-68）。在睑板下缘切开眼轮匝肌，做眼轮匝肌下剥离到达眶缘下方，显露弓状缘。在骨膜上进行剥离，在内侧剥离牢固附着在骨膜上的眼轮匝肌。在眼眶的中间和外侧剥离眼轮匝肌支持韧带，和下方的颧骨皮韧带。在内侧向提上唇肌上方剥离，向外侧在骨膜前脂肪和 SOOF 之间剥离，剥离后可以看到眶下缘侧的颧大、小肌起端。根据患者中面部松弛程度决定向下剥离的范围，可以一直剥离到牙槽骨。建议经过颧前间隙进行剥离（图 4-1-19）。将颧脂肪垫、眼轮匝肌和其深面的 SOOF 一同缝合固定在眶缘的骨膜上（图 4-2-69～图 4-2-71）。当出现下眼睑松弛时，将眼轮匝肌固定在眶外侧的骨膜上（图 4-2-72，图 4-1-7）。切除多余的皮肤进行缝合。

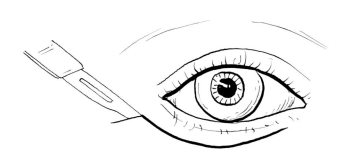

图 4-2-68　切开下睑皮肤

面部脂肪移植。中老年患者随着年纪的增长软组织会变得菲薄，眶隔脂肪减少，出现泪沟和睑颊沟并伴有眶下区的空虚。尽管采用了弓缘释放，眶隔重置，颧脂肪垫悬吊等方法，仍然存在上述症状。对此可以进行自体脂肪移植。具体方法是：

1. 采用注射器低负压抽吸脂肪，抽脂部位为大腿内侧或腹部。

2. 抽吸的脂肪采用静置、过滤或低速离心的方法处理后，转移到 1ml 的注射器内，进行多点、多层次、多隧道的脂肪注射。要把每毫升脂肪分为 30～40 个点注射，注射层次分为骨膜上层、SOOF 层、眼轮匝肌层、皮下层。

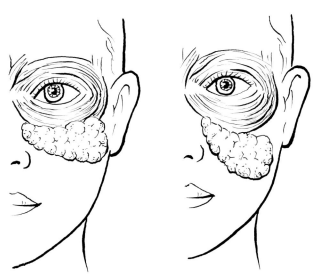

图 4-2-69　正面，向上悬吊颧脂肪垫

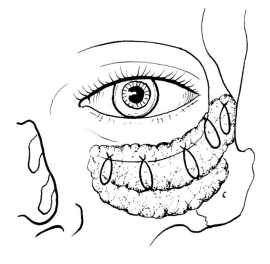

图 4-2-70　悬吊 SOOF

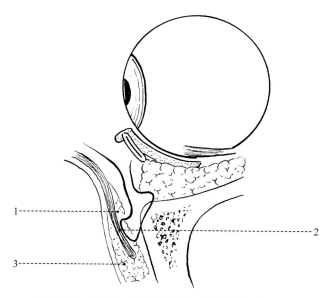

图 4-2-71　侧面，悬吊颧脂肪垫、眼轮匝肌和 SOOF
1.SOOF　2. 眼轮匝肌　3. 颧脂肪垫

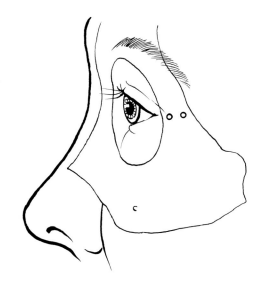

图 4-2-72　向外上方缝合眼轮匝肌外侧于眶骨膜

### 术后并发症与预防

1. "卧蚕"消失　切开下睑缘皮肤后，在眼轮匝肌和皮肤之间进行一小段剥离后，才在睑板下缘前方进入到眼轮匝肌深面。缝合时不去除眼轮匝肌。如果"卧蚕"缺失，要折叠缝合眼轮匝肌重建"卧蚕"。

2. 下睑退缩　切除下睑皮肤要适当。向上方固定 SOOF 和眼轮匝肌。

3. 脂肪注射不平整　采用 1 毫升的注射器进行注射，按照多点、多层次、多隧道方法进行。

## 解剖特点与治疗要素

| 解剖特点 | 治疗要素 |
| --- | --- |
| 泪沟、睑颊沟过深 | 眶隔释放，脂肪重置 |
| 眼轮匝肌松弛，眼睑退缩 | 眼轮匝肌在眶外侧固定 |
| 眶下区凹陷 | 上提 SOOF 和颧脂肪垫，自体脂肪移植 |
| 面中部下垂 | 上提 SOOF 和颧脂肪垫，眼轮匝肌在眶外侧固定 |

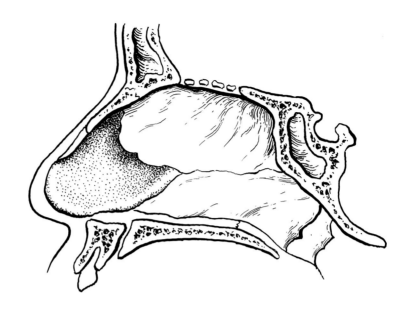

# 第五章

# 鼻部解剖

# 第一节 鼻部应用解剖

鼻位于三庭五眼中庭，面部正中，且在面部最为突出立体，因此它的美丑关系着整个面部，被誉为"五官之王"。相对于眼的灵动变化，鼻是一个相对静止的器官，但其三维立体结构给予了人们多种角度下的不同视角美感。因此，鼻部美容手术在整形美容手术中最具有挑战性，最有成就感。

## 一、外鼻的形态与结构标志

鼻分为外鼻（external nose）、鼻腔（nasal cavity）、鼻窦（paranasal sinus）三部分，鼻整形主要是对外鼻的整形。外鼻是由鼻根（radix nasi）、鼻背（nasal dorsum）、鼻尖（nasal tip）、鼻翼（ala nasi）、鼻小柱（collumela nasi）、鼻基底（nasal base）和鼻孔（norstril）的综合形态所构成的（图 5-1-1）。

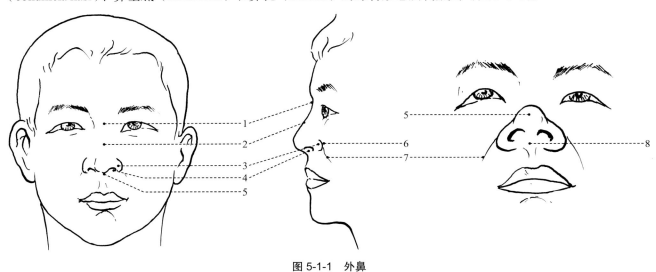

**图 5-1-1　外鼻**

1. 鼻根　2. 鼻背　3. 鼻翼　4. 鼻孔　5. 鼻尖　6. 鼻翼沟　7. 鼻唇沟　8. 鼻小柱

鼻部的美学首先要符合三庭五眼。正面观鼻长一般为 6.0~7.5cm，鼻根部的最凹陷点位于两眼内眦连线稍上方。鼻宽自上而下渐宽，在鼻翼处两鼻孔外侧缘距离相当于鼻长度的 70%。侧面观鼻高自上而下渐高，鼻根处约 1.2cm，鼻尖处约 2.5cm。鼻额角约 135°，鼻面角约 30°~33°，鼻背鼻小柱夹角约 90°，鼻唇角约 90°，鼻小柱应略低于鼻翼。总体形态可分为三类：向上、水平、向下；五型：波状型、钩状型、凸曲型、直线型、凹面型。我国大多数人为水平凹面型和水平直线型。底面观呈三角形，鼻孔则呈卵圆形，直径不超过鼻翼内侧脚，鼻头呈椭圆微朝内上。

## 二、外鼻的组织构成与毗邻解剖

外鼻主要由软组织被覆（envelope）和骨（bone）组织支撑构成。软组织被覆包括皮肤（skin）、浅筋膜（superficial fascia）、肌肉（muscle）、鼻背筋膜（nasal dorsal fascia）组成，骨组织支撑包括软骨（cartilage）和骨。

### 鼻部皮肤和筋膜

外鼻的皮肤因部位不同，其厚薄、质地和移动性也不同。自上而下皮肤和浅筋膜由薄变厚，质地由软变韧，与肌肉和鼻背筋膜组织粘连由疏松变紧密，皮肤的移动性逐渐减少。尤其在鼻尖处，皮下组织发达，含有大量汗腺和皮脂腺（图 5-1-2）。

因此，手术剥离的时候，往往在鼻尖部有较大的阻力，需要更精细的操作。

### 鼻部肌肉

鼻为相对静态的器官，肌肉活动较少，为不发达的表情肌，由面神经（facial nerve）的颧、颞支支配。主要分为四组：

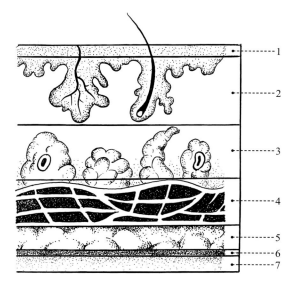

图 5-1-2　鼻部皮肤和筋膜

1. 表皮　2. 真皮　3. 薄脂肪层　4. 纤维肌肉层　5. 深脂肪层
6. 软骨膜或骨膜　7. 软骨和骨

1. 提鼻肌群　包括降眉肌（depressor supercilii），上唇方肌内侧头（levator labii superioris alaeque nasi muscle），异常的鼻肌（anomalous nasi muscle）。主要功能为缩短鼻长度和扩张鼻孔。

2. 降鼻肌群　包括鼻肌鼻翼部（dilator naris posterior muscle），鼻中隔降肌（depressor septi nasi muscle）。主要功能为加长鼻长度并扩张鼻孔。

3. 鼻孔张肌　包括前鼻孔张肌（dilator naris anterior muscle）。主要功能为扩张鼻孔。

4. 压鼻肌群　包括鼻横肌（transverse nasalis muscle），鼻孔压肌（compressor narium minor muscle）。主要功能为加长鼻长度和缩小鼻孔。

因此，手术中要熟练了解各肌肉的解剖功能，比如隆鼻或修复挛缩鼻时对鼻横肌两端的松解，鼻尖下垂修复时对上唇方肌和鼻中隔降肌的平衡协调等（图 5-1-3，图 5-1-4）。

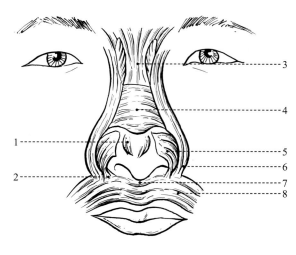

图 5-1-3　鼻部肌肉

1. 鼻孔压肌　2. 前鼻孔张肌　3. 降眉肌　4. 鼻横肌
5. 鼻翼肌　6. 上唇方肌内侧头（提上唇鼻翼肌）
7. 鼻中隔降肌　8. 口轮匝肌

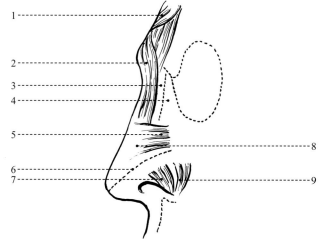

图 5-1-4　鼻部肌肉

1. 额肌　2. 降眉肌　3. 鼻骨　4. 上颌骨　5. 鼻横肌
6. 大翼软骨　7. 鼻翼肌　8. 筋膜　9. 降鼻翼肌

### 鼻背筋膜

鼻背筋膜由致密结缔组织编织而成，分布在鼻背部皮下组织、肌纤维的下方，上端与骨膜相连，下端与软骨膜相连，一直延伸到鼻尖部，与软骨膜之间存在一个鼻背筋膜后间隙的空间。

以上结构共同构成鼻部表浅肌肉腱膜系统（superficial muscular aponeurotic system，SMAS）的核心部分，对软组织被覆的活动度、血供及皮肤厚度的维持起着至关重要的作用，也是手术后挛缩变形的基础结构。因此如果手术中对鼻部 SMAS 造成不当的损伤，会导致鼻的被覆变薄、发生挛缩、失去弹性及感染等（图 5-1-5）。

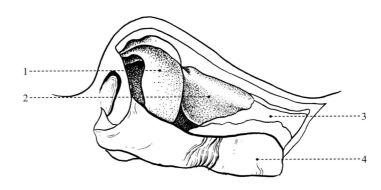

**图 5-1-5　鼻部骨性结构**

1. 鼻翼软骨　2. 侧翼软骨　3. 鼻骨　4. 鼻背盘膜

### 鼻部骨性结构

鼻的骨组织支撑中骨性部分包括鼻骨、上颌骨额突（frontal process of the maxilla）和额骨鼻突（nasal process of frontal）。此外还有筛骨垂直板（perpendicular plate of ethmoid）、犁骨（vomer）等作为间接支撑骨。鼻骨分为左右两块，呈梯形，上厚下薄，上缘呈锯齿状，下缘展开呈扇形（图 5-1-6～图5-1-9）。

上颌骨额突的后缘与泪骨（lacrimal bone）共同形成泪囊沟（lacrimal groove），外侧截骨时应注意切勿损伤泪囊（lacrimal sac）。鼻礁石部（keystone area），是由侧鼻软骨上缘、鼻骨下缘、鼻中隔软骨及筛骨垂直板共同构成的支撑结构（图 5-1-8），在行驼峰鼻截骨时，需注意避免损伤，导致鼻梁坍塌。同样，在行鼻礁石部两侧的鼻骨 - 侧鼻软骨剥离时，不能完全分离，影响其稳定性。

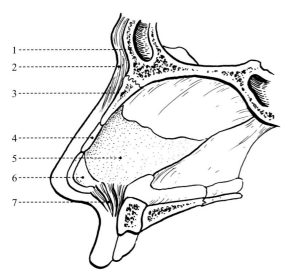

**图 5-1-6　鼻部骨性结构**

1. 额骨　2. 降眉肌　3. 鼻骨　4. 鼻背板　5. 鼻隔板　6. 大翼软骨　7. 鼻中隔降肌

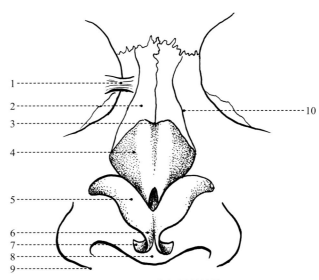

**图 5-1-7　鼻部骨性结构**

1. 内眦韧带　2. 鼻骨　3. 鼻骨点　4. 侧鼻软骨　5. 鼻翼软骨　6. 鼻尖表现点　7. 边缘三角　8. 鼻尖下小叶　9. 鼻翼缘　10. 上颌骨额突

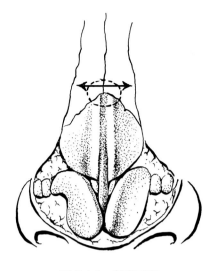

图 5-1-8  鼻礁石部

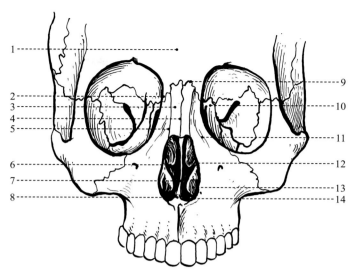

图 5-1-9  鼻部骨性结构

1.额骨鼻部  2.额颌缝  3.鼻骨  4.鼻骨间缝  5.鼻额缝  6.梨状孔
7.鼻中隔  8.鼻前棘  9.额鼻缝  10.泪骨  11.上颌骨额突  12.中
鼻甲  13.下鼻甲  14.鼻切迹

### 鼻软骨

鼻软骨（图 5-1-10～图 5-1-12）包括侧鼻软骨（upper lateral cartilage）、鼻翼软骨（alar cartilage）和鼻中隔软骨（septal cartilage）。

1. 侧鼻软骨为三角形，左右对称，组成鼻中 1/3。它的上端卷入鼻骨下方，与鼻骨部分重叠，其软骨膜与鼻骨骨膜延续，形成一个整体。它的中端与鼻中隔软骨融合，到达尾端则再次分离形成倒"V"形结构。此种结构对通气有至关重要的作用，手术中切口不当或操作不当可能会损伤该结构导致塌陷畸形。它的尾端多数情况卷入鼻翼软骨下方，形成坚强的结构，同样对通气有很大的作用。

2. 鼻翼软骨左右各一，有内侧脚（medial crus）、中间脚（middlecrus）和外侧脚（lateral crus）。中间脚分为顶部（domal segment）和小叶部（lobular segment），呈马蹄状，为鼻尖支撑结构，以及保持鼻孔形状和大小的主要结构，成为鼻小柱的支架。内侧脚分柱部（columellar segment）和角部（footplate

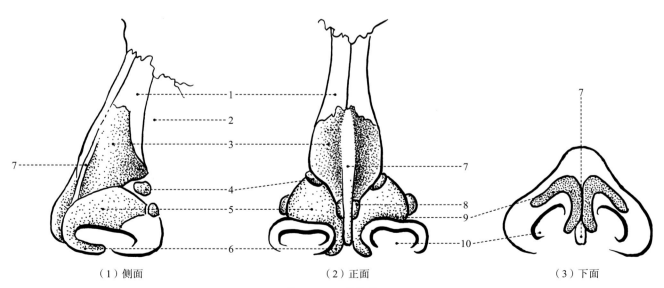

（1）侧面　　　　　　　　　　（2）正面　　　　　　　　　　（3）下面

图 5-1-10  鼻软骨

1.鼻骨  2.上颌骨  3.鼻背板  4.小翼软骨  5.大翼软骨  6.内侧脚  7.鼻隔板  8.鼻副软骨  9.外侧脚  10.鼻孔

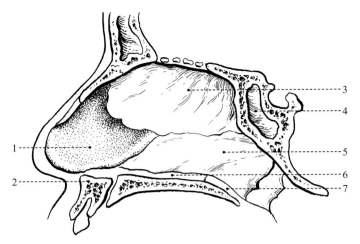

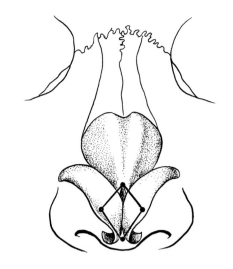

图 5-1-11　鼻中隔软骨

1. 鼻中隔软骨　2. 鼻前棘　3. 筛骨垂直板　4. 蝶窦　5. 犁骨　6. 上颌骨额窦　7. 腭骨水平板

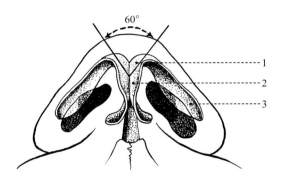

图 5-1-12　菱形鼻尖表现点

1. 中柱　2. 内侧脚　3. 外侧脚

segment），两侧鼻翼软骨的中柱顶部形成的顶间角为 60° 左右，从正面看表现为鼻尖的两个反射点，它与鼻尖上点、鼻尖下点共同组成——鼻尖表现点（tip-defining point）见图 5-1-12，该结构在鼻尖部整形中起着重要的作用。外侧脚是形成鼻小叶的最大成分，外侧通过副软骨（accessory cartilage）与梨状孔（piriform aperture）相连。周围还有一些籽软骨（sesamoid cartilage）起着重要的润滑作用。

3. 鼻中隔软骨为鼻中隔的主要组成部分，呈不规则的四边形，位于筛骨垂直板与犁骨之间，构成鼻梁和鼻尖的主要部分，成为鼻的主要支柱。鼻中隔软骨与筛骨垂直板为端端连接（end-to-end），在此处有增厚，称为中柱（central pilla），正位于鼻礁石部下方，对鼻的支撑起重要作用。

### 外鼻的血供及神经

1. 外鼻的血液供应来自上颌动脉（maxillary artery）、颈外动脉（external carotid artery）分支的面动脉（facial artery）和颈内动脉（internal carotid artery）分支的眼动脉（ophthalmic artery）。鼻根、鼻背及鼻外侧面有眼动脉分支的鼻背动脉（dorsal nasal artery）、面动脉分支的鼻外侧支（external nasal branch of facial artery）和上颌动脉分支的眶下动脉（infraorbital artery）分布；鼻翼及鼻中隔下部由面动脉分支的鼻翼支（alar branch）和鼻中隔支（septal branch）分布。面动脉分支的内眦动脉（angular artery）与眼动脉分支的鼻背动脉相吻合。

2. 静脉与动脉伴行，向上可经内眦静脉（angular vein）至眼静脉（ophthalmic vein）回流入海绵窦（cavernous sinus）；向外可经面深静脉入翼丛（pterygoid venous plexus）仍回海绵窦；向下可经面静脉回流入颈内（internal carotid vein）和颈外静脉（external carotid vein）。由于这些静脉均无静脉瓣，血液流向可随压力而定，面静脉受压时血液流入海绵窦。

3. 外鼻的淋巴管主要沿面静脉而行，注入下颌下淋巴结（submandibular lymph nodes）。外鼻上部有数条淋巴管，向外侧经上、下眼睑，注入腮腺淋巴结（parotid lymph nodes）。外鼻的淋巴管与鼻腔的淋巴管相吻合。

4.面神经颊支支配鼻部肌肉运动。感觉神经是由三叉神经（trigeminal nerve）的分支滑车上神经（supratrochlear nerve）、滑车下神经（infratrochlear nerve）、筛前神经（anterior ethmoidal nerve）和眶下神经（infraorbital nerve）组成。

### 鼻腔

鼻是一个承担呼吸、加湿、过滤、嗅觉功能的身体器官，而这些生理功能也会因手术行为而受到影响，因此手术医生应当对鼻腔也有一定的理解，做的手术应该是功能性鼻整形手术（functional rhinoplasty）。

鼻腔是由骨和软骨围城的腔隙，内衬以粘膜和皮肤，并被鼻中隔分为左、右两个鼻腔。每侧鼻腔向前经鼻孔和外界相通，向后经鼻后孔通咽（pharynx）。

1.骨性鼻腔　为位于面颅部中央的一不规则空腔，被骨性鼻中隔分为左、右两半，骨性鼻中隔（bony septum）呈矢状位，由梨骨和筛骨垂直板共同构成。骨性鼻腔顶主要由筛骨垂直板构成，借筛孔通颅前窝，底为骨腭，外侧壁上有上、中、下三个向下卷曲的骨片，分别称为上鼻甲（superior turbinate）、中鼻甲（middle turbinate）、下鼻甲（inferior turbinate）。上、中鼻甲是筛骨的一部分，下鼻甲是独立的骨块。

2.鼻腔分部

（1）鼻前庭（nasal vestibule）：由鼻翼和鼻中隔下部所围成的空腔，系鼻腔前部的一小部分。鼻前庭后上方有一凸向上的弧形隆起，称鼻阈（nasal limen），系鼻背板下缘覆以黏膜构成，它作为与固有鼻腔的分界，内面衬以皮肤，且含有汗腺和皮脂腺。鼻前庭有坚硬的鼻毛，有净化吸入空气的作用，是疖肿的好发部位之一。

（2）固有鼻腔（nasal proper）：位于鼻内孔和鼻后孔之间呈矢状位狭窄间隙，是鼻腔的主要部分，前至鼻阈，后借鼻后孔通咽。固有鼻腔分为顶、底、外侧壁和内侧壁。

顶较狭窄，呈拱形，从前到后由鼻骨、额部鼻部、筛骨筛板和蝶骨体构成。

底部较宽，前部由上颌骨腭突覆粘膜构成，后部由腭骨的水平板及黏膜构成。

外侧壁由鼻骨、上颌骨、泪骨、筛骨迷路、腭骨垂直板和蝶骨翼突等构成。各鼻甲的外侧面与鼻腔外侧壁之间的空隙，相应称为上、中、下鼻道。上鼻甲的后上方有的人有另一个小的鼻甲，称最上鼻甲和相应的最上鼻道。各鼻甲和鼻中隔之间的空隙称为总鼻道。

内侧壁由鼻中隔构成。分为骨部、软骨部及膜部。骨部位于后部，筛骨垂直板和犁骨构成；软骨部，主要由鼻隔板和鼻翼软骨内侧脚构成，位于前部；膜部位于前下部，皮肤、皮下组织及鼻中隔降肌组成。鼻中隔前下部黏膜内有丰富的毛细血管丛，是鼻出血的好发部位，称"易出血区"。

鼻腔的黏膜分为两部分：嗅区和呼吸区。嗅区位于上鼻甲内侧面以及与其相对的鼻中隔部分。

# 第二节　鼻部美容基本技术

想要做好鼻部美容手术，需要在充分理解鼻部的解剖学的基础上，熟练掌握对骨、软骨、软组织的操作基本功，以达到鼻在面部的协调美观、功能维持以及形态改善。因此，写在鼻部美容手术之前，简单介绍一下常用的鼻部美容基本技术。

### 隆鼻术入路

鼻内入路包括软骨间切口（intercartilage incision）、软骨内切口（endocartilage incision）、边界切口（marginal incision）以及前端切口（front end incision）。

鼻外入路包括鼻小柱横切口（columella tran-sverse incision）、倒 "V" 形切口、阶梯切口（stepped incision）级 "V" 形切口（图 5-2-1）。

### 截骨术

截骨术（osteotome）根据截骨部位可分为内侧、外侧、水平和中间截骨，根据截骨高度可分为高位、低位和双重截骨，截骨的切口内路或外路均可（图 5-2-2）。

1. 驼峰截骨（humpectomy） 最简单的截骨术，用截骨刀（osteotom）将骨性驼峰截除的方法。但需要注意保护鼻礁石部的稳定性，必要时需配以内侧、外侧截骨。

2. 内侧截骨（medial osteotomy） 单独施行时可将骨性中隔鼻骨和侧鼻软骨向外展开，鼻腔空间增大；与外侧截骨共同施行可将宽鼻缩窄；甚至为了驼峰截骨的安全性，可与驼峰截骨、外侧截骨同时进行。

3. 外侧截骨（lateral osteotomy） 可以提高驼峰截骨的安全性，宽鼻缩窄以及歪鼻矫正。

4. 中间截骨（intermediate osteotomy） 通常配合外侧截骨，可以调整鼻骨的形态。

一般截骨术会在其他手术步骤结束后最后进行，以防止肿胀和出血影响形态判断。多种截骨同时进行时，以内侧 - 中间 - 外侧的顺序进行。

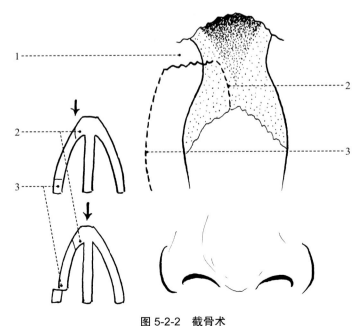

**图 5-2-2　截骨术**
1. 水平截骨　2. 内侧截骨　3. 外侧截骨

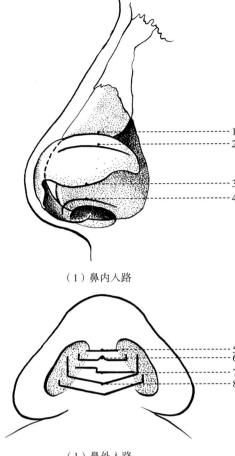

（1）鼻内入路

（1）鼻外入路

**图 5-2-1　手术入路**

1. 软骨间切开　2. 软骨内切开　3. 边界切开　4. 前端切开　5. 鼻小柱横切开　6. 倒 "V" 形切开　7. 阶梯切开　8. "V" 形切开

### 鼻尖成形术（tip plasty）

鼻翼软骨是维持鼻尖形态最重要的结构。我们可以通过缝合的方法，或移植的方法，调整鼻尖的方向，达到更理想的外形。相比西方人，我们的被覆组织厚，软骨小而无力，无法单纯依靠缝合法达到理想的效果，往往要联合移植法。

1. 鼻翼软骨缝合法　见图 5-2-3～图 5-2-10。

（1）内侧脚缝合法（medial crura suture）：可以矫正内侧脚不对称、鼻小柱缩窄以及加强鼻尖支撑。通常会先做此缝合，配合鼻小柱支撑移植物或鼻中隔延伸移植物。

（2）中间脚缝合法（middle crura suture）：可以缩窄中间脚顶部间隙，突出鼻尖小叶（lobule of nasal tip），并加强鼻尖支撑。同样

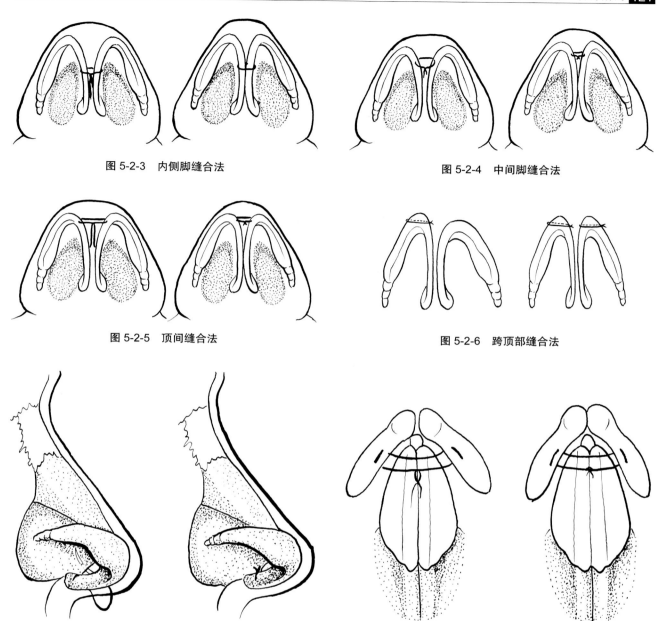

图 5-2-3　内侧脚缝合法　　　　　　　　　　　　　图 5-2-4　中间脚缝合法

图 5-2-5　顶间缝合法　　　　　　　　　　　　　图 5-2-6　跨顶部缝合法

图 5-2-7　内侧脚 - 鼻中隔缝合法　　　　　　　　图 5-2-8　外侧脚缝合法

是配合鼻小柱支撑移植物或鼻中隔延伸移植物。

　　（3）顶间缝合法（interdomal suture）：可以聚拢鼻尖表现点，整体缩窄鼻尖，并延长鼻尖小叶的长度。当行鼻小柱支撑移植或鼻中隔延伸移植时，还能将移植物包裹好，避免外露。

　　（4）跨顶部缝合法（transdomal suture）：可以缩窄顶部间隙，缩窄鼻尖，延长鼻尖小叶，突出鼻尖。经常与顶间缝合法一同操作，以防止明显的不对称。

　　（5）内侧脚 - 鼻中隔缝合法（medial crura-septal suture）：可以灵活增加或减小鼻尖突出度。增加突出度的时候因为顶部间隙也在增宽，需要配合前面其他缝合法缩窄鼻尖。减少突出度的时候顶部间隙缩窄，鼻唇角也同时减小。

　　（6）外侧脚缝合法（lateral crura spanning suture）：可以收拢突出的鼻翼，缩窄顶部间隙，延长鼻尖。

　　（7）外侧脚矫正缝合法（lateral crura convexity control suture）：可以矫正突出的鼻翼，通常配合鼻尖缩小的外侧脚部分切除术。

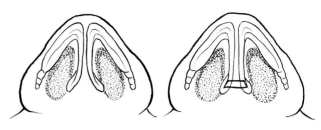

图 5-2-10　内侧脚角部缝合法

（8）内侧脚角部缝合法（medial crura footplate suture）：可以收拢鼻小柱基底，改善鼻孔形态。

还有很多鼻翼软骨缝合方法，可以灵活组合应用。缝线的选择没有"金标准"，无论可吸收或不可吸收，最终还是靠瘢痕维持。打结的力度决定了形态，也决定稳定性，过紧过松都不是最好的选择。

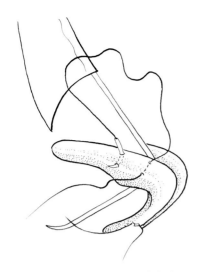

图 5-2-9　外侧脚矫正缝合法

2. 软骨移植法见图 5-2-11～图 5-2-15。

（1）鼻中隔延伸移植（septum extension graft）：通常用于短鼻延长，但它对鼻尖强大的支撑作用更加重要。根据形态可分为扩展移植（spreader graft）、强化移植（batten graft）和直接移植（direct graft）。扩展移植可以防止倒"V"畸形，改善鼻尖下旋，但对维持鼻尖高度较弱，强化移植则相反，直接移植最弱。可根据软骨厚度移植单侧或双侧。

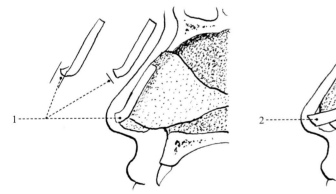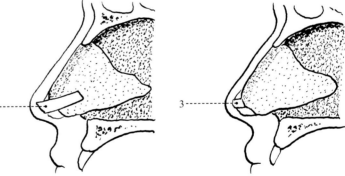

图 5-2-11　鼻中隔延伸移植物

1. 扩展移植　2. 强化移植　3. 直接移植

（2）鼻小柱支撑移植（columellar strut）：比较常用的鼻尖支撑移植，可分为固定移植（fixed graft）和漂浮移植（floating graft），各有利弊。固定移植支撑稳固，可有效提高鼻尖高度，但同时也是"非解剖"的。漂浮移植相对符合生理，但支撑较不稳定。

（3）鼻尖盖板移植（onlay graft）：通常用于抬高并调整鼻尖突度，可单层或多层软骨，根据需要调整的方向垫于中间脚不同位置固定。

（4）盾牌移植（shield graft）：可以在抬高鼻尖的同时将鼻尖下小叶下旋。

其他还有像反旋移植（derotation graft）、外侧脚撑开移植（lateral crural spanning graft）等常用的软骨移植方法，根据不同的形态调整需求灵活应用。用于移植的软骨包括耳软骨的耳甲艇（cymba conchae）和耳甲腔（cavum conchae）软骨、鼻中隔软骨和肋软骨（rib cartilage），各自有其优缺点。耳软骨量中等，

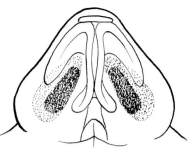

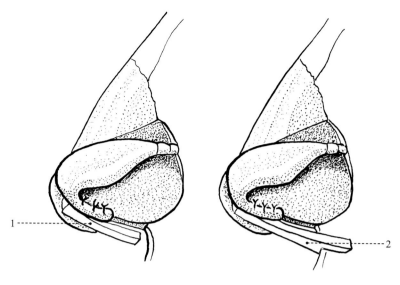

图 5-2-12　鼻小柱支撑移植物

1.漂浮移植　　2.固定移植

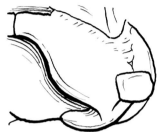

图 5-2-13　鼻尖盖板移植物

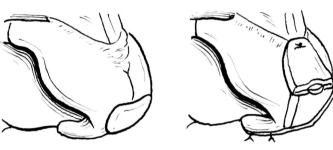

图 5-2-14　盾牌移植物

隐蔽性可，但软而不平；鼻中隔软骨虽硬而直，但量少，且有影响鼻部支撑的可能；肋软骨各方面都良好，但创伤大。需要根据患者的不同条件，不同需求，进行合理的选择。

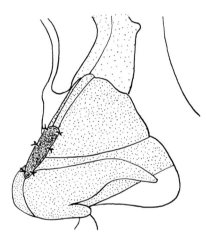

图 5-2-15　反旋移植物

# 第三节　鼻部常见美容手术

早在公元前 600 年间，印度的 Sushruta 首次利用额部皮肤进行了鼻缺损重建手术，鼻部整形手术是整形外科历史上的第一步，是整形外科里非常有代表性的手术。因此，鼻整形手术是整形外科医生必须掌握的手术，但也是比较难掌握的手术。

## 一、隆鼻术

隆鼻术（rhinoplasty）是通过在鼻背部填充各种自体、人工材料以隆高鼻背，并辅以鼻尖成形，达到改善容貌的手术。

### 适应证和禁忌证

适应证：全身健康状况良好，精神正常，鼻结构基本正常或无鼻腔生理功能障碍的低鼻（lower dorsa）、鞍鼻（saddle nose）等鼻形态不良求美者均可接受手术，包括已经接受隆鼻手术后形态不良的病例。

禁忌证：局部有感染病灶或反复鼻出血者、生长发育阶段儿童、或瘢痕体质等求美者不建议接受手术。

### 术前准备

1. 详细了解病史并记录。

2. 检查外鼻的皮肤软组织厚度、质地，骨与软骨大小、软硬等。

3. 检查鼻腔的粘膜是否有感染、溃疡，鼻中隔是否偏曲、穿孔，鼻通气状况等，完善鼻部 CT。

4. 鼻与面部整体分析并手术设计，与求美者达成一致。

5. 风险交代，保存照片等资料。

6. 术前一天备鼻毛。

### 麻醉与体位

1. 全麻可避免局麻导致的肿胀因素、自主呼吸导致的感染风险、深部操作导致的疼痛体验等，在全麻下，仍需配合适当的局麻，以达到止血和水分离（hydrodissection）的效果。

2. 基础条件好，手术简单快速的病例，可选择局麻，需注意保护手术区尽量避免呼吸导致的感染，以及出血误吸（respiratory aspiration）等情况发生。如配合镇静麻醉（sedation anesthesia），必须辅以严格的监护，尤其血氧饱和度（oxygen saturation，SaO）。

3. 体位选择仰卧位，如涉及取耳软骨，头部需保证无菌范围的同时可以灵活转动。局麻患者适当头高位防止出血误吸。

### 鼻背填充材料的选择

首先需要说明，自体组织（autologous tissue）应该是最安全的鼻背填充材料。自体材料用以填充鼻背部可以选择的有真皮脂肪复合移植（dermal fat complex graft）和肋软骨移植，肋软骨包括整块移植和微粒移植（diced cartilage graft），又称"土耳其软糖"。虽然整形外科不断付出了很多努力，但仍无法完全克服真皮脂肪或微粒移植的吸收，肋软骨的坚硬、弯曲等问题。

同时因为东方人皮肤软组织被覆厚、韧，使用假体（prosthesis）时不容易显形，且需求提升的高度要高一些，因此人工假体一直在东方求美者的隆鼻术中占据重要的地位，目前最常用的人工假体有硅胶（silicone）和膨体（gore-tex）。

硅胶的特点是术后没有高度变化，这是相比膨体最大的优点，膨体假体因其微孔结构（micropore structure）的压缩，通常术后会下降约 20% 的高度。硅胶会形成包膜（capsule），膨体由于组织长入微孔，不形成包膜。因此硅胶假体移动性大，晚期可能发生包膜感染、挛缩（contracture）；而膨体则存在取出相对困难，皮肤薄的病例假体更容易显形等问题。假体晚期钙化（calcification）方面是硅胶更容易发生，而早期感染方面则对膨体要求的操作更高。硅胶需要对假体雕刻以达到更好的贴附，而膨体可以利用其压缩性自然贴附，尽量少做雕刻。膨体因其早期感染几率高，需要更多的消毒处理，甚至建议运用负压进行碘伏盐水的抽吸，达到微孔内消毒的目的。

### 手术步骤

1. 除非条件特别适合的病例会使用 L 形假体，通常选择柳叶形假体 + 鼻尖成形术。

2. 模拟鼻尖提升到理想高度、突出度后，根据高度差设计柳叶形假体的厚度。假体的尾侧不应给鼻尖支架过多的压力，头侧则根据额头的突出度，大约在眉眼中间处的黄金点，头尾侧定位形成了假体的长度。宽度则根据鼻宽或拟截骨后的鼻宽为准（图 5-3-1）。

3. 除条件适合病例选鼻内入路，通常选取鼻外入路切开，锐性剥离至显露整个鼻翼软骨，剥离子将鼻骨骨膜连同上方软组织一并掀起，至设计上点处（图 5-3-2，图 5-3-3）。

4.运用前文提到的鼻尖成形术做好支撑，将鼻尖抬高到理想位置，将处理好的假体植入鼻背筋膜下腔隙内，观察外形，调整至满意，闭合创口（图 5-3-4）。

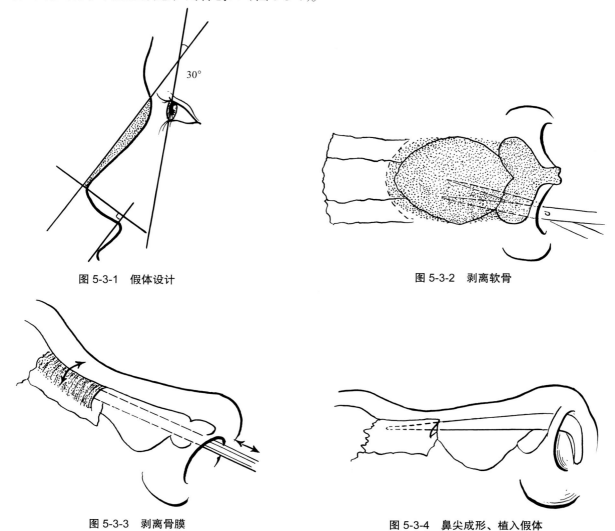

图 5-3-1　假体设计

图 5-3-2　剥离软骨

图 5-3-3　剥离骨膜

图 5-3-4　鼻尖成形、植入假体

### 术后并发症与预防

根据求美者的鼻部条件和医生的经验和操作，术后并发症的发生率是有差异的。整形外科医生不但要掌握预防并发症发生的手术技巧，当并发症发生时更要有解决的能力。

1.包膜挛缩（capsule contracture）　将挛缩的包膜和瘢痕组织与鼻翼软骨和皮肤充分剥离，取出硅胶假体并更换膨体或自体组织填充物。

2.感染（infection）　鼻内入路开窗，抗生素冲洗，同时配合口服或静脉抗生素治疗。保守治疗一周如无明显好转，需取出假体，待半年后再次行假体填充。

3.假体外露（implant exposure）　在假体尚未外露时，可以通过缩小假体，薄弱区垫以自体软骨或真皮的方式解决；假体已经外露时，取出假体待 3 个月以后再行假体填充，皮肤缺损区尽量闭合，缺损严重时瘢痕愈合后二期皮瓣修复（flap reconstruction）。

4.皮肤发红和假体显形（color change and visible contour）　假体更换为自体真皮脂肪组织填充，如坚持使用假体，建议降低高度并加强假体浅面软组织厚度。

5.钙化（calcification）　需要更换新假体，如果包膜已发生钙化，需要切除包膜。

6. 假体活动（movable implant） 如假体放置在骨膜以浅，改为放入鼻骨骨膜（nasal bone periosteum）深面处理；如假体已经放置在骨膜以深，将假体改为放入深方包膜以深处理。

7. 迟发性血肿（late spontaneous hematoma） 用注射器抽出积血后加压包扎，必要时服用止血剂，如保守治疗无效反复，取出假体清创后更换膨体或自体组织填充物。

## 解剖特点与治疗要素

| 解剖特点 | 治疗要素 |
| --- | --- |
| 鼻背低平 | 自体软骨、真皮脂肪组织或硅胶、膨体填充 |
| 鼻尖低平 | 鼻翼软骨缝合法和 / 或软骨移植法鼻尖成形 |
| 骨性畸形 | 截骨术 |
| 术后并发症 | 积极预防并修复 |

## 二、驼峰鼻矫正

驼峰鼻矫正（hump correction）是将鼻背部过度发育成角隆起的驼峰样组织切除以达到顺滑鼻背轮廓线的手术。

### 适应证和禁忌证

适应证：全身健康状况良好，精神正常，无鼻腔生理功能障碍的驼峰鼻畸形均可接受手术。

禁忌证：局部有感染病灶或反复鼻出血者、生长发育阶段儿童或瘢痕体质等求美者不建议接受手术。

### 术前准备

1. 详细了解病史并记录。

2. 检查鼻骨、鼻中隔软骨和侧鼻软骨甚至鼻尖形态等。

3. 检查鼻腔的黏膜是否有感染、溃疡，鼻中隔是否偏曲、穿孔，鼻通气状况等。

4. 完善鼻部 CT。

5. 鼻与面部整体分析并手术设计，与求美者达成一致。

6. 风险交代，保存照片等资料。

7. 术前一天备鼻毛。

### 麻醉与体位

首选全麻，条件好程度轻的病例可考虑局麻，仰卧位。

### 手术方案设计

相对低鼻形态的轻度病例，可以选择无视驼峰，直接通过尾侧鼻尖和鼻尖上区的抬高，达到更理想的鼻部形态。正常鼻形态的中度病例，可选择直接驼峰切除术。高鼻形态的重度病例，需要将形成驼峰的各个要素分别处理，以达到安全、稳定、理想的鼻部形态。

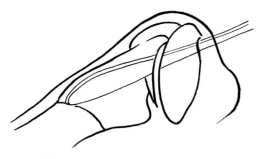

图 5-3-5 显露驼峰软骨区及骨性区

**手术步骤**

1. 轻中度病例选鼻内入路，重症选鼻外入路。锐性剥离至显露整个驼峰软骨区，剥离子分离至显露整个驼峰骨性区，重症病例分离更广，需显露至截骨范围（图 5-3-5）。

2. 轻度病例的鼻尖抬高参考鼻尖成形部分内容。

3. 中度病例采取直接驼峰切除术（en bloc humpectomy），标记好驼峰区域后，软骨区用剪刀或 11 号尖刀切除，至骨性区换骨剪或截骨刀切除剩余部分驼峰。此法将驼峰软骨区和骨性区整块切除，手术简单快速，但需注意切除的量不宜超过 3.0mm。过多的切除可能损伤鼻内黏膜，一旦损伤而未进行有效修复，会发生粘连，影响通气（图 5-3-6，图 5-3-7）。

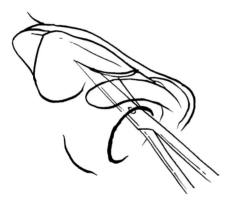

图 5-3-6 剪除软骨区驼峰

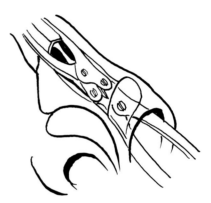

图 5-3-7 剪除骨性区驼峰

4. 重度病例需要进行的分离更彻底，包括粘膜和侧鼻软骨与鼻中隔背部的连接，如上法分别切除软骨和鼻骨驼峰，并进行侧鼻软骨的缩小。如必须切除部分鼻背部鼻内黏膜，需用可吸收线闭合紧密。切除后的鼻背部缺损较大，需配合截骨术，以达到安全稳定的术后效果（图 5-3-8，图 5-3-9）。

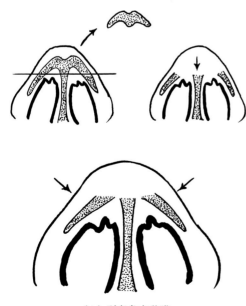

（1）剥离鼻内黏膜

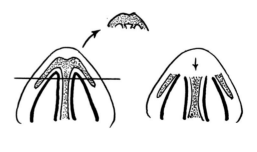

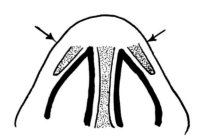

（2）未剥离鼻内黏膜

图 5-3-8 剪除驼峰与鼻内黏膜的关系

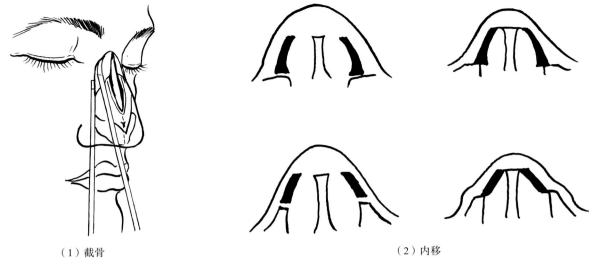

（1）截骨　　　　　　　　　　　　　　　　　　　　　　（2）内移

图 5-3-9　截骨

**术后并发症**

1. 出血、血肿　截骨易致出血，且无法确切止血，术中可用肾上腺素纱条暂时性压迫止血，术后注意确切加压包扎。

2. 继发形态不良　包括矫枉过正、矫正不足、不对称、凸凹不平等，可填充凹陷或截（切）除凸出的方式进行调整。

3. 黏膜损伤　严重者会发生粘连，引起鼻塞，可进行黏膜缝合，必要时需填塞硅胶膜 2 周以防止粘连。

4. 粉碎性骨折　粉碎性骨折的小骨片不易固定，需尽量复位后，鼻腔填塞止血棉并辅以经皮外固定缝合。

## 解剖特点与治疗要素

| 解剖特点 | 治疗要素 |
| --- | --- |
| 驼峰不高、鼻尖下垂 | 软骨缝合法和软骨移植法的鼻尖成形 |
| 中度驼峰 | 直接驼峰切除 |
| 重度驼峰 | 直接驼峰切除 + 侧鼻软骨切除 + 截骨术 |
| 鼻内黏膜、鼻礁石部 | 注意保护 |

## 三、鼻孔成形术

鼻孔成形术（nostrioplasty）是通过调整鼻翼外侧脚角部的形态和大小，鼻孔的倾斜度及鼻孔与鼻翼交界区软组织形态，改善鼻孔 - 鼻翼形态的手术。

**适应证和禁忌证**

适应证：全身健康状况良好，精神正常，无鼻腔生理功能障碍的鼻孔、鼻翼畸形均可接受手术。

禁忌证：局部有感染病灶或反复鼻出血者、生长发育阶段儿童、或瘢痕体质等求美者不建议接受手术。

### 术前准备

1. 详细了解病史并记录。

2. 检查鼻小柱、鼻孔、鼻翼形态等。

3. 检查鼻腔的黏膜是否有感染、溃疡，鼻通气状况等。

4. 鼻与面部整体分析并手术设计，与求美者达成一致。

5. 风险交代，保存照片等资料。

6. 术前一天备鼻毛。

### 麻醉与体位

局部浸润麻醉，仰卧位。

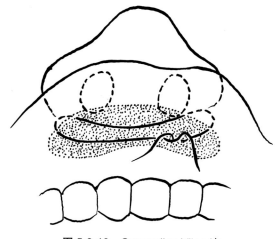

图 5-3-10　Gonazallez-Vlloa 法

### 手术方案设计

根据不同的鼻小柱、鼻翼和鼻孔形态问题，采取相应的手术治疗。如单纯的鼻小柱基底肥大，采用内侧脚角部缝合法（medial crura footplate suture），再如软组织条件较好的病例，采用鼻翼基底外侧脚缝合法等（alar base lateral crura suture），见图 5-3-10，微创的简单方法能解决的问题避免复杂化。真性的组织过量需要手术切除的病例，根据不同的局部解剖特点选择合适的手术方法。

### 手术步骤

对鼻翼 - 鼻基底进行楔形或新月形切除，缩小鼻翼，调整鼻孔形态。主要包括 Weir 法、Joseph 法、Takahashi 法、Furukawa 法、Mutou 法等（图 5-3-11）。如伴有鼻小柱倾斜或鼻基底缺损，也可辅以菱形切除、Z 成形或 V-Y 成形等方法解决（图 5-3-12～图 5-3-14）。

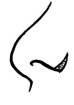

（1）Weir 法

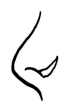

（2）Joseph 法　　　　　　　　　　　　　　　　（3）Takahashi 法

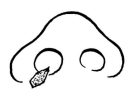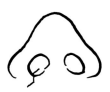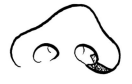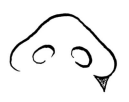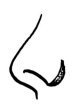

（4）Furukawa 法　　　　　　　　　　　　　　　（5）Mutou 法

图 5-3-11　鼻翼缩小的各种方法

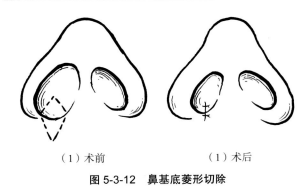

（1）术前　　　　　　（1）术后

图 5-3-12　鼻基底菱形切除

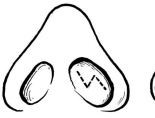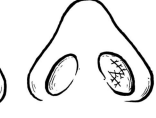

（1）术前　　　　　　（1）术后

图 5-3-13　鼻前庭 Z 成形

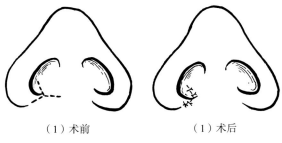

（1）术前　　　　　　（1）术后

图 5-3-14　V-Y 成形

**术后并发症**

1. 瘢痕　鼻孔鼻翼整形最大的问题就是瘢痕问题，术中处理好张力、美容缝合、术后合理的换药等均起到重要作用。

2. 感染　因为鼻端部皮肤特性，较容易发生感染，也是瘢痕可能严重的主要原因之一，术后护理尤为重要。

3. 不对称　一味地切除肥大侧调整对称性是不可取的，根据鼻部亚单位的美学标准，合理运用皮瓣修复。

## 解剖特点与治疗要素

| 解剖特点 | 治疗要素 |
| --- | --- |
| 鼻小柱基底肥大 | 内侧脚缝合法 |
| 软组织条件好 | 鼻翼基底外侧脚缝合法 |
| 鼻翼 - 鼻孔肥大 | 楔形或新月形切除 |
| 不对称 | 菱形切除、Z 成形或 V-Y 成形 |

## 四、鼻端肥大矫正术

鼻端肥大矫正术（correction of nasal hypertrophy）是去除鼻尖和鼻翼软骨表面处过量的脂肪纤维组织，以改善鼻尖圆钝、鼻翼宽厚的"蒜头鼻"样外观的手术。

**适应证和禁忌证**

全身健康状况良好，精神正常，无鼻腔生理功能障碍的鼻下端肥大的求美者均可接受手术。局部有感染病灶或反复鼻出血者、生长发育阶段儿童、或瘢痕体质等求美者不建议接受手术。

**术前准备**

1. 详细了解病史并记录，检查鼻尖、鼻翼形态等。
2. 检查鼻腔的黏膜是否有感染、溃疡，鼻通气状况等。
3. 鼻与面部整体分析并手术设计，与求美者达成一致。
4. 风险交代，保存照片等资料。

5. 术前一天备鼻毛。

### 麻醉与体位

局部浸润麻醉，仰卧位。

### 手术方案设计

原则就是切除过多的鼻头增生、肥厚软组织，并切除多余的鼻翼软骨。

### 手术步骤

采用鼻外入路，分离显露鼻翼软骨，可做双平面分离（biplane dissection），保证血供的前提下被覆仅保留薄层皮下组织，将软骨与被覆间过多的软组织切除。当鼻尖降低较大时，可造成鼻翼基底部组织相对过多，两侧隆起，鼻孔低平，此时可参考前文鼻孔成形术进行鼻翼缩小手术（图5-3-15）。必要时，充分松解鼻翼软骨，行鼻翼软骨缝合术，甚至将一部分鼻翼软骨切除（chondrectomy），使两侧鼻翼间距缩小，进一步达到鼻翼缩小的目的（图5-3-16）。

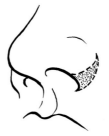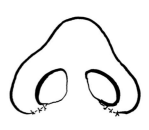

（1）鼻尖降低幅度较大时，可造成鼻翼基底部组织过多，向两侧隆起　（2）切除多余鼻翼基底部组织　（3）切口缝合

**图 5-3-15　鼻端肥大矫正联合鼻翼缩小**

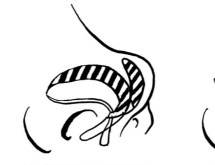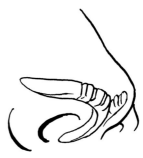

（1）阴影部分显示的是需切除的鼻翼软骨　（2）部分软骨切除后的鼻尖示意

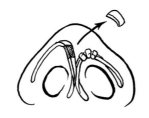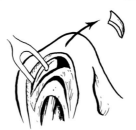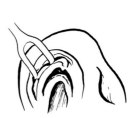

（3）右侧穹隆降低　（4）切除软骨弓上部分软骨　（5）将鼻翼软骨外侧脚推向中线与内侧脚缝合，前庭部皮肤皱褶可以去除也可以不去除

**图 5-3-16　鼻翼软骨切除过程**

### 术后并发症

1. 皮肤坏死　修薄鼻部 SMAS 需慎重，鼻部血供多在此层，损伤严重会导致皮肤坏死。

2. 感染　同样在过多切除肥厚软组织后，因鼻端部皮肤质地韧，可能无法有效贴服，产生死腔，发生感染的概率增大。

3. 不对称　除了软组织方面的不对称，还可能发生因软骨操作后支架坍塌，导致不对称畸形。

## 解剖特点与治疗要素

| 解剖特点 | 治疗要素 |
| --- | --- |
| 鼻头软组织肥大 | 切除脂肪软组织减量 |
| 继发性轻度鼻翼肥大 | 鼻翼缩小手术 |
| 中度鼻翼肥大 | 配合软骨缝合法 |
| 重度鼻翼肥大 | 启用软骨切除法 |

## 五、鼻翼基底填充术

鼻翼基底填充术（nasal base filling）是通过在鼻翼基底部梨状缘区域填充各种自体、人工材料以垫高鼻基底，达到改善面中部凹陷的手术。

### 适应证和禁忌证

全身健康状况良好，精神正常，无口鼻腔生理功能障碍的鼻翼基底凹陷求美者均可接受手术。局部有感染病灶的患者、生长发育阶段儿童等求美者不建议接受手术。

### 术前准备

1.详细了解病史并记录，检查鼻翼基底形态等。
2.检查口腔的黏膜是否有感染、溃疡等。
3.鼻与面部整体分析并手术设计，与求美者达成一致。
4.风险交代，保存照片等资料。
5.术晨口腔冲洗。

### 麻醉与体位

首选全麻，条件好程度轻的病例可考虑局麻，仰卧头低位。

### 手术方案设计

坐位判断鼻翼基底凹陷程度、鼻唇沟深度以及凸嘴程度，并设计填充假体范围。轻度病例，选择自体脂肪填充于真皮下，量不宜过多，防止游走影响填充效果。中重度病例，选择自体真皮和骨组织时，虽然大大减少了游走风险，填充量也充足，但存在吸收问题。人工材料如膨体等填充量恒定，手术可逆，是一个比较好的选择。

### 手术步骤

进行口腔内消毒冲洗后，采用上颌前庭沟黏膜切口，切开至骨面，使用剥离子向上剥离显露上颌骨前外侧壁及梨状孔边缘，至眶下孔下方。按照术前设计修剪三角形假体，假体底面尽量贴合牙槽骨轮廓。对假体进行消毒处理后，植入剥离腔隙，观察外形，必要时进一步修剪。将假体深方固定后，关闭创口，加压包扎。

### 术后并发症

1.感染　同隆鼻术假体感染。
2.植入物移位　分离范围过大，未雕刻贴合牙槽骨的凹槽，固定不稳固等，均有可能引起植入物移位。
3.不对称　不考虑颌骨或软组织既有的不对称性，一味追求双侧植入物对称性的操作，可能会导致原有不对称的放大。

### 解剖特点与治疗要素

| 解剖特点 | 治疗要素 |
| --- | --- |
| 轻度凹陷 | 自体脂肪注射 |
| 中度凹陷 | 自体真皮移植 |
| 重度凹陷 | 人工假体或自体骨移植 |
| 极重凹陷 | 正颌手术 |

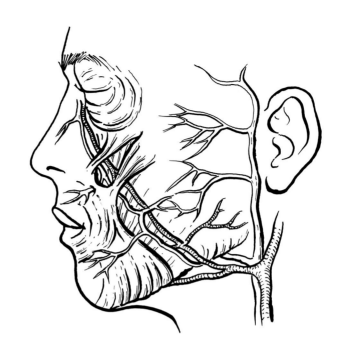

# 第六章

# 唇颊部解剖

# 第一节　唇部应用解剖

## 一、口唇表面形态

口唇部是指上、下唇与口裂周围的面部组织，上至鼻底、下至颏唇沟（mental crease），两侧以唇面沟（melolabial crease）为界（图 6-1-1）。中部横行的口裂将唇分为上唇（upper lip）和下唇（lower lip），二者相交于口角（commissure）。唇的游离缘呈优美的弓背形，称唇弓（labial arch），西方艺术家也称之为"丘比特弓"（Cupid's bow）。两侧唇弓的最高点，称唇峰。上唇正中部位的唇弓微向前下方突起，形成唇珠（tubercle）。由鼻小柱向下至上唇唇红缘的纵行浅沟，称人中沟（philtral groove）。其两侧微微隆起的皮肤嵴，称人中嵴（philtral columns）。

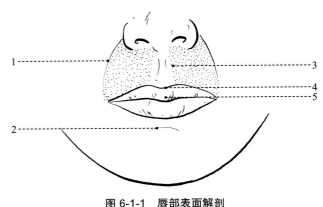

**图 6-1-1　唇部表面解剖**
1.鼻唇沟　2.唇颏沟　3.人中嵴　4.唇红缘　5.唇珠

上唇部解剖结构复杂，可分为中间的人中亚单位及两侧的侧亚单位，尤其是中间亚单位，一旦受到破坏，很难做到完美重建，故涉及此区的手术应予以充分考虑。

## 二、唇部组织结构

唇部软组织由浅至深依次为皮肤、浅筋膜、肌层、黏膜下层及黏膜。皮肤、浅筋膜及口轮匝肌连接紧密，含丰富的皮脂腺、汗腺和毛囊，成年男性长有胡须。浅筋膜层主要为疏松结缔组织，故口唇发生炎症反应时，水肿尤为明显。口轮匝肌（orbicularis oris）围绕口裂呈环形排列，收缩时引起闭口。口轮匝肌的深层为括约肌，由提上唇肌（evator labii superioris）、降下唇肌（depressor labii inferioris）、颧肌（zygomaticus）、笑肌（risorius）、降口角肌（depressor anguli oris）、颏肌（mentalis）和颊肌（buccinator）等（图 6-1-2），收缩时引起开口。口轮匝肌与括约肌协调运动，产生微妙的表情变化，以表达情感。黏膜下层富含黏液腺，内有上、下唇动脉形成的环状动脉弓。黏膜层分为唇红部和口腔黏膜两部分，唇红部的上皮较薄，有角化层，其固有层形成的乳头特别高，故可透过唇红看清血液的颜色。

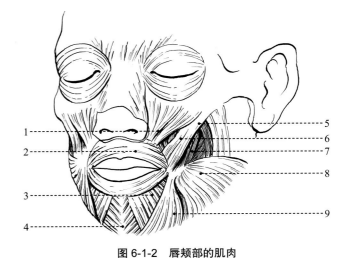

**图 6-1-2　唇颊部的肌肉**
1.提上唇肌　2.口轮匝肌　3.降下唇肌　4.颏肌　5.颧大肌
6.颧小肌　7.颊肌　8.笑肌　9.降口角肌

## 三、颊部组织结构

颊部，由浅至深依次为皮肤、皮下脂肪、SMAS、颊肌、黏膜下层肌黏膜。上界为颧骨（zygoma）及颧弓（zygomatic arch），下界为下颌骨下缘，内侧为鼻唇沟（nasolabial fold），外侧为咬肌前缘。与唇部相比，颊部的皮肤与皮下组织及肌肉连接较疏松，皮下脂肪较厚，SMAS 与口轮匝肌延续，在 SMAS 的深面为颊肌，二者之间除了由面神经（facial nerve）的分支及腮腺导管（parotid duct）通过之外，还有一脂肪团，即颊脂肪垫（buccal fat pad）。颊肌呈四边形，位于上、下颌骨之间，起自翼下颌韧带（pteromandibular ligament）及第 3 磨牙牙槽突的外面，向前内止于鼻唇沟韧带，下唇颊肌的深面为黏膜下层及黏膜，与上颌第 2 磨牙牙冠相对应处，有一高出黏膜的乳头状突起，称为腮腺导管乳头（图 6-1-3，图 6-1-4）。

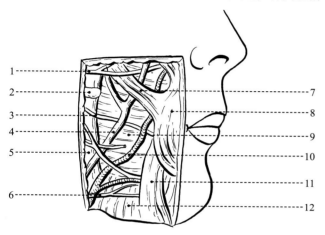

图 6-1-3　颊部组织结构图

1. 面神经颊支　2. 腮腺导管　3. 面神经下颊支　4. 面静脉　5. 咬肌
6. 面神经下颌缘支　7. 颧大肌　8. 口轮匝肌　9. 颊肌　10. 面动脉
11. 降口角肌　12. 颈阔肌

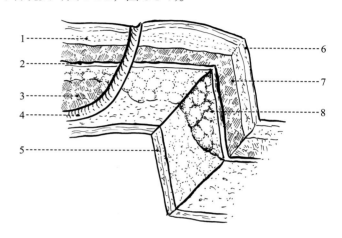

图 6-1-4　颊部剖面图

1. 黏膜下层　2. 颊筋膜　3. 咬肌　4. 腮腺导管　5. 皮肤　6. 黏膜
7. 颊肌　8. 颊脂肪垫

## 四、唇颊的血管、神经

口唇的血供主要来自面动脉（facial artery）的分支，此外还有来自眼动脉（ophthalmic artery）和眶下动脉（infraorbital artery）的分支（图 6-1-5，图 6-1-6）。面动脉在口角处发出上、下唇动脉，它们在肌的深面紧贴于黏膜，邻近上、下唇游离缘。

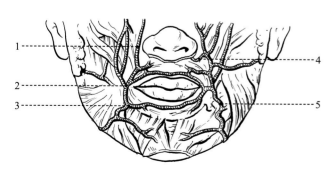

图 6-1-5　唇颊部的血供示意图（正位）

1. 内眦动脉　2. 上唇动脉　3. 下唇动脉　4. 鼻外侧动脉　5. 面动脉

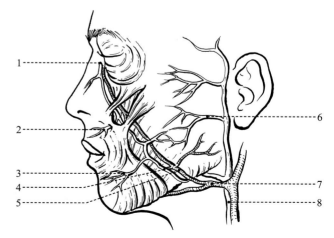

图 6-1-6　唇颊部的血供示意图（侧位）

1. 内眦动脉　2. 上唇动脉　3. 下唇动脉　4. 面动脉　5. 面静脉
6. 面横动脉　7. 面静脉干　8. 颈外动脉

在上唇或下唇，左、右侧的唇动脉自由吻合形成一围绕口的环。唇部静脉与眼静脉（ophthalmic vein）存在广泛吻合，回流入面静脉（facial vein），受阻时则逆流入海绵窦（cavernous sinus）。

# 第二节　唇颊部畸形与缺损的常见手术

## 一、薄唇增厚术

薄唇（thin lips）指由先天性唇红发育不良、衰老或后天性肿瘤等原因导致的唇红过薄、丰满度不足，较容易给人尖酸刻薄的印象，常影响美观甚至社会交往。

### 适应证与禁忌证
1. 要求改善唇红厚度或丰满度者、仅需轻微扩张唇型者，皆可手术。
2. 局部急性炎症、全身感染性疾病者应先控制炎症。
3. 术前常规口服阿司匹林者，应停用阿司匹林一周。
4. 患高血压、糖尿病、自身免疫性疾病、凝血功能障碍的患者，应积极控制疾病至合理状态。

### 术前准备
1. 完善常规术前检查检验，排除手术禁忌。
2. 选择适当的手术方法，合理设计切口。
3. 化妆者卸去妆容。
4. 氯己定含漱液及生理盐水充分漱口。

### 麻醉与体位
1. 局部麻醉或神经阻滞麻醉，以神经阻滞麻醉为佳。
2. 仰卧位。

### 手术方法
1. 红唇横向 Y-V 成形术　翻起上唇，在红唇黏膜设计两个开口在侧方的"Y"形切口，亚甲蓝标记，麻醉满意后，切开红唇黏膜及黏膜下层，适当分离，形成两个蒂在侧方的"V"形唇黏膜瓣，将两黏膜瓣相向推进，尖端相对或交错缝合，以增加红唇的厚度（图 6-2-1，图 6-2-2）。

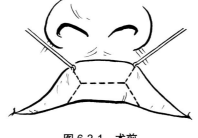

图 6-2-1　术前

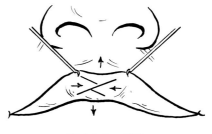

图 6-2-2　术后

2. 上唇高度缩短术　上唇过低和衰老所致的上唇皮肤松弛、下垂以致薄唇者，除上述"红唇横向 Y-V 成形术"外，可考虑配合此法。自然状态下，由两侧鼻翼下缘、经鼻底弯向鼻孔内、到鼻小柱根部画一"波浪形"连线，以手指并向上轻轻推提上唇皮肤，充分显露红唇至满意形态，一般以牙齿显露

3～4mm 为宜，以估计应切除皮肤宽度，于欲切除皮肤下方再画一走向平行的"波浪形"连线。切除多余皮肤组织，有时尚需楔形切除部分肌肉。调整红唇显露满意后，间断缝合各层组织（图 6-2-3，图 6-2-4）。

3.唇线再造术 上唇过低和衰老所致的上唇皮肤松弛、下垂以致薄唇者，还可考虑配合此法以缩短上唇、再造唇线。于唇红缘上方设计如图 6-2-5 所示的切口线，亚甲蓝标记，麻醉满意后，切开皮肤及皮下，两侧各切除三角形皮肤组织一块，适当潜行分离，分层对位缝合皮下及皮肤，改善口唇外形（图 6-2-5～图 6-2-7）。

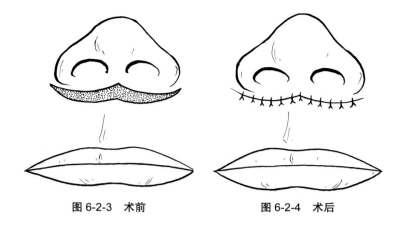

图 6-2-3 术前　　　　　图 6-2-4 术后

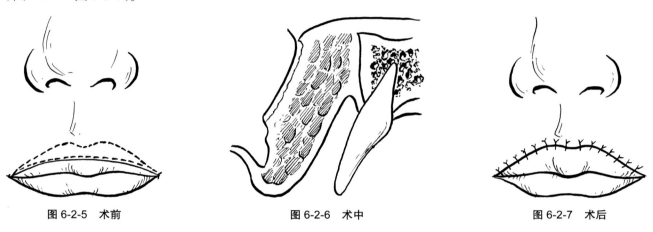

图 6-2-5 术前　　　　图 6-2-6 术中　　　　图 6-2-7 术后

**术后并发症与预防**

1.感染 术前彻底漱口，术中严格无菌操作，术后 3 日进温流质饮食并加强口腔护理，酌情口服抗生素。

2.黏膜瓣血运障碍 常规皮瓣设计时长宽比例约 1.5∶1，但唇部血运丰富，长宽比例可达 4∶1，但一般建议不超过 3∶1，以保证血供；术后静脉回流不畅时，可通过局部肝素盐水按摩、全身应用激素减轻水肿来改善。

3.瘢痕增生 围手术期预防感染、避免辛辣刺激饮食，术中精细操作，解剖对位、无张力缝合，适当加压包扎，唇部适当制动，均有助预防瘢痕增生。

4.外形不满意 术前充分评估薄唇病因及程度，与患者充分沟通手术改善薄唇的有限性，对唇红厚度抱更高期待者，可考虑配合注射隆唇。

## 解剖特点与治疗要素

| 解剖特点 | 治疗要素 |
| --- | --- |
| 先天性唇红过薄 | 推进或交叉黏膜瓣增加唇红的厚度 |
| 上唇偏低 | 切除上唇多余皮肤，缩短上唇 |
| 后天性唇红丰满度下降 | 上唇皮肤提紧和／或黏膜瓣法增加唇红的厚度 |

## 二、厚唇变薄术

厚唇（full lips）是指由于先天或后天因素（如慢性炎症）所致的唇肥厚。求美者常因厚唇影响美观和社会交往而要求手术。

### 适应证与禁忌证

1. 因红唇过厚、红唇内侧口腔黏膜发育过度、红唇慢性炎性增生等，要求改善唇红厚度的患者，皆可手术。

2. 上颌前突或牙齿发育异常导致上唇前突时，不应当对厚唇进行手术处理。

3. 局部急性炎症、全身感染性疾病者应先控制炎症。

4. 术前常规口服阿司匹林者，应停用阿司匹林一周。

5. 患高血压、糖尿病、自身免疫性疾病、凝血功能障碍的患者，应积极控制疾病至合理状态。

### 术前准备

1. 完善常规术前检查检验，排除手术禁忌。

2. 选择适当的手术方法，合理设计切口。

3. 化妆者卸去妆容。

4. 氯己定含漱液及生理盐水充分漱口。

### 麻醉与体位

1. 局麻或神经阻滞麻醉，以神经阻滞麻醉为佳。

2. 仰卧位。

### 手术方法

翻起上唇，在干湿唇交界、靠近口腔黏膜一侧，设计一横向窄梭形切口，亚甲蓝标记，长度超过口角、延伸至口内颊部，以免口角侧出现"猫耳"畸形；宽度视唇厚度而定，深度不超过肌层（图 6-2-8）。沿切线楔形切除过多的黏膜组织，一般病例尽量不做口轮匝肌切除，不做分离，直接拉拢缝合，以使切口隐秘；为保证术后唇珠形态丰满，正中部切除的宽度勿过宽（图 6-2-9，图 6-2-10）。

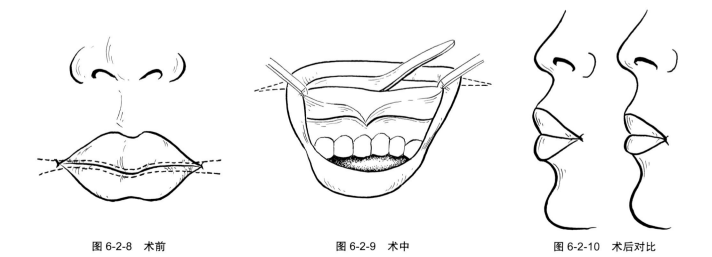

图 6-2-8　术前　　　　　　　　　　图 6-2-9　术中　　　　　　　　　图 6-2-10　术后对比

### 术后并发症与预防

1. 感染　参考"一、薄唇增厚术"。
2. 切口裂开　术中严密对位缝合，术后一周限制唇部活动。
3. 外形不满意　术前与患者充分沟通，仔细评估、精确设计切口。

## 解剖特点与治疗要素

| 解剖特点 | 治疗要素 |
| --- | --- |
| 唇红厚度过厚 | 适当切除部分唇红黏膜组织，红唇减薄 |
| 唇外翻 | 楔形切除，于黏膜下层适度分离，矫正外翻 |

## 三、唇外翻畸形整复术

唇外翻（lip ectropion）可由感染、创伤及颜面部烧伤等因素造成，轻者仅表现为轻度唇外翻，重者常伴进食、语言等功能障碍，其发病机制以各种病因所致的瘢痕挛缩、牵拉为常见，处理原则应以外翻畸形程度和功能障碍程度而定。

### 适应证与禁忌证

1. 因唇外翻畸形影响美观、要求手术的患者，皆可手术。
2. 局部急性炎症、全身感染性疾病者应先控制炎症。
3. 术前常规口服阿司匹林者，应停用阿司匹林一周。
4. 患高血压、糖尿病、自身免疫性疾病、凝血功能障碍的患者，应积极控制疾病至合理状态。

### 术前准备

1. 完善常规术前检查检验，排除手术禁忌。
2. 选择适当的手术方法，合理设计切口。
3. 化妆者卸去妆容。
4. 氯己定含漱液及生理盐水充分漱口；全麻患者采用双氧水、稀释碘伏及生理盐水交替冲洗口腔。

### 麻醉与体位

1. 儿童采用全麻；成人或可配合的儿童选用局麻或眶下神经和 / 或颏神经阻滞麻醉。
2. 仰卧位。

### 手术方法

1. 鼻唇沟皮瓣法修复下唇外翻畸形　依据下唇的外翻程度和组织损伤范围，于鼻唇沟设计蒂在下的皮瓣，亚甲蓝标画切口线，切除瘢痕，充分松解，复位下唇，将鼻唇沟皮瓣向下转移、修复创面，鼻唇沟创面拉拢缝合，适当加压包扎（图 6-2-11，图 6-2-12）。
2. 颌颈部旋转皮瓣法修复下唇及口角外翻畸形　依据下唇及口角外翻程度和组织缺损范围，于同侧颌颈部设计蒂在上方的皮瓣，亚甲蓝标画切口线，切除瘢痕，潜行分离、充分松解，复位下唇和口角，将皮瓣向上转移、修复创面，供区创面拉拢缝合，适当加压包扎（图 6-2-13，图 6-2-14）。

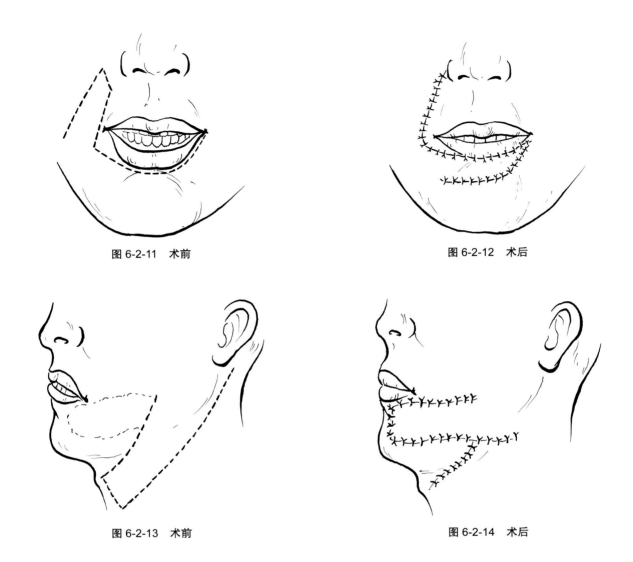

图 6-2-11　术前　　　　　　　　　　　　　　　　图 6-2-12　术后

图 6-2-13　术前　　　　　　　　　　　　　　　　图 6-2-14　术后

### 术后并发症与预防

1. 感染、皮瓣血运障碍：参考"一、薄唇增厚术"。

2. 瘢痕增生：预防感染，精准对位、无张力缝合，适当加压，术后避免辛辣刺激饮食。

3. 畸形复发：早期适当加压、配合中远期按摩，预防瘢痕挛缩是关键；此外尚应在设计皮瓣时适当"矫枉过正"，以预防畸形复发。

## 解剖特点与治疗要素

| 解剖特点 | 治疗要素 |
| --- | --- |
| 瘢痕挛缩 | 切除／松解瘢痕，修复解除挛缩后的创面 |
| 唇黏膜翻出 | 组织复位后，按"厚唇变薄"法修复唇形 |
| 口角歪斜 | 复位口角，充分减张 |

## 四、小口畸形整复术

小口畸形，又称小口症（microstomia），其病因可分为先天性和后天性两种，以后天性小口畸形为常见，常为口周烧伤后瘢痕挛缩所致，亦可因外伤、肿瘤术后、或唇裂修复失败等引起，重者口裂呈鱼口状。

正常成人上下唇轻闭时，理想的口裂宽度（即口角间距）约为眼内眦间距的 1.5 倍，相当于平视时两眼瞳孔垂直延伸线的间距，约 3.6～4.5cm，即标准型。按口裂宽度，可将小口畸形分为三度：Ⅰ度，口裂宽度等于瞳孔内侧缘垂线间距；Ⅱ度，等于眼内眦间距；Ⅲ度，小于内眦角垂线间距。

### 适应证与禁忌证

1. 因小口畸形影响美观、要求手术的患者，皆可手术。
2. 局部急性炎症、全身感染性疾病者应先控制炎症。
3. 术前常规口服阿司匹林者，应停用阿司匹林一周。
4. 患高血压、糖尿病、自身免疫性疾病、凝血功能障碍的患者，应积极控制疾病至合理状态。

### 术前准备

1. 完善常规术前检查检验，排除手术禁忌。
2. 选择适当的手术方法，合理设计切口。
3. 化妆者卸去妆容。
4. 氯己定含漱液及生理盐水充分漱口；全麻患者采用双氧水、稀释碘伏及生理盐水交替冲洗口腔。

### 麻醉与体位

1. 儿童采用全麻。成人或可配合的儿童宜选用局麻或眶下神经和/或颏神经阻滞麻醉，以神经阻滞麻醉为佳。
2. 仰卧位。

### 手术方法

1. 唇红瓣口角成形术　适用于单侧口角唇红部瘢痕粘连，唇红缺损创面不超 1.0～1.5cm 者。首先参考健侧定位口角，亚甲蓝标记切口线，麻醉满意后，切开口裂，直至口腔黏膜，去除瘢痕组织，制作上、下唇红组织瓣，充分分离，以缝合后无张力为度，将上、下唇组织瓣各用一针褥式缝合固定于口角外侧正常皮肤，分层对位缝合，开大口角（图 6-2-15，图 6-2-16）。

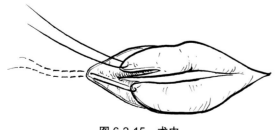

图 6-2-15　术中

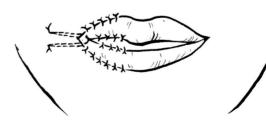

图 6-2-16　术后

2. 颊黏膜瓣口角成形术　适用于单侧唇红组织丧失较多和双侧口角开大的病例。定点、松解粘连与"唇红瓣口角成形术"相同。依据唇红组织缺失大小，于近口角处的颊黏膜上设计一蒂在侧方的双叶状颊黏膜瓣，亚甲蓝标记切口线，麻醉满意后，切开口裂及颊黏膜，充分游离，转移至上、下唇红缺失的创面上，分层对位缝合，开大口角，供区适当潜行分离、直接拉拢缝合（图 6-2-17～图 6-2-19）。

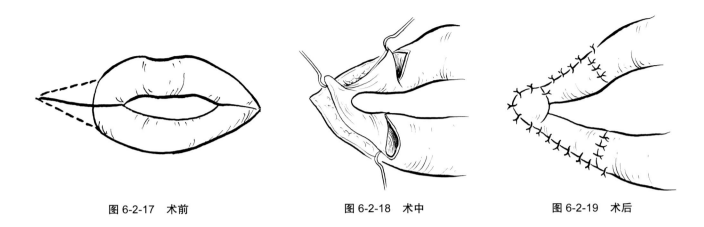

图 6-2-17　术前　　　　　　　　　　图 6-2-18　术中　　　　　　　　　　图 6-2-19　术后

**术后并发症与预防**

感染、皮瓣或黏膜瓣血运障碍、瘢痕增生、畸形复发等参考"一、薄唇增厚术"和"三、唇外翻畸形整复术"。

## 解剖特点与治疗要素

| 解剖特点 | 治疗要素 |
| --- | --- |
| 口角异位 | 复位口角，充分减张，稍矫枉过正 |
| 瘢痕粘连 | 切除/松解瘢痕，修复解除粘连后的创面 |
| 唇红缺损 | 邻近黏膜瓣转移修复缺损 |

## 五、先天性唇裂修复术

唇裂（cleft lip）：是口腔颌面部最常见的先天性畸形，常伴发腭裂，有一定遗传倾向。国内常依据裂隙裂隙部位将唇裂分为以下几类：

单侧唇裂（unilateral cleft lip）：Ⅰ度，仅限于红唇部的裂开；Ⅱ度，上唇部分裂开，鼻底尚完整；Ⅲ度，整个上唇至鼻底完全裂开。

双侧唇裂（bilateral cleft lip）：按单侧唇裂分类方法对双侧分别分类。

正中裂（middle cleft lip）：上唇正中全层裂开。

隐裂（microform cleft）：上唇皮肤无裂隙，但口轮匝肌不连续。

相比单侧唇裂修复术而言，双侧唇裂的修复术较为复杂，争议较大，目前临床上尚无统一经典的手术方法，但不论采用何种治疗方案，均应遵循以下原则：①利用整个前唇来形成唇中或上唇的部分；②将前唇组织的唇红反转后用作衬里；③前唇部的唇红将用两侧带肌肉的唇红瓣再造；④正中部的唇红嵴将来自于两侧的唇组织；⑤尽量不要将两侧唇部皮肤放置到前唇的下部；⑥用正畸、颌板等非手术手段使前颌骨后退，可以较好地一期修复张力过高的双侧完全性唇裂；⑦对前突的前颌骨以及两侧退缩在后的上颌骨，应通过口腔正畸纠正并扩弓。

**适应证与禁忌证**

1.单侧唇裂患儿的手术时机为 3～6 个月，同时患儿体重超过 5kg；双侧唇裂患儿的手术时机为 6～12 个月，同时患儿体重超过 5kg。

2.局部急性炎症、全身感染性疾病者应先控制炎症。

3.血红蛋白低于 10g/dl；白细胞高于 $10×10^9/L$；凝血功能检查异常者禁止手术。

**术前准备**

1.完善常规术前检查检验，排除手术禁忌。

2.术前 1 周开始练习使用汤匙喂养。

3.术前 6 小时禁食禁水。

4.术晨做局部皮肤准备。

5.术前 30 分钟肌内注射阿托品类抑制腺体分泌药物。

**麻醉与体位**

1.全身麻醉

2.仰卧位

**手术方法**

1.Tennison 三角瓣法单侧唇裂修复术

（1）设计：1 点为健侧唇峰点，2 点为人中切迹，在健侧裂隙的唇缘定点 3，2—3=1—2。裂隙缘两旁鼻底线上定点 5 和点 6，点 5 至鼻小柱基部距离与点 6 至鼻翼基部距离之和等于健侧鼻底宽度。在健侧鼻底线中点定点 4，自点 3 向健侧定点 7，5—3—7=4—1，但不要超过健侧人中嵴。5—3—7 角度通常呈 90°～120°。患侧红唇最厚处红唇缘定点 8，裂隙外侧皮肤定点 9，6—9=5—3，8—9=3—7，在 9 点裂隙侧定点 10，8—10=9—10=3—7，连接 5—3—7 及 6—9—10—8（图 6-2-20）。

（2）切开：按设计线全层切开 5—3—7 及 6—9—10—8，使双侧上唇下降充分，裂缘两侧之唇峰点 3 和 8 下降至与健侧唇峰点同一水平，5—3—3'=6—10—8= 健侧唇高（图 6-2-21）。注意勿随意丢弃裂隙两侧的红唇组织。

（3）松解：分离裂隙两侧口轮匝肌，充分松解，减少张力。若口轮匝肌对位张力较大，可将唇部向

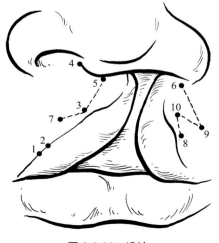

图 6-2-20　设计

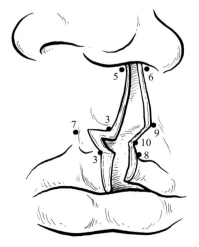

图 6-2-21　切开

上翻开，于两侧（或仅在患侧）口腔黏膜移行褶皱处作水平松弛切口，用骨膜分离器将唇颊部软组织与上颌骨骨膜分离。剥离范围视裂隙宽度和患侧鼻翼移位程度而定，裂隙越宽、鼻翼越向下塌陷，剥离的范围应越广。

（4）缝合：①于鼻底两侧制备矩形黏膜瓣，向下翻转，形成口腔黏膜面，将鼻小柱外侧及鼻翼基底部内侧皮肤拉拢或相互交叉后缝合，形成鼻腔面；②缝合黏膜与肌层，完成口轮匝肌功能性重建，皮肤层由唇峰点开始缝合，由下向上逆行缝合至鼻底。

（5）修复红唇：①修整红唇，以使红唇对称、丰满、弓形协调；②利用患侧红唇末端组织制备一含口轮匝肌的三角形红唇肌瓣，插入健侧红唇沿红唇干湿黏膜交界线切开的切口中，并缝合口轮匝肌及黏膜，以再造唇珠。

2. Millard 旋转推进法单侧唇裂修复术

（1）设计：1 点为健侧唇峰点，2 点为人中切迹，在健侧裂隙的唇缘定点 3，2—3=1—2。患侧裂隙红唇最厚处相当于唇峰处定点 4，鼻小柱健侧基部定点 5，裂隙缘两旁鼻底线上定点 6 和点 7，点 6 至鼻小柱基部距离与点 7 至鼻翼基部距离之和等于健侧鼻底宽度。在相当于鼻底水平线的稍下外方定点 8，自点 5 横过鼻小柱基底下方向点 3 画一弧线，下段与健侧人中嵴平行。再从点 3 沿皮肤黏膜交界线至点 6 连线，自点 7 向点 4、点 8 连线，切开后分别形成 A 瓣、C 瓣和 B 瓣，旋转推进至既定位置后，使 C 瓣尖端 3'—3=8—4，C 瓣掀起后的点 3 记为 3'，确定点 8 位置（图 6-2-22）。

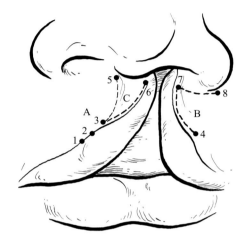

图 6-2-22 设计

（2）切开：全层切开 6—3—5，4—7，3—5=4—7，先保留唇红组织，用以修复红唇，注意松解鼻底处上唇组织，使得唇瓣下降充分，若 A 瓣旋转下降不足，可在鼻小柱基部向健侧越过 5 点以延长切口，但一般不超过健侧人中嵴。根据 C 瓣尖端 3'—3=8—4，确定 8 点位置，并切开 7—8（图 6-2-22）。

（3）松解：分离裂隙两侧口轮匝肌，充分松解，减少张力。若口轮匝肌对位张力较大，可将唇部向上翻开，于两侧（或仅在患侧）口腔黏膜移行褶皱处作水平松弛切口，用骨膜分离器将唇颊部软组织与上颌骨骨膜分离。剥离范围视裂隙宽度和患侧鼻翼移位程度而定，裂隙越宽、鼻翼越向下塌陷，剥离的范围应越广。

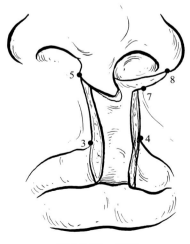

图 6-2-23 切开

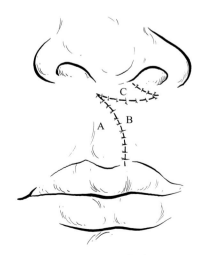

图 6-2-24 术后

（4）缝合：充分松解后，旋转C瓣插入患侧鼻底，推进B瓣进入A瓣与C瓣之间。先将点3与点4试行对位缝合，验证患侧唇高，以便及早调整。若发现7—4的距离短于5—3，影响对位缝合时，可沿7—4的边缘切除一小条半月形皮肤组织，以增加7—4的长度。分层缝合口腔黏膜，口轮匝肌及皮肤，口轮匝肌行褥式外翻缝合，成形人中嵴，注意准确对位（图6-2-23，图6-2-24）。

（5）修复红唇：①修整红唇，以使红唇对称、丰满、弓形协调；②利用患侧红唇末端组织制备一含口轮匝肌的三角形红唇肌瓣，插入健侧红唇沿红唇干湿黏膜交界线切开的切口中，并缝合口轮匝肌及黏膜，以再造唇珠。

**3. 直线缝合法双侧唇裂修复术**

（1）设计：位于鼻小柱根部外侧为3点，2点位于前唇缘相当于两侧唇峰的位置。前唇缘中点为1点，2—3连线参考正常人中嵴位置调整。侧唇定点4，不仅定于侧唇的红唇最厚处，可用下唇1/2宽度或接近此宽度，由口角测量而定出点4。沿红唇皮肤嵴向上连线至点5（图6-2-25）。

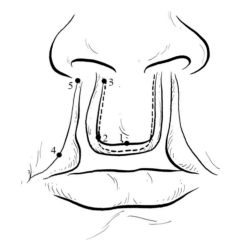

**图6-2-25　设计**

（2）切开：切开2—3至皮下，剥离并翻起前唇外侧份的皮肤黏膜瓣向口腔侧，以备修复口腔黏膜层之用；于侧唇部4—5全层切开皮肤及黏膜，保留足够唇红组织用以修复红唇，同法行另一侧手术（图6-2-26）。

（3）松解：分离两侧唇瓣内口轮匝肌，充分松解，减少张力。具体方法参考"1. Tennison三角瓣法单侧唇裂修复术"。

（4）缝合：将点2与点4两唇峰点精准对位缝合，由下向上、逐层对位缝合口腔黏膜、口轮匝肌及皮肤，以使鼻翼基部获得良好的复位。同法行另一侧手术，注意保持双侧上唇高度的对称性。

（5）修复红唇：修整红唇，并缝合黏膜及口轮匝肌，成形唇珠（图6-2-27）。若前唇下部唇红组织菲薄而显得不够丰满，可利用前唇唇红黏膜瓣作前庭衬里，用两侧唇红组织瓣在中线处对位缝合，以修复唇珠。

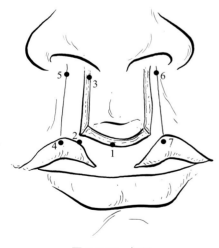

**图6-2-26　切开**

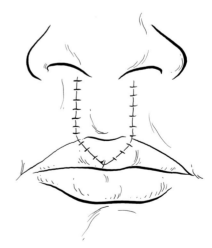

**图6-2-27　术后**

**4. 叉形瓣修复法双侧唇裂修复术**

（1）设计：在前唇中线与唇红缘交点定点1，在其外侧两唇红缘定点2，1—2=2—3mm，2即术后唇峰位置，鼻小柱基部外侧定点3，侧唇唇红最厚处定点4，使点4至同侧口角距离与对侧相等，点4上方2—3mm处定点5，4—5=1—2。鼻底裂隙两侧分别定点6和点7，6—3距离与点7至鼻翼基部距离之和即为修复后鼻底宽度，并在鼻翼基部下方定点8（图6-2-28）。

（2）切开：全层切开2—3、2—6的皮肤及皮下组织，潜行分离形成3—2—6的三角形皮瓣；沿2—1—2切开唇红黏膜至前颌骨的附着，由下向鼻尖方向分离，形成前唇皮瓣；沿4—5—7—8全层切开，形成侧唇皮瓣。保留足够唇红组织用以修复红唇，同法行另一侧手术（图6-2-29）。

（3）松解：分离皮肤与口轮匝肌、黏膜层与口轮匝肌，充分松解，减少张力。

（4）缝合：将残留在前颌骨表面的口腔前庭黏膜组织瓣交叉缝合，以覆盖裸露的前颌骨；将两侧侧唇口腔前庭黏膜和口轮匝肌牵引至中线，对位缝合；将2'—3—6皮瓣旋转至鼻底插入侧唇瓣形成储备皮瓣，以备二期延长鼻小柱之用；逐层对位缝合口腔黏膜、口轮匝肌及皮肤。

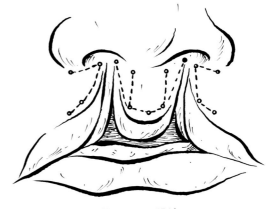

图6-2-28 设计

（5）修复红唇：前唇唇红组织翻转形成口腔衬里，修整两侧唇红组织瓣，并缝合黏膜及口轮匝肌，成形唇珠（图6-2-30）。

（6）延长鼻小柱：上述一期术后1～2年，沿原切口切开鼻小柱基部侧方的三角形皮瓣，沿膜状中隔作适当延伸，将两侧三角形皮瓣相对缝合，以延长鼻小柱。上唇部创口对位缝合。

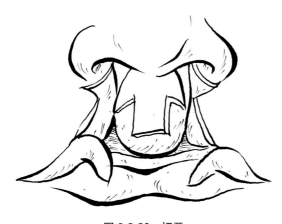

图6-2-29 切开

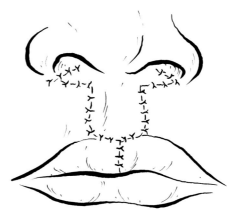

图6-2-30 术后

### 术后并发症与预防

1.误吸、窒息　患儿麻醉未醒时，可能因麻醉反应出现呕吐，引起误吸、窒息，重者危及生命。应在术后将患儿头偏一侧，严密观察，保持呼吸道通畅。

2.感染、皮瓣或黏膜瓣血运障碍、瘢痕增生　参考"一、薄唇增厚术"。

3.切口裂开　可能的原因有切口感染、切口张力过大、术后患儿哭闹、拆线过早、患儿早期吸吮等。应加强切口护理、预防感染，围手术期以汤匙喂养，尽量减少患儿哭闹，术中充分复位口轮匝肌，术后考虑佩戴唇弓，术后5～7日拆线。

4.患侧上唇下降不足　术前仔细评估、合理设计，术中充分松解异位附着的组织，仍不能解决时，可向健侧移动点5，但需注意不能超过健侧人中嵴。

5.口哨畸形　修整红唇时，勿去除过多的唇红组织；切口设计应为曲线或折线，避免直线瘢痕，防止瘢痕挛缩。

6.唇珠形态不佳　勿过多去除红唇组织，术中制备两个对偶三角瓣，交叉缝合，防止形成直线瘢痕造成瘢痕挛缩畸形。

7.畸形复发　术前与患者家属充分沟通，帮助家属客观理解唇裂治疗的"非一劳永逸性"，术后继续唇裂序列治疗。

## 解剖特点与治疗要素

| 解剖特点 | 治疗要素 |
| --- | --- |
| 唇部组织异位附着 | 充分松解，使异位附着的组织解剖归位 |
| 唇弓不连续 | 精确定点、缝合，恢复唇弓连续性 |
| 人中结构不明显 | 褥式缝合口轮匝肌，再造人中嵴 |
| 唇高较健侧短 | 降低患侧唇峰点 |
| 鼻底较健侧宽 | 缩窄鼻底宽度 |
| 鼻小柱短、偏向健侧 | 充分分离鼻小柱根部，必要时将鼻翼软骨内侧脚与前鼻嵴分离开 |
| 鼻翼塌陷 | 切断鼻翼外脚与下鼻甲下方的附着，充分游离 |
| 鼻尖宽塌等其他鼻畸形 | 成年后再行修复 |
| 伴发腭裂 | 唇腭裂序列治疗 |

# 六、唇裂修复术后畸形及二期修复术

唇裂修复术后，随患儿的生长发育，一般又有新的不同程度的鼻唇部畸形出现，且有些畸形直至发育停止后方稳定，故常需进一步做二期畸形整复术。二期手术的时机和方法较为灵活，应首先找出所有存在的畸形或缺陷，并逐一加以纠正，以达到较为满意的效果。因此，二期手术可能需做两次或多次。

**适应证与禁忌证**

1.经唇裂修复术后，仍残留或继发的鼻唇部畸形的患者。

2.局部急性炎症、全身感染性疾病者应先控制炎症。

3.术前检查白细胞、血红蛋白、出凝血时间等存在异常，患者身体状况不佳者禁止手术。

**术前准备**

1.完善常规术前检查检验，排除手术禁忌。

2.选择适当的手术方法，合理设计切口。

3.常规鼻孔备皮、保持鼻腔清洁。

4.氯己定含漱液及生理盐水充分漱口；全麻患者采用双氧水、稀释碘伏及生理盐水交替冲洗口腔。

**麻醉与体位**

1.依据不同术式可选用全麻、局麻或神经阻滞麻醉。

2. 仰卧位。

**手术方法**

1. 上唇畸形修复术 于上唇原瘢痕边缘设计切口线，亚甲蓝标记，麻醉满意后，完整切除瘢痕，于红唇设计"Z"形皮瓣（图 6-2-31）。充分分离两侧唇瓣的口轮匝肌，保证切口无张力，并做褥式外翻缝合，成形人中嵴，缩小鼻槛，分层对位缝合上唇皮下、皮肤（图 6-2-32）。红唇切口行"Z"成形术，将外侧唇红组织插入内侧，丰满唇珠，且避免直线瘢痕，防止挛缩（图 6-2-33）。

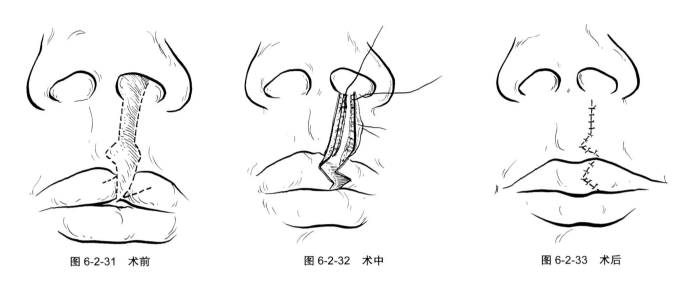

图 6-2-31　术前　　　　　　　　　图 6-2-32　术中　　　　　　　　　图 6-2-33　术后

2. 口哨畸形整复术

（1）于口哨畸形处前庭沟做倒"V"形切口，亚甲蓝标记，麻醉满意后，切开唇红黏膜及黏膜下层，分离、制作唇红组织瓣，将其向唇红缘方向推进，做倒"Y"形缝合，丰满局部红唇形态，以修复口哨畸形（图 6-2-34～图 6-2-37）。

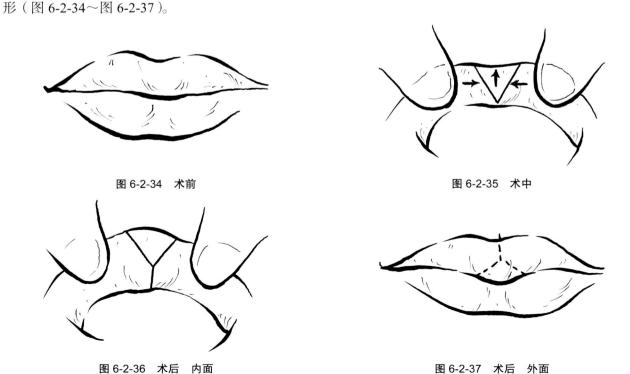

图 6-2-34　术前　　　　　　　　　　　　　图 6-2-35　术中

图 6-2-36　术后　内面　　　　　　　　　图 6-2-37　术后　外面

（2）于红唇口哨畸形处设计双"Y"形切口，亚甲蓝标记，麻醉满意后，切开，适当分离，形成两个"V"形唇红组织瓣，将两侧的"V"形唇红组织瓣向中央推进并交叉缝合，丰满局部红唇形态，以修复口哨畸形（图6-2-38，图6-2-39）。

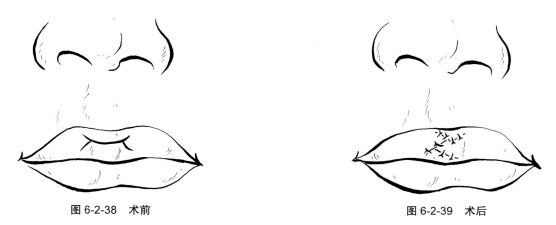

图6-2-38　术前　　　　　　　　　　　　　　图6-2-39　术后

（3）在两侧厚唇及中间薄唇处设计横向"S"形切口，亚甲蓝标记，麻醉满意后，切开唇红黏膜及黏膜下，充分游离并掀起两红唇瓣，将两侧红唇瓣向中央移位，适当调整至满意形态，使之增厚成唇珠，两侧创缘直接缝合（图6-2-40～图6-2-42）。

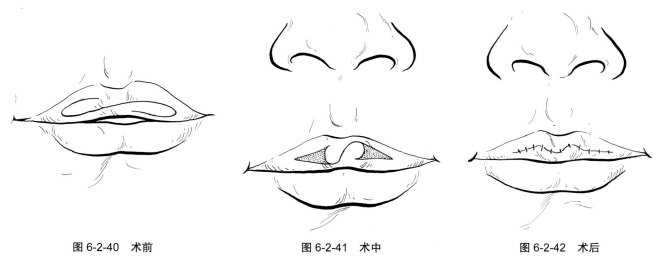

图6-2-40　术前　　　　　　图6-2-41　术中　　　　　　图6-2-42　术后

3. 唇峰不齐畸形整复术　患侧唇峰不齐是最常见的唇裂畸形，在唇峰不齐处设计"Z"形皮瓣，亚甲蓝标记，麻醉满意后，切开红唇黏膜及上唇，适当分离，形成红唇黏膜瓣和上唇皮瓣，易位红唇瓣和上唇皮瓣，将唇峰处精准对位缝合，以修复唇峰不齐畸形（图6-2-43，图6-2-44）。

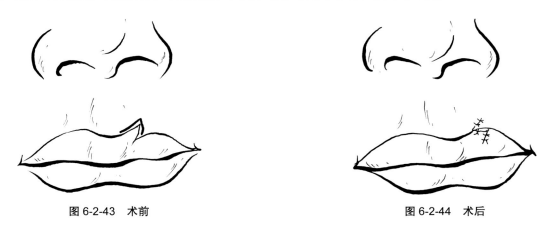

图6-2-43　术前　　　　　　　　　　　　　　图6-2-44　术后

4.唇珠成形术　红唇切迹或需增厚的唇珠处设计成"Z"字皮瓣，亚甲蓝标记，麻醉满意后，切开红唇黏膜及黏膜下，形成两个黏膜组织瓣，将两对偶三角瓣换位缝合，适当调整两黏膜瓣的位置，使切迹消失或形成唇珠（图 6-2-45，图 6-2-46）。

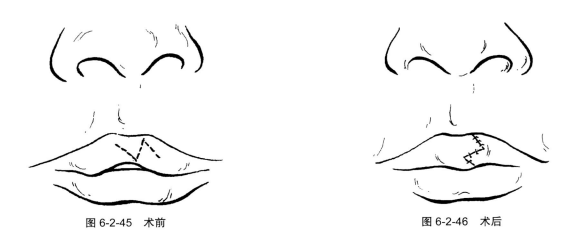

图 6-2-45　术前　　　　　　　　　　　　　　图 6-2-46　术后

### 术后并发症与预防

感染、皮瓣血运障碍、瘢痕增生。参考"一、薄唇增厚术"。

## 七、颊部缺损整复术

颊部缺损（cheek defects）常由肿瘤、创伤等原因引起，以肿瘤为常见。依据缺损层次的不同，可分为全层缺损和非全层缺损。应基于缺损与周围结构（如下睑、鼻唇沟、鼻翼缘、唇）的关系、皮肤的松弛程度、自然褶皱、既往手术瘢痕和皮肤张力线，选择并制定最佳的修复方式，以修复后瘢痕隐秘、周围重要结构不变形为最佳。大面积的全层缺损常需行游离皮瓣移植修复；非全层缺损无法直接拉拢缝合者，则多可利用邻近皮瓣转移修复。本书仅以下述常见邻近皮瓣转移修复术抛砖引玉。

### 适应证与禁忌证

1.颊部缺损、要求手术者，皆可手术。
2.局部急性炎症、全身感染性疾病者应先控制炎症。
3.术前常规口服阿司匹林者，应停用阿司匹林一周。
4.患高血压、糖尿病、自身免疫性疾病、凝血功能障碍的患者，应积极控制疾病至合理状态。

### 术前准备

1.完善常规术前检查检验，排除手术禁忌。
2.选择适当的手术方法，合理设计切口。
3.化妆者卸去妆容。
4.男性患者剃去胡须。

### 麻醉与体位

1.儿童采用全身麻醉；成人或可配合的儿童宜选用局部麻醉或神经阻滞麻醉。
2.仰卧位，头偏健侧。

**手术方法**

1. 推进皮瓣（advancment flap）修复颊部上份缺损 颊部上份缺损直接拉拢缝合将导致鼻翼或下睑变形时，适用此法。延鼻唇沟方向设计"V"型切口，亚甲蓝标记，麻醉满意后，切开，适当分离，制备蒂在皮下部的 V-Y 推进皮瓣，转移至创面，分层对位缝合（图 6-2-47，图 6-2-48）。

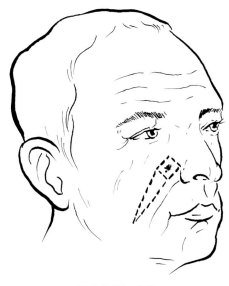

图 6-2-47　术前

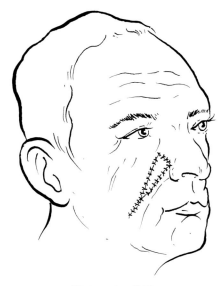

图 6-2-48　术后

2. 易位皮瓣（transposition flap）修复颊部中份缺损 于缺损周围设计一蒂在侧方的"V"形切口，亚甲蓝标记，麻醉满意后，切开，于皮下适当分离，转移至创面，分层对位缝合皮下及皮肤（图 6-2-49，图 6-2-50）。

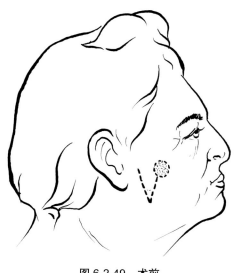

图 6-2-49　术前

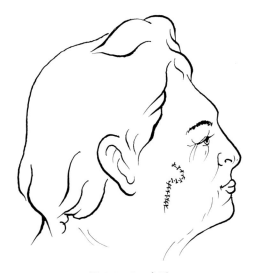

图 6-2-50　术后

3. 菱形皮瓣（rhomboid flap）修复颊部下份缺损 于缺损周围设计菱形皮瓣，亚甲蓝标记，麻醉满意后，切开，于皮下适当分离，转移至创面，分层对位缝合皮下及皮肤（图 6-2-51，图 6-2-52）。

4. 双叶瓣（bilobed flap）修复较大面积颊部缺损 颊部缺损面积较大时，适用此法。于缺损周围依次

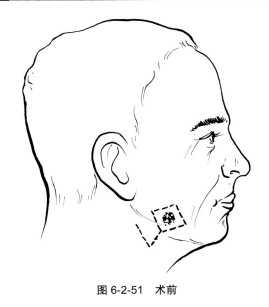

图 6-2-51　术前

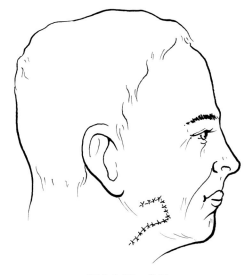

图 6-2-52　术后

设计两易位皮瓣，远侧叶约为近侧叶面积的 1/2，亚甲蓝标记，麻醉满意后，切开，于皮下适当分离，近侧叶皮瓣转移至缺损区、远侧叶皮瓣转移至近侧叶继发缺损区，于远侧叶遗留的创面皮下潜行分离、直接拉拢缝合（图 6-2-53，图 6-2-54）。

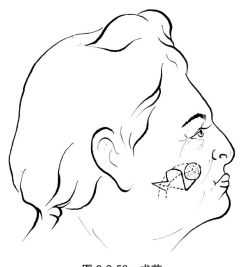

图 6-2-53　术前

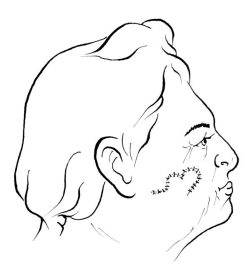

图 6-2-54　术后

### 术后并发症与预防

感染、皮瓣血运障碍、瘢痕增生。参考"一、薄唇增厚术"。

## 解剖特点与治疗要素

| 解剖特点 | 治疗要素 |
| --- | --- |
| 邻近周围重要器官 | 合理设计切口，避免下睑、鼻翼及唇部变形 |
| 腮腺导管 | 于其体表投影区小心分离，注意保护 |
| 面神经颊支 | 涉及咬肌筋膜以浅的分离，应谨慎仔细 |

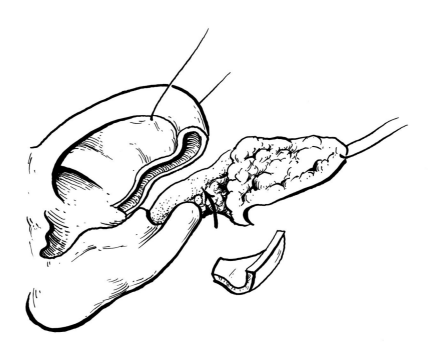

---

# 第七章

# 耳部解剖

# 第一节　外耳应用解剖

## 一、外耳形态与结构标志

外耳耳郭位于头颅两侧，左右对称，其上端与眉上的水平线齐平，下端位于经过鼻底的水平线上，与颅侧壁构成 30° 角。

耳郭卷曲的游离缘为耳轮（helix），下端连接耳垂（lobule of auricle），耳轮上方稍突起的小结节为耳郭结节（auricular tubercle），也称达尔文结节（Darwin's tubercle），耳轮向前终止于耳轮脚（crux of helix），耳轮脚几乎呈水平方向位于外耳道口上方，耳轮前方有一与之大致平行的隆起称对耳轮（antihelix），耳轮与对耳轮之间的侧沟为舟状窝（scaphoid fossa），对耳轮逐渐向上向前分成对耳轮上/下脚（superior/inferior crura of antihelix），两脚之间的凹陷称三角窝（triangular fossa）。耳舟为耳轮与对耳轮之间的一长沟。对耳轮前方较大凹陷部称耳甲，耳甲被耳轮脚分为上方的耳甲艇（cymba conchae）和下方的耳甲腔（cavum conchae），耳甲腔前面为外耳道，其前外方有一小三角形突起为耳屏（tragus），在对耳轮前下端与耳屏相对处有一隆起称对耳屏（antitragus），耳屏与对耳屏之间的凹陷为耳屏间切迹（intertragic notch）（图 7-1-1）。

## 二、外耳组织构成与毗邻解剖

### 外耳的组织构成

外耳郭分前外侧面与后内侧面，两侧面皮肤中间夹以薄而具有弹性的软骨支架。耳郭前外侧的皮肤很薄，皮下组织少，与软骨膜紧密粘连；后内侧皮肤较厚，与软骨间有少量疏松的皮下组织间隔，因此比较松动。耳郭软骨由淡黄色弹性纤维软骨组成，表面凹凸不平，形状与耳郭外形相似，耳垂部位不含软骨（图 7-1-2）。

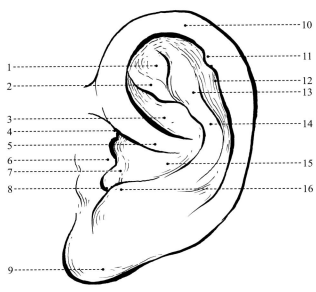

**图 7-1-1　耳郭的形状**

1. 三角窝　2. 对耳轮下脚　3. 耳甲艇　4. 耳前切迹　5. 耳轮脚
6. 耳屏　7. 外耳门　8. 屏间切迹　9. 耳垂　10. 耳轮　11. 耳郭结
12. 耳舟　13. 对耳轮上脚　14. 对耳轮　15. 耳甲腔　16. 对耳屏

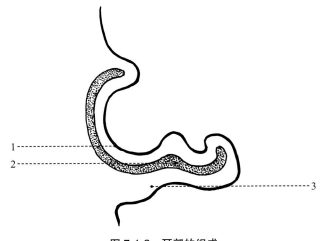

**图 7-1-2　耳郭的组成**

1. 皮肤　2. 耳软骨　3. 皮下组织

### 外耳的肌肉

耳郭借助耳外肌及韧带与周围组织联系并维持自身的形态，耳郭内肌为退化的肌肉，维持耳郭软骨形态（图 7-1-3）。

1. 耳外肌　耳前肌（auricularis anterior muscle）：起自颞浅动静脉底面的筋膜，止于耳轮棘，与耳轮脚走行方向一致，可牵拉耳郭向前；耳上肌（auricularis superior muscle）：呈扇形，起于帽状腱膜，止于三角窝后面的隆起，可提拉耳郭向上；耳后肌（auricularis posterior muscle）：起于乳突外筋膜，止于耳甲后面，牵拉耳郭向后。

2. 耳内肌及周围韧带　耳郭内肌为细小的横纹肌有耳轮大肌、耳轮小肌、耳屏肌、对耳屏肌、耳横肌及耳斜肌。

3. 耳郭周围韧带有耳郭前韧带、耳郭上韧带及耳郭后韧带。

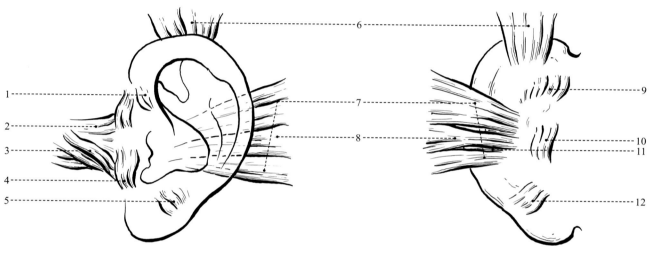

**图 7-1-3　外耳的肌肉及韧带**

1. 耳轮大小肌　2. 耳前肌　3. 耳前韧带　4. 耳屏肌　5. 对耳屏肌　6. 耳上肌　7. 耳后肌　8. 耳后韧带　9. 耳斜肌第二韧带　10. 第四韧带　11. 耳横肌第二韧带　12. 第三韧带

### 外耳的血管与神经

1. 耳郭动脉　耳郭的动脉来自颈外动脉的分支颞浅动脉和耳后动脉。颞浅动脉发出 3～4 条耳前支，分布于耳郭前面前部。耳后动脉发出数条耳后支分布于耳郭后面，另发出几条穿支分别穿过耳轮、三角窝、耳甲艇等处软骨至耳郭前面。

2. 耳郭静脉　耳郭静脉位于皮肤浅层，一般与动脉伴行。耳前静脉较细小，有许多耳前静脉直接前行，汇成颞浅静脉。耳轮、对耳轮、耳舟和耳垂的静脉支主要汇成耳后静脉耳前支，最后注入耳后静脉。耳郭后面的静脉合成 3～5 条耳后支，从边缘大致横行走向耳根，汇入耳后静脉（图 7-1-4）。

3. 耳郭神经　耳郭的神经分布非常丰富，有些区域受双重神经支配。耳大神经为耳郭主要感觉神经，分耳上、下两支，耳上支分布于耳轮、耳郭外侧面、对耳轮和三角窝，耳下支分布于耳垂、耳轮、耳舟、对耳轮、对耳屏、三角窝、耳甲腔和耳甲艇。枕小神经亦分上、下两支，上支分布于耳郭外侧面，三角窝内，并延伸至外侧面对耳轮处，下支分布于耳郭顶端耳轮处，并有分支在耳轮内缘面边缘与耳大神经交通。耳颞神经来自三叉神经的下颌神经，分为三支分布于外耳道的前壁和前上壁、耳屏、耳轮脚、耳轮升部及三角窝。迷走神经耳支起自头颈静脉神经节，自该节发出一个分支后，再和附近的舌咽神经的一个分支合成耳支，在茎乳孔处又与面神经交通，穿出鼓乳裂后，分成两支，分别分布于耳郭外侧面耳甲腔，耳轮脚根部及附近之耳甲腔、耳甲艇。亦有分支绕过耳轮脚延伸向上，分布于三角窝。耳后神经，分布于耳后肌和枕肌，另外亦发出前穿支至耳郭前面（图 7-1-5）。

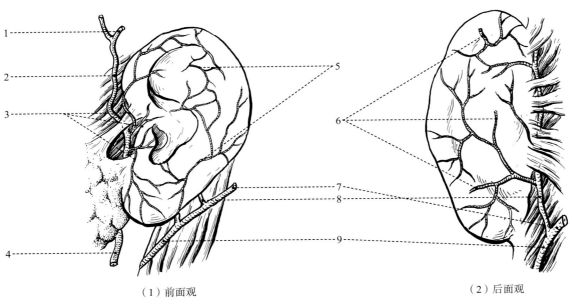

（1）前面观　　　　　　　　　　　　（2）后面观

**图 7-1-4　耳郭的血管**

1. 顶支　2. 颞浅动脉　3. 耳前支　4. 颈外动脉　5. 耳后动脉前穿支　6. 耳后动脉穿支　7. 乳突支　8. 耳郭支　9. 耳后动脉

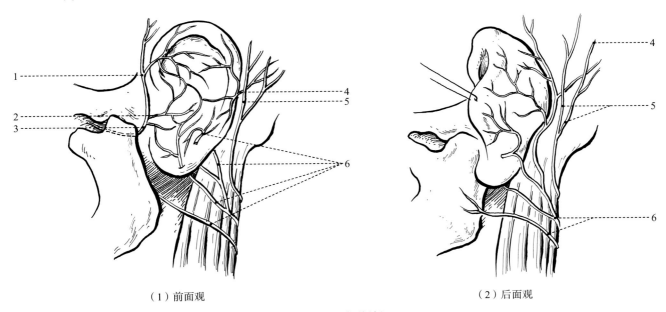

（1）前面观　　　　　　　　　　　　（2）后面观

**图 7-1-5　耳郭的神经**

1. 耳颞神经　2. 迷走神经耳支　3. 耳颞神经外耳逆支　4. 耳后神经　5. 枕小神经　6. 耳大神经

# 第二节　外耳畸形与缺损的常见手术

## 一、招风耳矫正术

招风耳（protruding ears，bat ears）是一种常见的先天性耳郭畸形，有遗传倾向，以双侧较为常见。主

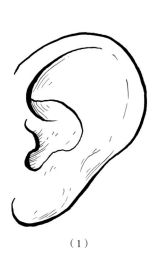

（1）正常　　　　　　　（2）招风耳

图 7-2-1　横断面

要表现为耳郭上半部扁平，明显横突于颅侧，呈茶碟样外观（图 7-2-1）。

### 适应证与禁忌证

1. 要求改进耳郭外形的患者皆可手术，轻度招风耳的新生儿（出生后 3 个月内）可利用模具矫形，儿童手术时机选择为 4～6 岁，不同患者具体分析，双侧手术可同时进行。

2. 局部皮肤有感染或存在耳部瘘孔时，宜先处理瘘孔。

### 术前准备

1. 常规术前检查，术区备皮。

2. 选择适当的手术方法，术前设计切口。

### 麻醉与体位

1. 儿童采用全身麻醉，成人或可配合的儿童采用局麻，耳周神经阻滞麻醉。

2. 仰卧位，头偏健侧。

### 手术方法

1. 软骨管法重塑对耳轮

（1）设计画线：将耳郭向颅侧轻压折叠，使其出现对耳轮及上脚，用亚甲蓝画出轮廓。其上端需进入耳舟，耳轮缘需保留至少 4.0mm 的软骨。用注射器针头按轮廓依次从前侧皮肤刺入，退出时在针尖涂抹亚甲蓝以保留标记（图 7-2-2）。

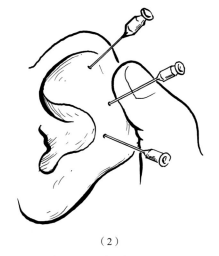
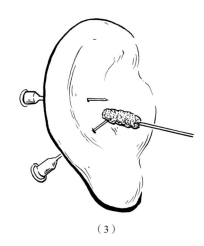

（1）　　　　　　　　　　（2）　　　　　　　　　　（3）

图 7-2-2　对耳轮及其上脚的标记

（2）切开皮肤：耳后皮肤有很好的延展性，切口可设计在靠近颅耳角的位置，更为隐蔽，在软骨膜表面进行分离，直至露出标记点（图 7-2-3）。

（3）切开软骨：依亚甲蓝标记做两条纵行软骨切口如图所示，切口上端的软骨待缝合时如有需要再行切开（图 7-2-4）。

（4）缝合软骨：将软骨条向内卷曲，以内翻的形式进行缝合，注意观察，打结松紧适宜，以形成自然的对耳轮与上脚（图7-2-5），若软骨质地较软，可行间断切开并内翻缝合，外观更为自然（图7-2-6）。

2. 颅耳角成型　分离耳后乳突区皮下，暴露乳突区骨膜，将耳甲腔部位软骨与乳突区筋膜进行褥式缝合调整颅耳角至约30°左右（图7-2-7）。

3. 耳垂纠正　部分患者存在耳垂前移的情况，通过耳垂矫正可以调整耳垂位置，同时改善耳郭下1/3上翘的外观，适度向耳垂方向延展切口，通过将耳后皮肤-乳突区筋膜-耳垂部皮肤进行缝合以调整耳垂位置（图7-2-8）去除多余皮肤，留置引流，严密缝合，术后加压包扎。

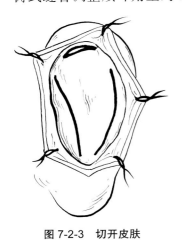

图 7-2-3　切开皮肤

图 7-2-4　切开软骨

图 7-2-5　缝合软骨

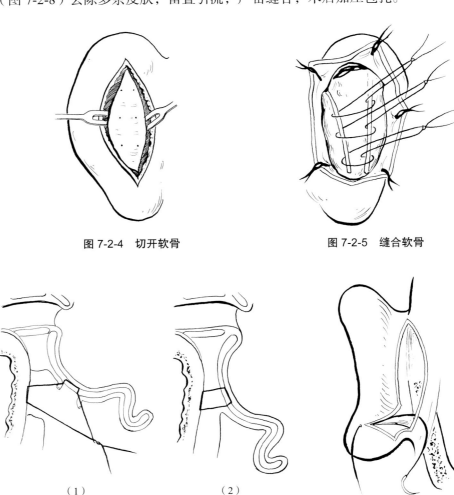

图 7-2-6　间断切开

（1）　　　　　　（2）

图 7-2-7　颅耳角成形

图 7-2-8　耳垂调整

### 术后并发症与预防

1. 血肿形成　多由术中止血不彻底或肾上腺素反跳引起。关闭创口前应当彻底止血，留置确切的引流（胶皮引流或半管引流）并进行术后加压包扎可以避免。

2. 创口感染　耳部临近毛发区域容易滋生细菌，术前备皮和对毛发区彻底消毒是关键。

3. 瘢痕增生　耳后区域非瘢痕易生长区，但由于去除过多皮肤导致张力过大、感染、血肿等因素均可能诱发瘢痕增生。

4. 外形不满意　招风耳矫正术是一个并发症较少、满意度很高的手术，最常见的术后问题在于对耳外形矫正的不完全，应当在术前充分分析患者存在的畸形并加强术前沟通，除以上手术外根据情况还可能同期进行达尔文结节的修整、对耳轮下脚成型等手术。

## 解剖特点与治疗要素

| 解剖特点 | 治疗要素 |
|---|---|
| 颅耳角过大 | 耳软骨与乳突区筋膜固定，调整角度至约30° |
| 对耳轮上脚扁平 | 耳软骨折叠与固定，松紧适宜 |
| 耳郭过度外展 | 耳甲腔软骨缩小加深 |
| 耳前侧皮下组织菲薄 | 软骨切剪分离时注意保护前侧皮肤 |

## 二、隐耳矫正术

隐耳（cryptotia）为耳郭的一种先天发育畸形，表现为耳郭上半部埋入颞部头皮的皮下，无明显的耳后沟。轻者仅耳郭上部皮肤短缺，软骨发育不受影响，向外轻拉耳郭上部可露出全貌，重者软骨发育亦受影响，表现为耳轮部向前卷曲、舟状窝变形等（图7-2-9）。

### 适应证与禁忌证

1. 隐耳畸形，儿童年龄大于5岁。
2. 局部皮肤有感染或存在耳部瘘孔时，宜先处理瘘孔。

### 术前准备

1. 常规术前检查，术区备皮。
2. 选择适当的手术方法，术前设计切口。

### 麻醉与体位

1. 儿童采用全麻，成人或可配合的儿童采用局麻，耳周神经阻滞麻醉。
2. 仰卧位，头偏健侧。

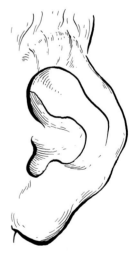

图 7-2-9 隐耳

### 手术方法

1. 单个三角皮瓣法 适用于轻、中度隐耳畸形，耳上发际线较高的患者。以耳郭上部为基底设计三角皮瓣，皮瓣尖端深入发际线内，剥离耳郭的粘连面形成颅耳沟，然后将三角形皮瓣向下后方折放于耳后形成的创面，供瓣区的创面两侧潜行分离后直接拉拢缝合（图7-2-10）。

对于重度隐耳畸形或而上发际低的患者，仅用局部皮瓣无法完全覆盖创面。依图设计弧AB和弧BCDE，A为颅耳沟的前端，B为耳轮的最高点，弧BC距离等于弧AB，D在耳郭下半部颅耳沟的附近，E为D以颅耳沟为中线的对称点。切开后分离皮下组织，充分分离耳郭上部粘连区域，形成颅耳沟，掀起皮瓣形成旋转皮瓣，使C与A重合，D'与E重合，残余创面植皮（图7-2-11）。

2. 耳软骨调整 耳轮部向前卷曲的严重病例可同时对软骨进行调整。在对耳轮上脚背面软骨皱褶处

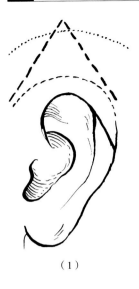
（1）

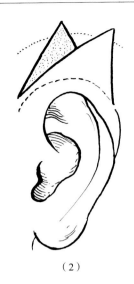
（2）

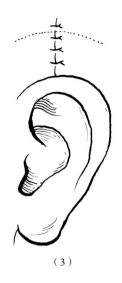
（3）

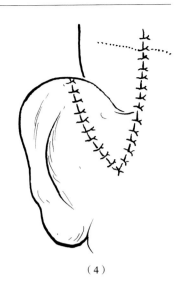
（4）

图 7-2-10　单个三角皮瓣法

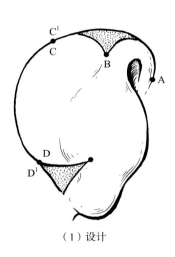
（1）设计

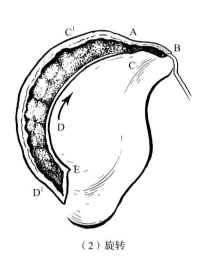
（2）旋转

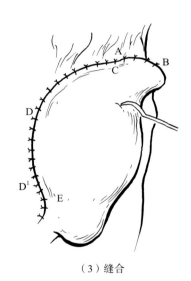
（3）缝合

图 7-2-11　耳上方旋转皮瓣加植皮法

做数条平行切口，另取小片耳甲软骨缝制于软骨切开处以支撑（图 7-2-12）。

**术后并发症与预防**

1. 皮瓣血运障碍　常规皮瓣设计时长宽比例约 1.5∶1，但在耳周血运丰富，顺耳周血运方向的皮瓣长宽比例可达 4∶1，但一般建议不超过 3∶1。术后血运障碍多为静脉回流不畅，可通过局部肝素盐水按摩、全身应用激素减轻水肿、尖端适度加压的方式来改善。

2. 畸形复发　术后由于瘢痕挛缩、软骨应力等原因导致隐耳畸形复发或改善不完全，建议在术后瘢痕恢复期（3～6 个月）佩戴耳部支撑或矫形装置以稳固手术效果。

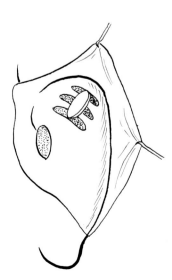
图 7-2-12

### 解剖特点与治疗要素

| 解剖特点 | 治疗要素 |
| --- | --- |
| 耳郭上部皮肤量少 | 利用耳周皮肤转移或扩张法增加皮肤量 |
| 耳郭上部软骨发育不良 | 同期行耳轮脚成型等软骨纠正 |
| 畸形软骨应力 | 通过软骨修剪与支架调整改变应力 |
| 耳上肌附着位置异常 | 打断耳上肌对耳郭软骨的牵拉 |

## 三、杯状耳矫正术

杯状耳（cup ear）又名垂耳，是一种介于招风耳和小耳畸形综合征之间的耳畸形。杯状耳手术方式较多，但均难解决所有畸形，严重杯状耳需进行全耳或部分耳再造手术（图7-2-13）。

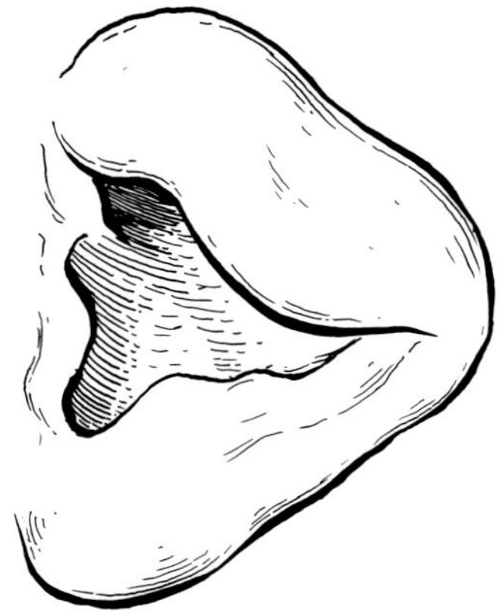

### 适应证与禁忌证

1. 杯状耳畸形不仅影响外观，还影响眼镜佩戴，严重者可能遮挡外耳道影响听力，儿童根据身体发育情况4～6岁即可接受手术。

2. 局部皮肤有感染或存在耳部瘘孔时，宜先处理瘘孔。

### 术前准备

1. 常规术前检查，术区备皮。
2. 选择适当的手术方法，术前设计切口。

**图 7-2-13　杯状耳**

### 麻醉与体位

1. 儿童采用全身麻醉，成人或可配合的儿童采用局麻，耳周神经阻滞麻醉。
2. 仰卧位，头偏健侧。

### 手术方法

1. 耳轮脚 V-Y 推进法　这种手术方法可以改善轻度的耳轮环形紧缩，适用于耳郭形态接近正常，无明显下垂患者。在耳轮脚前下方设计"V"形切口，切开皮肤、皮下组织并剪断耳轮脚处软骨，适当分离，将松动的耳轮脚向后上方滑行推进，做"Y"形缝合（图7-2-14）。

2. 软骨瓣交叉缝合法　此法主要适用于中度畸形，矫正卷曲或下垂的耳郭上部分。通过软骨瓣的交叉换位可以延长耳郭的高度，增加耳郭的大小。在耳郭后面做平行于耳轮的皮肤切口，切开皮肤、皮下组织，沿耳部软骨表面向两侧进行分离，将卷曲于耳轮处的皮肤做套状脱离，将

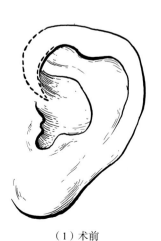

（1）术前　　　　　　　（2）术后

**图 7-2-14　耳轮脚 V-Y 推进法**

卷曲的耳轮软骨做 "Z" 形或多 "Z" 形切开，交叉延长；最后复位脱套的耳郭皮瓣，缝合皮肤切口（图 7-2-15）。

　　3. 耳后皮瓣联合耳甲腔软骨移植法　重度者因其组织缺损严重，往往需要进行软骨移植才能奏效。手术一期在畸形耳轮脚上方行全层切开，根据缺损范围于耳后设计蒂在上方的舌形皮瓣，一般切取对侧耳郭软骨或者同侧耳甲腔软骨来增加耳郭支撑，畸形严重者需要取肋软骨进行部分耳郭软骨支架再造，再将皮瓣进行覆盖。二期于术后 3 周后行皮瓣断蒂，供区视情况行转移皮瓣或植皮关闭。局部皮瓣无法满足时可选择扩张器预扩张或颞浅筋膜瓣复合植皮来解决（图 7-2-16，图 7-2-17）。

**术后并发症与预防**

　　1. 皮瓣血运障碍　常规皮瓣设计时长宽比例约 1.5∶1，但在耳周血运丰富，顺耳周血运方向的皮瓣长宽比例可达 4∶1，但一般建议不超过 3∶1。术后血运障碍多为静脉回流不畅，可通过局部肝素盐水按摩、全身应用激素减轻水肿、尖端适度加压的方式来改善。

　　2. 植皮区域瘢痕形成，无毛发生长　设计皮瓣时尽量选择无毛发区进行设计，并避免在毛发区进行植皮，可利用局部皮瓣转移修复毛发区后在非毛发区进行植皮。植皮选择中厚皮片，减少挛缩和瘢痕形成的概率。

　　3. 皮瓣移植区毛发生长　设计皮瓣时尽量选择无毛发区进行设计，无法避免时可在转移皮瓣前翻转皮瓣剔除毛囊组织，或在后期行激光脱毛治疗。

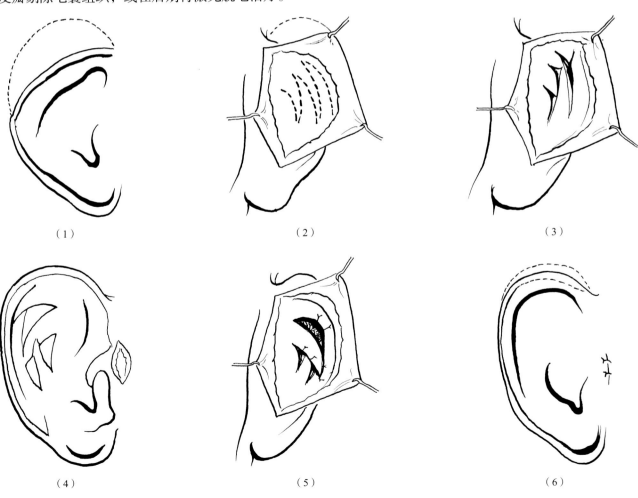

（1）　　　　　　　　　　　（2）　　　　　　　　　　　（3）

（4）　　　　　　　　　　　（5）　　　　　　　　　　　（6）

**图 7-2-15　软骨瓣交叉缝合法**

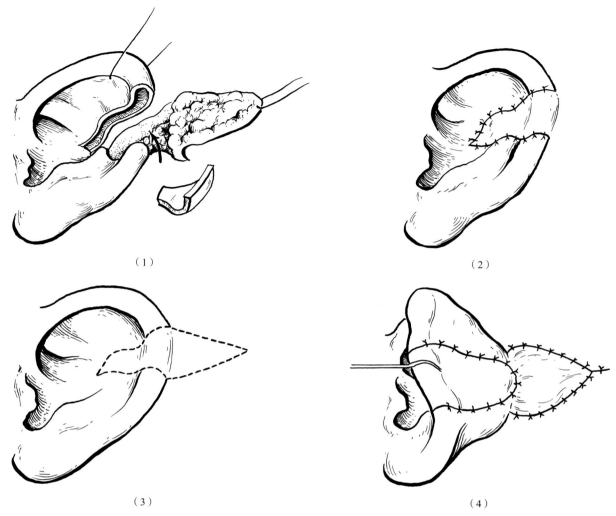

（1）

（2）

（3）

（4）

图 7-2-16 在耳郭中间切开

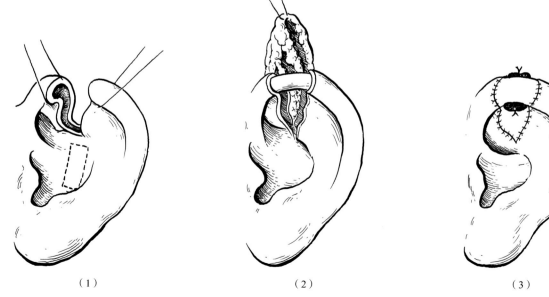

（1）

（2）

（3）

图 7-2-17 在耳郭上部切开

## 解剖特点与治疗要素

| 解剖特点 | 治疗要素 |
| --- | --- |
| 软骨量少 | 重塑软骨支架或软骨移植 |
| 耳郭上部形态不良 | 以恢复大体外观和大小为主，若畸形严重应采取耳再造术 |
| 卷曲下垂遮挡耳道 | 尽早手术，恢复高度并开放耳道 |

## 四、耳部分缺损二期修复术

耳郭位于头颅两侧，各类外伤均可能造成耳郭缺损，当撕脱伤有皮肤相连时，尽可能原位缝合，无挫伤、伤口较整齐的小块离断组织可以原位缝合，当缺损较大，原位缝合无法成功时首先考虑血管吻合回植，条件不允许时，可将大块软骨剥离后埋植于皮下保存，待二期行缺损修复。

### 适应证与禁忌证

1. 各类损伤导致的耳郭部分缺损，未能一期修复或效果不理想者，可根据缺损大小、形态选择适当的修复方式。

2. 局部皮肤破溃、感染者应当首先处理创面，待恢复后再行修复治疗。

### 术前准备

1. 常规术前检查，术区备皮。

2. 选择适当的手术方法，术前设计切口。

### 麻醉与体位

1. 根据缺损大小与手术方法选择适当麻醉方式。

2. 仰卧位，头偏健侧。

### 手术方法

1. 直接缝合法　适用于上部耳轮缺损，且缺损小于全耳的1/3。做"V"字切开缺口，于两侧分别切除一小三角形全层耳郭组织，分层解剖并缝合。耳郭虽有缩小，但仍能保持外形完整（图7-2-18）。

2. 耳后区皮瓣推进法　适用于耳轮缺损。

I 期手术，切除缺损边缘瘢痕，在缺损后方形成推进皮瓣，将耳

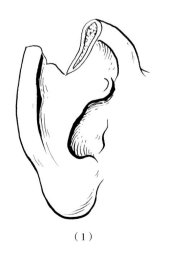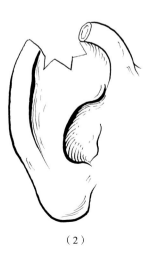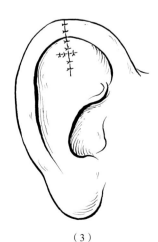

（1）　　　　　　　　　（2）　　　　　　　　　（3）

**图 7-2-18　直接缝合法**

后区皮瓣前移与创缘缝合，同时可适度根据缺损情况选择是否埋植软骨支架；

Ⅱ期手术，行推进皮瓣断蒂，将其卷呈半管状形成耳轮，供瓣区植皮修复（图 7-2-19）。

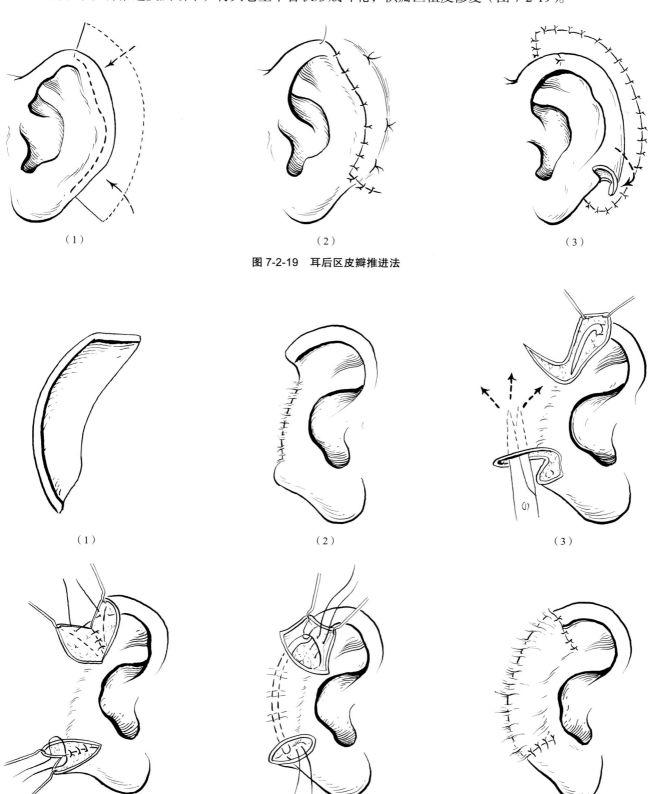

（1）　　　　　　　　　　（2）　　　　　　　　　　（3）

**图 7-2-19　耳后区皮瓣推进法**

（1）　　　　　　　　　　（2）　　　　　　　　　　（3）

（4）　　　　　　　　　　（5）　　　　　　　　　　（6）

**图 7-2-20　乳突区皮瓣软骨移植法**

3. 乳突区皮瓣软骨移植法　适用于耳郭部分缺损。

Ⅰ期手术在缺损缘的上下方作切口，于乳突区皮下潜行剥离形成皮下隧道，将乳突区上、下方切口分别与缺损区切口的后缘互相缝合，将修整好的肋软骨埋植于乳突区皮下间隙内，最后关闭切口；

Ⅱ期手术于Ⅰ期后 2～3 个月进行，沿耳轮边缘作切口，移植软骨的深面剥离，将耳郭掀起形成合适的颅耳脚，耳后、乳突区行皮片移植修复（图 7-2-20）。

### 术后并发症与预防

1. 皮瓣血运障碍　常规皮瓣设计时长宽比例约 1.5∶1，但在耳周血运丰富，顺耳周血运方向的皮瓣长宽比例可达 4∶1，但一般建议不超过 3∶1。术后血运障碍多为静脉回流不畅，可通过局部肝素盐水按摩、全身应用激素减轻水肿、尖端适度加压的方式来改善。

2. 植皮区域瘢痕形成，无毛发生长　设计皮瓣时尽量选择无毛发区进行设计，并避免在毛发区进行植皮，可利用局部皮瓣转移修复毛发区后在非毛发区进行植皮。植皮选择中厚皮片，减少挛缩和瘢痕形成的概率。

## 解剖特点与治疗要素

| 解剖特点 | 治疗要素 |
| --- | --- |
| 缺损大小形态各异 | 根据缺损具体情况选择修复材料与方法 |
| 全层组织缺失 | 按"三明治"结构为原则寻求修复材料与方法 |
| 缺损除存在瘢痕 | 去除增生的瘢痕，适当保留浅表瘢痕增加皮量 |

## 五、耳垂畸形修复术

耳垂形态变异较大，不同人种人群间均各有特点。常见先天性耳垂畸形主要有耳垂过大、过长、耳垂粘连、耳垂裂等等，后天耳垂畸形则常见于外伤、佩戴耳饰不当引起的耳垂裂、耳垂瘢痕疙瘩等等。

### 适应证与禁忌证

1. 耳垂畸形或缺损影响美观者皆可手术。
2. 有瘢痕增生倾向的患者不建议手术。
3. 局部皮肤破溃感染者不宜手术。

### 术前准备

1. 常规术前检查，术区备皮。
2. 选择适当的手术方法，术前设计切口。

### 麻醉与体位

局麻即可；仰卧位，头偏健侧。

### 手术方法

1. 耳垂裂矫正　可为先天或后天外伤导致，伴或不伴组织缺损。为避免形成线性瘢痕切迹，修复时需在切除原有瘢痕的基础上进行"Z"成型修复（图 7-2-21）。

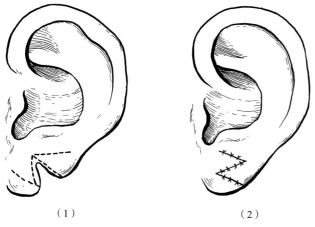

（1）　　　　　　　　　（2）

**图 7-2-21　耳垂裂"Z"成型修复**

当缺损组织较多，为尽可能利用有限组织，可使用分层缝合修复法：在裂口两侧分别切开内侧前缘和外侧后缘，分离形成两个推进组织瓣，耳后区将两个皮瓣互相重合（图 7-2-22）。

2.耳垂缺损矫正

（1）弧形皮瓣法：适宜于耳垂部分缺损且与面部相粘连的病例。按照健侧耳垂大小与形态，在相当于耳垂位置的下方，设计一蒂在上方的纵向皮瓣，使弧线 bd 与 ab 等长，弧线 ca 与 cd 等长，然后掀起皮瓣向前上方旋转形成耳垂，供区直接拉拢缝合（图 7-2-23）。

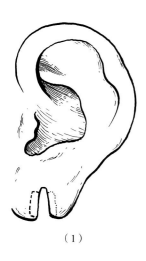

（1）

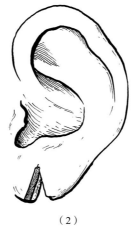

（2）

**图 7-2-22　皮瓣交互法**

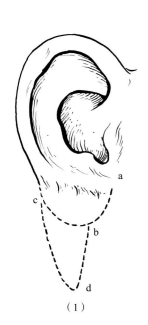

（1）

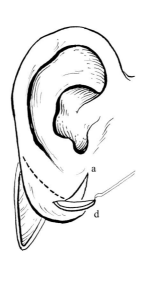

（2）

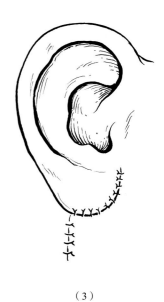

（3）

**图 7-2-23　弧形皮瓣法修复耳垂缺损**

（2）双叶皮瓣法：适用于较大范围耳垂缺损。利用乳突区皮肤，设计一双叶皮瓣，其大小应比健侧耳垂大约10%，掀起皮瓣后将其折叠形成耳垂，供区直接拉拢缝合（图7-2-24）。

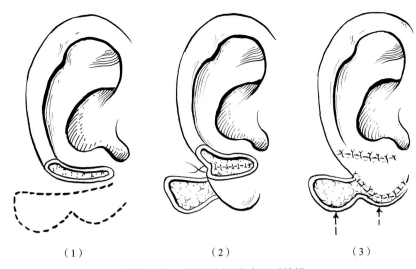

（1）　　　　　（2）　　　　　（3）

**图7-2-24　双叶皮瓣法修复耳垂缺损**

### 术后并发症与预防

1. 皮瓣血运障碍　常规皮瓣设计时长宽比例约1.5∶1，耳垂部位血运丰富，但非轴行血运，一般建议不超过3∶1。术后血运障碍多为静脉回流不畅，可通过局部肝素盐水按摩、全身应用激素减轻水肿、尖端适度加压的方式来改善。

2. 线型凹陷瘢痕形成　耳垂皮下组织松软肥厚，单纯缝合皮肤容易形成线型凹陷。术中当充分松解对合皮下软组织，避免凹陷，皮肤缝合时可插入多个连续"Z"型皮瓣，避免线型瘢痕挛缩。

## 六、先天性小耳畸形整复术

小耳畸形综合征（microtia）是一种由于胚胎发育不足导致的先天性全耳郭或部分耳郭缺失，常伴随外耳道闭锁、中耳畸形和颌面部畸形，常见于单侧畸形，亦有约10%的患者双侧发病。

小耳畸形临床分型：①小叶型（lobule type microtia）：残余腊肠样耳结构与耳垂，无外耳道和耳屏；②小耳甲腔型（small concha type microtia）：残余部分耳郭外形、耳垂和小而紧缩的耳甲腔；③耳甲腔型（concha type microtia）：残余部分耳郭外形、耳垂、耳甲腔、外耳道、耳屏、耳屏间切迹等；④无耳症（anotia）：所有结构均缺失。

### 适应证与禁忌证

1. 手术时机选择　3岁儿童的耳郭发育可达成人的85%，从患儿心理与生理状态综合考虑，一般建议在5～10岁的学龄前接受手术，此时患儿生长发育，尤其是肋软骨量符合手术要求，并且有利于患儿心理发育健康。

2. 成年患者，在充分理解手术的复杂性与风险的前提下亦可进行手术。

3. 小耳畸形常伴有外耳道闭锁，双耳畸形的患者建议先行外耳道及中耳手术以改善听力，单耳畸形的患者建议先行耳再造术。

4. 局部皮肤有感染或存在耳部瘘孔时，宜先处理瘘孔。

### 术前准备

1. 根据患者条件选取适当的耳再造方法，并充分沟通分期手术详情。

2. 常规术前检查外拍摄肋骨3D-CT了解肋软骨情况。

3. 完善颌面部骨骼测量检查和面神经检查，排查半面萎缩的情况（半面萎缩需根据情况进行综合治疗）。

4. 拟行颞浅筋膜瓣移植术前完善多普勒超声探测进行血管的体表标记。

5.按健侧耳外形绘制胶片模型消毒备用，双耳畸形患者按标准耳外观制作胶片模型。

6.按健侧耳高度设计标注再造耳的准确位置，双耳畸形按眉眼位置进行对称标记（图 7-2-25 ）。

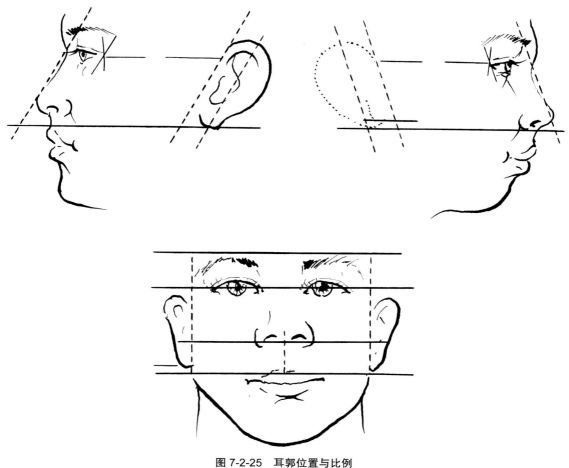

**图 7-2-25　耳郭位置与比例**

### 麻醉与体位

1.全身麻醉（Ⅲ期手术行局部调整时可根据情况行局部麻醉）。

2.仰卧位，头偏健侧。

### 手术方法

耳再造法分Ⅰ期法与分期法，Ⅰ期法由于其受乳突区皮肤量局限，且再造耳外形臃肿立体感差已逐渐被淘汰。现我国常用耳再造方法分为：扩张单瓣法、扩张两瓣法、非扩张法。

1.非扩张法　Ⅰ期：肋软骨切取术，肋软骨支架皮下埋置，耳垂转位，耳屏再造术。

根据需要，切取第6、7、8、9肋软骨中的1～3根，雕刻制备耳支架。其中第6、7肋软骨作为底板，保留二者之间的联合。并在其上雕刻出对耳轮和舟状窝。将第8肋修薄作为耳轮缘（图 7-2-26 ）。留取小块肋软骨埋植于皮下用于Ⅱ期手术。

于残耳下方、再造耳下缘位置设计弧形切口，注意保留耳垂血运，耳支架剥离层次为耳后筋膜浅层，充分分离囊袋，并去除残余耳软骨组织，必要时可用磨头磨低外耳道区域的骨质，以加深再造耳甲腔（图 7-2-27 ）。

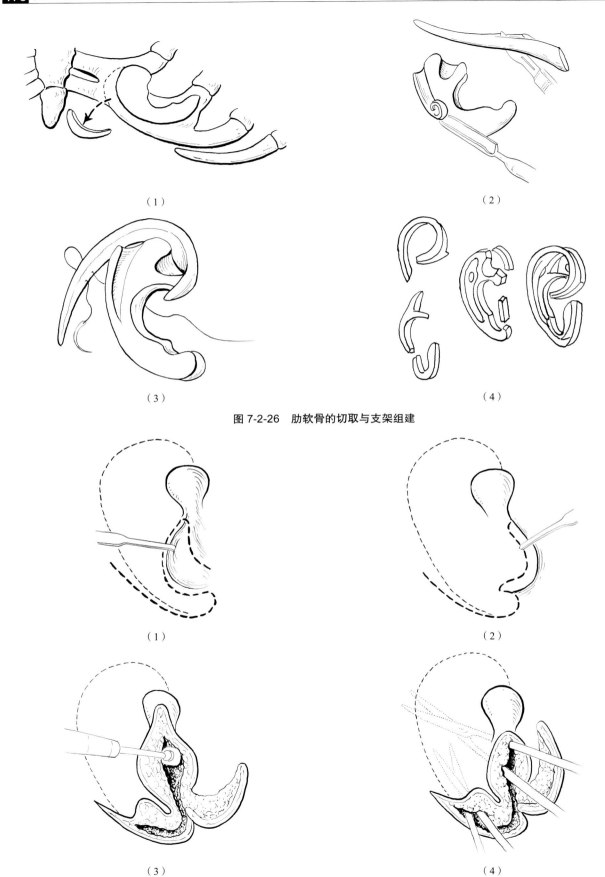

（1）

（2）

（3）

（4）

图 7-2-26　肋软骨的切取与支架组建

（1）

（2）

（3）

（4）

图 7-2-27　耳部皮瓣囊袋分离

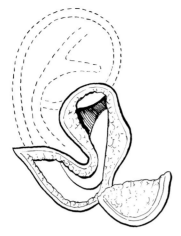

图 7-2-28 耳支架植入与耳垂转位

植入耳支架，转移残耳形成耳垂，可同期进行耳屏再造术（图 7-2-28）。

置入负压引流管以塑造再造耳形态，适度加压包扎塑形（图 7-2-29），常规术后第 5 天拔除负压引流管，10～14 天拆线。

Ⅱ期：再造耳颅耳角成形，自体肋软骨移植、颞浅筋膜瓣转移，耳后植皮。

切取颞浅筋膜。在同侧的颞部"T"形切开头皮，在皮下层进行两侧剥离，注意保护颞浅动静脉。然后在颞浅筋膜深面剥离，形成颞浅筋膜瓣（图 7-2-30）。

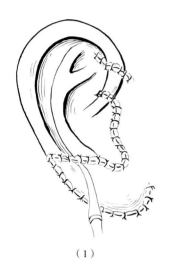

（1）

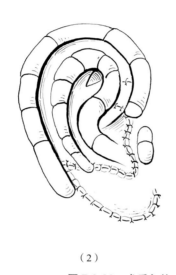

（2）

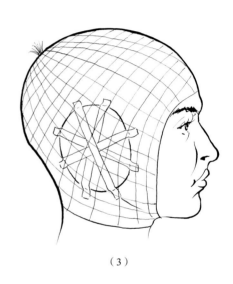

（3）

图 7-2-29 术后包扎

于Ⅰ期再造耳郭的外缘 0.5cm 切开头皮，从后向前方剥离，掀起耳郭支架和表面的皮肤，将前次手术预先埋置的软骨块植入掀起的再造耳与耳后筋膜瓣之间，形成颅耳角，耳后创面植皮（图 7-2-31）。

耳甲腔型患者在手术设计时应当充分利用其耳甲腔的外形（图 7-2-32），术后效果更为逼真。

Ⅲ期：部分病例可通过Ⅱ期手术达到良好效果，少数严重病例仍需在Ⅲ期利用残耳组织进行再造耳细节调整，耳屏成形，耳甲腔加深等。

2. 扩张单瓣法

（1）Ⅰ期：耳后扩张器置入术。

将 80ml 肾形扩张器置入耳后筋膜深面（图 7-2-33），行乳突区皮肤扩张，留置负压引流

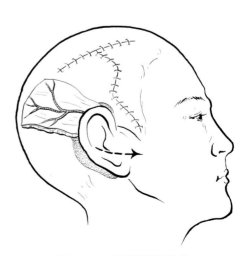

图 7-2-30 颞浅筋膜瓣切取

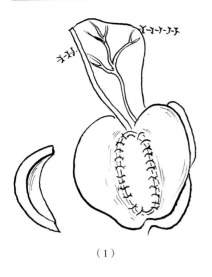

（1）

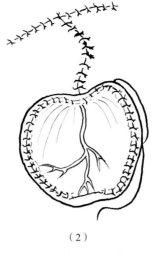

（2）

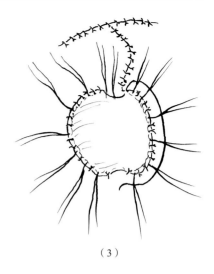

（3）

图 7-2-31　颅耳角成型

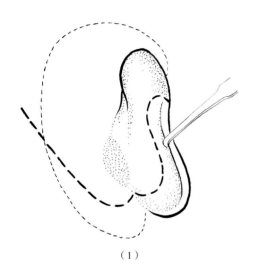

（1）

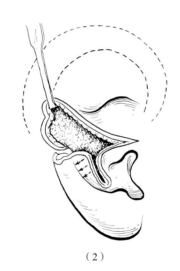

（2）

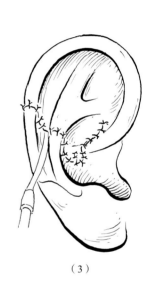

（3）

图 7-2-32　耳甲腔型耳部皮瓣囊袋分离

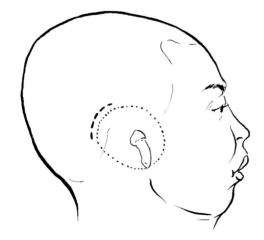

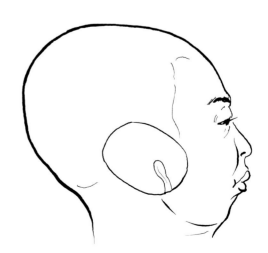

图 7-2-33　乳突区扩张器植入

管一根，约术后 3 天拔除引流管，术后 7～10 天拆线，视情况定期向扩张器注水，总注水量 125～150ml（皮肤扩张充分、血液循环良好为度），停止注水 3～4 周后行二期手术。

（2）Ⅱ期：耳后扩张器取出，肋软骨切取术，自体肋软骨支架植入，耳垂转位。

切取肋软骨和耳支架雕刻方法与非扩张法类似，需注意的是在Ⅱ期应当利用软骨块的叠加以抬高支架，形成稳定的颅耳角，无需再保留软骨待用。将耳支架植入扩张皮瓣内，可转移残耳形成耳垂；置入负压引流管。建议术后第 5 天拔除负压引流管，10～14 天拆线。

（3）Ⅲ期：再造耳修整术。

利用残耳组织进行再造耳细节调整，耳屏成形，耳甲腔加深等。

3. 扩张两瓣法

（1）Ⅰ期：耳后扩张器置入术。

推荐使用 50ml 肾形扩张器行乳突区皮肤扩张，置入层次为耳后筋膜浅面，留置负压引流管一根，约术后 3 天拔除引流管，术后 7～10 天拆线，视情况定期向扩张器注水，总注水量 60～80ml（皮肤扩张充分、血液循环良好为度）。停止注水 3～4 周后行Ⅱ期手术。

（2）Ⅱ期：耳后扩张器取出，肋软骨切取术，自体肋软骨支架植入，皮片移植，耳垂转位。

切取肋软骨和耳支架雕刻方法扩张单瓣法类似。将耳支架植入扩张的耳前皮瓣与掀起的耳后筋膜瓣或颞浅筋膜瓣之间，确切固定，可转移残耳形成耳垂，置入负压引流管一根。耳后创面植皮。建议术后第 5 天拔除负压引流管，10～14 天拆线。

（3）Ⅲ期：再造耳修整术。

利用残耳组织进行再造耳细节调整，耳屏成形，耳甲腔加深等。

注意：残耳软骨多卷曲变形，手术中需要适当去除，利用肋软骨搭建完整支架，术后效果更好。耳再造方法各有优缺点，例如：皮肤肥厚的患者应用非扩张法术后耳外形臃肿，颅耳脚圆钝；扩张法耗时长，扩张期间易发生外露感染等并发症等，应当根据患者具体情况进行具体选择。

4. 方法补充

（1）人工材料的应用：成年人由于肋软骨骨化，常无法获得足够量的软骨做支架，此时可利用假体材料（Medpor、Su-POR，异体软骨等）进行手术，但假体外露风险比自体软骨要高。

（2）3D 打印技术辅助耳再造：随着近年来材料和技术的发展，3D 打印逐渐应用于医学领域，各种复合材料、凝胶、细胞等可使用的材料也在不断研发和改进。3D 打印技术一方面可用于耳再造术中辅助指导雕刻耳支架模型；打印出同侧肋软骨、对侧耳软骨及健侧镜像耳模型，帮助医生在术前预先设计、术中个体化雕塑、术后观察再造耳郭的形态、效果，另一方面可以结合组织工程技术建立组织工程耳支架。

（3）组织工程法耳再造术：1997 年，曹谊林教授利用软骨组织工程技术在国际上首次报道在裸鼠身上培养的人形耳郭软骨，现该技术已实现了人体应用。该法首先提取少量患者软骨种子细胞，通过特定的培养构建方法实施体外扩增，同时借助计算机辅助 3D 打印技术，根据健耳轮廓采用拥有良好的生物相容性并可降解的材料制备耳支架，再将种子细胞种植于制备的耳支架上，加入诱导细胞定向分化的物质进行培养，形成工程化组织后将其植入体内以修复缺损、恢复功能。但组织工程的方法尚需克服诸多问题：第一，所选用耳支架材料的可塑性、生物相容性、强度问题；第二，种子细胞的来源、安全性问题；第三，新形成软骨组织的排斥性与可用性问题等。

（4）耳赝复体（义耳）的应用：随着材料学的进步，耳赝复体的外形和舒适度都有了很大提升，对于不愿意或者不适合进行耳再造手术的患者来说是一种无创、无痛苦的替代方法，尤其是未满手术年龄的儿童，在成长过程中应用赝复体可以很好的保护患儿心理健康。

**术后并发症与预防**

1. 皮瓣坏死，耳支架外露　再造耳被覆皮肤非常薄，深方支架硬且突起，表皮长时间处于张力和摩擦下常发生坏死导致支架外露。

为避免皮瓣坏死、耳支架外露应：①Ⅰ期皮瓣不宜过薄，厚薄需均匀，扩张皮瓣扩张足量后要停置足够长的时间；②支架尽量选择自体软骨，表面修理圆滑；③术后佩戴护耳罩 3～6 个月。

外露修复：①小范围支架外露可先将支架部位修剪低平，减轻皮肤张力后直接缝合；②较大面积外露可利用耳周邻近皮瓣转移修复；③大面积皮肤坏死需彻底清创后利用颞浅筋膜瓣瓣转移覆盖支架，而后在其表面植皮。

2. 支架外露修复后对再造耳外形有较大影响，应当尽量避免。

3. 植皮与瘢痕相关并发症参考"三、杯状耳矫正术"。

## 解剖特点与治疗要素

| 解剖特点 | 治疗要素 |
| --- | --- |
| 残耳大小不一，扭曲严重 | 适当去除残耳软骨，完整再造支架效果更好 |
| 耳结构精细轮廓清晰 | 包备支架的皮肤要薄 |
| 常伴随半侧颜面短小畸形 | 明确诊断、根据畸形情况配合颌骨矫正 |

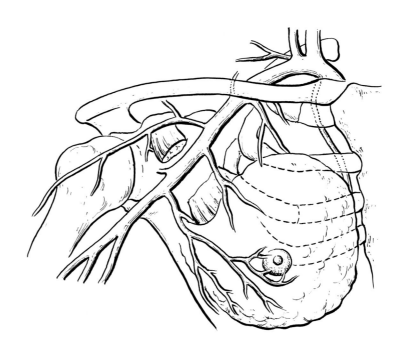

# 第八章

# 胸壁解剖

# 第一节　胸壁及乳房应用解剖

## 一、胸前外侧部解剖

1. 上界为胸骨柄上缘、锁骨、肩峰尖；下界由剑突起、沿肋弓至11肋；两侧为三角肌肋缘、腋前、后皱襞中点和腋后线。

2. 胸壁的层次　由浅到深的层次依次为皮肤、浅筋膜、深筋膜、胸廓外肌层、胸廓和肋间肌及胸内筋膜。

### 皮肤

胸前外侧区的皮肤较薄，尤其是胸骨前面和乳头部的皮肤。乳房皮肤在腺体周围较厚，在乳头乳晕附近较薄。正常情况下，乳晕周围的皮肤较乳房其他部位皮肤薄，易于伸展。乳房区域皮肤张力线的走行与肋骨的走行方向相同，即内侧呈水平，外侧略上翘（图8-1-1）。

### 浅筋膜

胸部的浅筋膜与颈部、腹部和上肢的浅筋膜相续，胸骨前面较薄，其余部分较厚。浅筋膜内含浅血管、淋巴管、皮神经和乳腺。

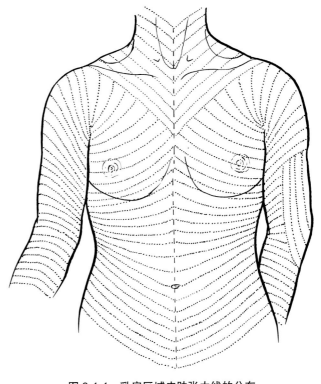

图 8-1-1　乳房区域皮肤张力线的分布

1. 浅血管

（1）动脉：胸廓内动脉的穿支在距胸骨外侧缘约1.0cm处穿出，分布胸前区内侧部。肋间后动脉的前、外侧穿支分别分布在胸前和胸外侧区。腋动脉的分支胸肩峰动脉和胸外侧动脉分布于胸壁外侧区（图8-1-2）。

（2）静脉：胸腹壁的静脉起自脐周静脉网，行向外上方，在胸外侧区上部汇合成胸外侧静脉，收集胸壁浅层结构的静脉血，注入腋静脉。与胸廓内动脉和肋间后动脉的穿支伴行静脉分别注入

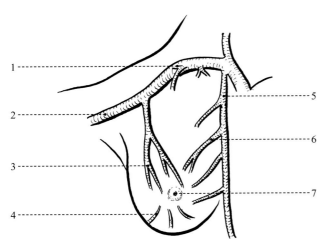

图 8-1-2　胸壁外侧区的浅血管

1.胸肩峰动脉　2.腋动脉　3.胸外侧动脉　4.肋间动脉穿支
5.胸廓内动脉　6.胸廓内动脉穿支　7.乳头乳晕

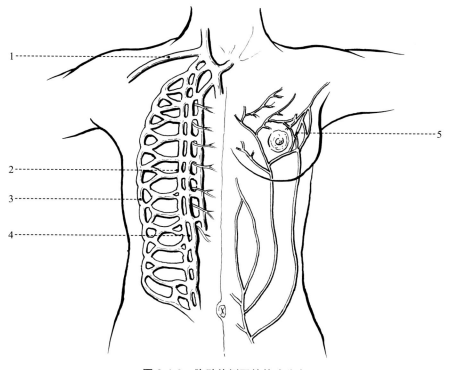

**图 8-1-3　胸壁外侧区的静脉分布**

1.腋静脉　2.胸廓内静脉　3.肋间静脉　4.奇静脉　5.胸皮下静脉

胸廓内静脉和肋间后静脉（图 8-1-3）。

2.皮神经　锁骨上神经来自颈丛，为 2～4 支，分布在胸前区上部的皮肤。肋间神经在腋前线附近发出外侧皮支，在近胸骨外侧缘处肋间神经发出前皮支。分别分布于外侧皮支，在近胸骨外侧缘处肋间神经发出前皮支（anterior cutaneous branch）。分别分布于区内侧部（图 8-1-4）。

**深筋膜**

其浅层较薄，上附着于锁骨，下接腹外斜肌腱膜，内附着于胸骨，后与胸背区深筋膜相续，被附于胸大肌和前锯肌表面。其深层位于胸大肌深面，向上附着于锁骨，向下包绕锁骨下肌和胸小肌，在胸小肌下缘与浅层汇合。锁胸筋膜是位于喙突、锁骨下肌和胸小肌的筋膜。其内有胸肩峰动脉的分支、头静脉、胸外侧神经和淋巴管通过（图 8-1-5）。

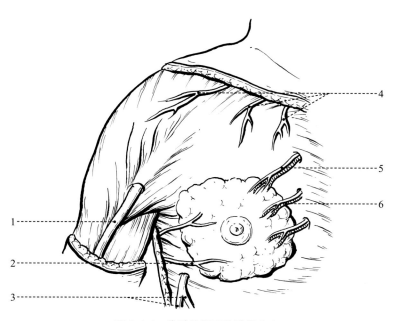

**图 8-1-4　胸壁外侧区的神经分布**

1.头静脉　2.肋间神经外侧皮支　3.胸腹壁静脉　4.锁骨上神经　5.肋间神经
6.胸廓内动脉穿支

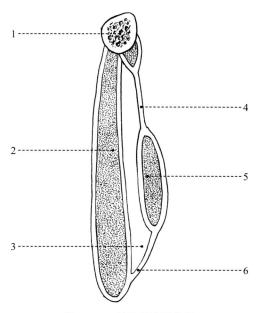

**图 8-1-5　锁胸筋膜的位置**

1.锁骨　2.胸大肌　3.胸肌间隙　4.胸锁筋膜
5.胸小肌　6.胸筋膜深层

### 胸廓外肌肉

　　浅层有胸大肌（ectopectoralis）、腹直肌（rectus abdominis）和腹外斜肌（musculus obliquus externus abdominis）的上部，深层有胸小肌（pectoralis minor muscle）和前锯肌（serratus anterior muscle）。胸大肌覆盖胸廓前壁的大部，位置表浅，宽而厚，呈扇形，起自锁骨的内侧半、胸骨和第1～6肋软骨等处，向外以扁腱止于肱骨大结节嵴。可分为锁骨部、胸肋部和腱膜部，隆乳手术的乳房假体多植于胸大肌后间隙。胸小肌位于胸大肌深面，呈三角形，起自第3～5肋软骨，止于肩胛骨喙突。胸大肌和胸小肌之间的间隙称胸肌间隙，内含疏松结缔组织和2～3个胸肌间淋巴结。前锯肌位于胸廓侧壁，为宽大的扁肌，起自上8或9条肋骨处，斜向后上内，经肩胛骨前方止于肩胛骨内侧缘和下角（图8-1-6～图8-1-9）。

### 胸廓和肋间肌

　　肋间肌（intercostal muscle）包括肋间外肌（intercostales extereni）、肋间内肌（intercostales interni）、肋间最内肌（intercostales interni）和胸横肌（transversus thoracis）。肋间外肌起自肋骨下缘，肌束斜向前下，止于下一肋骨的上缘。肋间内肌起自下位肋骨上缘，止于上位肋骨的下缘。肋间后动脉、肋间后静脉和肋间神经伴行（图8-1-10，图8-1-11）。

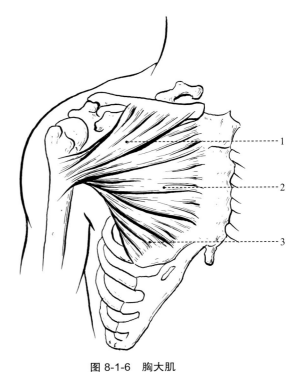

图 8-1-6　胸大肌
1.锁骨部　2.胸肋部　3.腱膜部

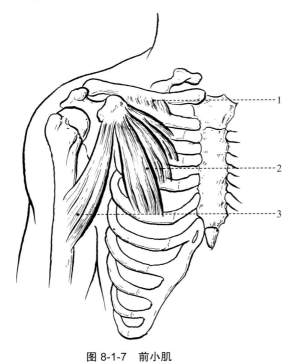

图 8-1-7　前小肌
1.锁骨下肌　2.胸小肌　3.喙肱肌

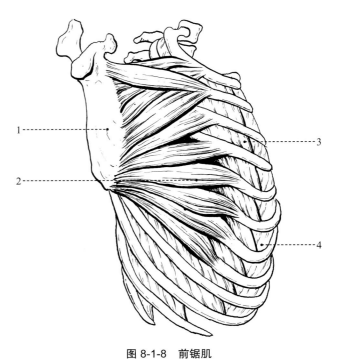

图 8-1-8　前锯肌
1.肩胛骨　2.前锯肌　3.肋间外肌　4.肋间内肌

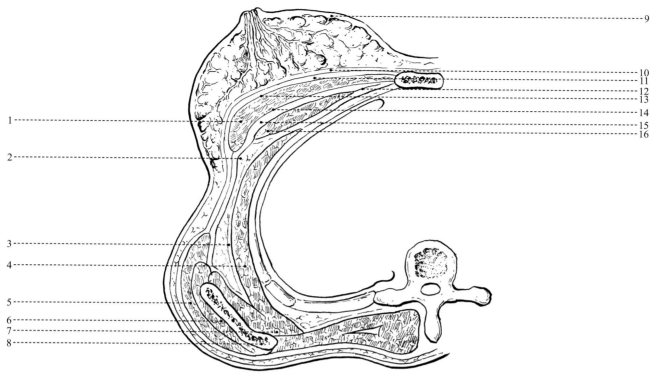

**图 8-1-9 胸部肌肉横断面**

1.胸大肌 2.喙腋筋膜 3.腋窝筛板 4.前锯肌 5.背阔肌 6.冈下肌 7.肩胛下肌 8.肩胛骨 9.浅筋膜浅层 10.浅筋膜深层 11.乳房后间隙 12.锁骨胸肋筋膜 13.深筋膜浅层 14.深筋膜深层 15.胸肌间隙（胸大小肌间隙） 16.胸小肌

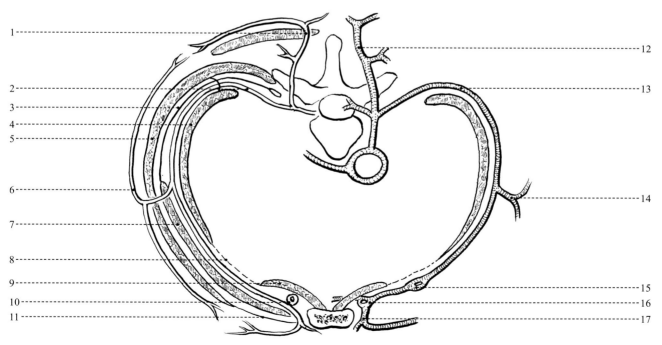

**图 8-1-10 肋间肌肉、神经、血管**

1.胸神经后支 2.胸神经前支 3.肋间内膜 4.肋间内肌深层 5.肋间外肌 6.外侧皮支 7.肋间内肌浅层 8.肋间内膜 9.胸横肌 10.前皮支 11.肋间外膜 12.肋间后动脉后支 13.肋间后动脉 14.外侧皮支 15.肋间前动脉 16.胸廓内动脉 17.穿支

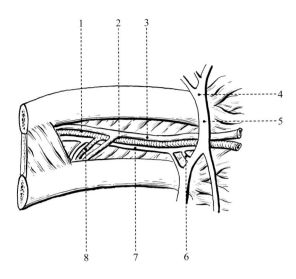

**图 8-1-11　肋间后血管和肋间神经**
1. 上肢　2. 肋间后动脉　3. 肋间后静脉　4. 交感神经节
5. 交感干　6. 灰白交通支　7. 肋间神经　8. 下支

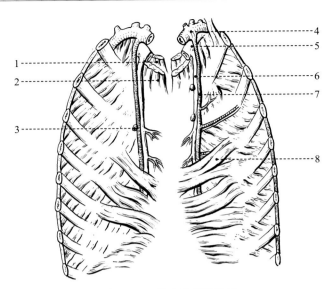

**图 8-1-12　胸廓血管及淋巴**
1. 胸骨舌骨肌　2. 胸骨甲状肌　3. 胸骨旁淋巴结　4. 锁骨下动脉
5. 锁骨下静脉　6. 胸廓内静脉　7. 胸廓内动脉　8. 胸横肌

　　胸廓内动脉贴于第 1～6 肋软骨后面，沿胸骨侧缘约 1.25cm 下行，至第 6 肋间隙分为肌隔动脉和腹壁上动脉。两条胸廓内静脉与其伴行。胸骨旁淋巴结沿胸廓内血管排列，引流腹前壁和乳房内侧部的淋巴，并收纳隔上淋巴结的输出淋巴管（图 8-1-12）。

## 二、乳房解剖

### 乳房的位置

发育成熟的乳房在锁骨中线上位于第 2～6 肋骨之间，或是第 3～6 肋间隙，内侧至胸骨外侧缘，外侧近腋中线。整个乳房的上 2/3 位于胸大肌筋膜及前锯肌表面，内下 1/3 位于腹外斜肌、腹直肌筋膜表面。乳房之间的低谷区称为乳沟。隆乳术后乳沟形态对审美很重要（图 8-1-13）。

### 乳房的结构

　　乳房由皮肤、乳头（nipple）、乳晕（areola）、乳腺及筋膜构成。

　　1. 乳房的皮肤　其质地和伸展性在乳房各个部位分布不同。乳房的皮肤在腺体周围较厚，在乳头乳晕间较薄，易于伸展（图 8-1-14）。

　　2. 乳头乳晕　乳头直径为 0.8～1.2cm，有 15～20 个乳腺导管开口。多数女性乳头与第 4～6 肋水平，立位时，胸骨上切迹至乳头的距离，一般为 18～24cm，乳头间距平均为 18～24cm，胸骨中线至乳头距离为 9.0～12.0cm，乳房下皱襞至乳头的距离为 5.0～7.0cm，平均为 6.0cm 乳晕直径为 3.5～4.5cm，乳晕皮肤有

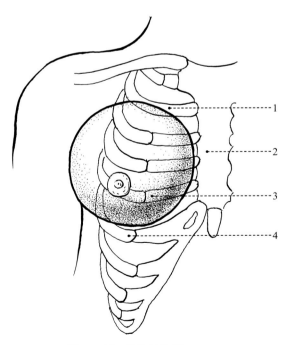

**图 8-1-13　乳房的位置**
1. 第 2 肋骨　2. 胸骨体　3. 第 5 肋骨　4. 第 6 肋骨

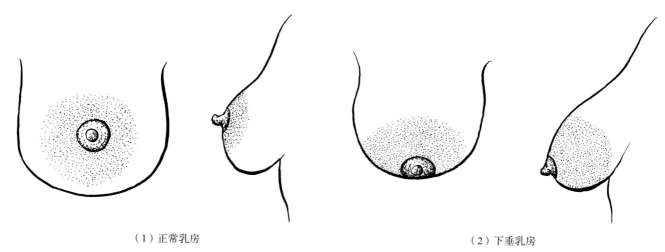

（1）正常乳房                         （2）下垂乳房

图 8-1-14

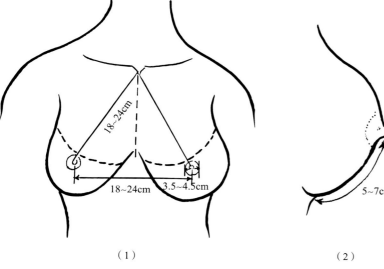

（1）                    （2）

**图 8-1-15 乳头乳晕的位置**

色素，一般呈棕褐色，乳晕区有许多小圆形突起，为乳晕腺（图 8-1-15）。

3.乳房的腺体 由乳腺小叶为基本功能单位构成，每个小叶由 10～100 个腺泡构成。20～40 个乳腺小叶汇合成大的导管，最终形成乳腺导管又称输乳管。输乳管以乳头为中心呈放射状排列，汇集于乳晕，开口于乳头。腺体外上角突向腋窝的部分称为腋角。术前乳腺检查时应注意该部位（图 8-1-16，图 8-1-17）。

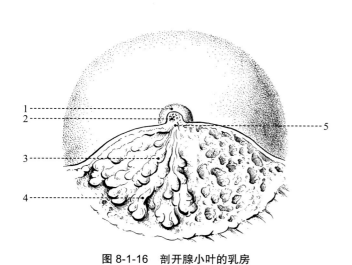

**图 8-1-16 剖开腺小叶的乳房**

1.乳晕 2.乳头 3.乳腺实质 4.乳腺小叶 5.乳腺导管

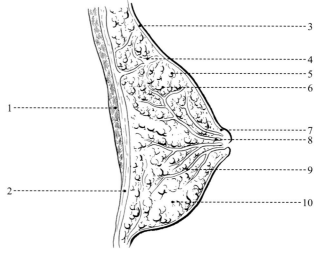

**图 8-1-17 乳房的矢状面**

1.胸大肌 2.筋膜 3.皮肤 4.小叶间结缔组织 5.脂肪组织 6.乳腺小叶 7.乳头 8.乳腺管 9.乳腺导管 10.乳腺组织

4.乳房的筋膜韧带 腺体位于浅筋膜和深筋膜之间。浅筋膜上与颈浅筋膜连续,下与腹壁浅筋膜连续。筋膜形成条索状进入腺体,形成分隔腺叶的隔障和支柱。横行的纤维隔起自第5肋间的胸肌筋膜,从乳房内侧到外侧,并走向乳头,该纤维间隔分成腺叶的组织,向上及向内分布。其横行纤维间隔在乳房内侧及外侧缘变厚,走向垂直的韧带,止于胸壁。垂直方向的韧带分为内侧深、浅韧带和外侧深、浅韧带。内侧深韧带起于胸骨及第2~5肋,韧带强壮。内侧浅韧带由连接皮肤及深韧带的起始处开始,韧带较薄弱。外侧深韧带较薄弱,浅韧带较强壮。共同在胸小肌外侧缘起自于胸肌筋膜,止于腋部筋膜及皮肤。韧带对乳房起悬吊作用(图8-1-18)。深筋膜位于腺体和胸大肌之间,为一层脂肪组织,相对无血管区,仅见几个穿支血管。

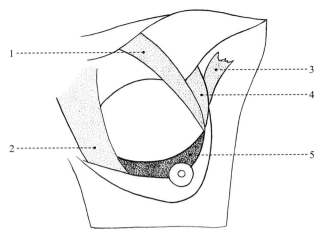

**图 8-1-18 乳房的筋膜韧带**

1.上部深韧带 2.内侧深韧带 3.外侧浅韧带 4.外侧深韧带
5.纤维隔

### 乳房的血液供应

1.乳房的动脉 来自胸廓内动脉的肋间穿支(internal mammary artery perforator,IMAP)、胸外侧动脉(lateral thoracic artery)、胸肩峰动脉的胸肌支(pectoral branches of thoracoacromial artery)、肋间动脉(intercostal arteries)的外侧穿支和肩胛下动脉(subscapular artery)的分支等。这些动脉在乳房内相互吻合形成皮肤真皮下血管网,腺体前血管网和腺体后血管网。

(1)胸廓内动脉的第1~4肋间穿支,在胸骨旁穿过肋间隙,于胸骨外缘穿出胸大肌附着处,进入乳房内侧。提供乳房内侧及中央部分的血液。隆乳术时分离胸大肌后间隙易损伤该动脉穿支。

(2)胸外侧动脉的乳房分支和肋间动脉的外侧穿支,提供乳房外侧血供。

(3)胸肩峰动脉的胸肌支,在胸大肌、胸小肌间下降,穿胸大肌筋膜到乳腺后。

(4)乳头乳晕的血供在内侧及上方来自胸廓内动脉,外侧和下方来自胸外侧动脉及肋间动脉外侧穿支的供养(图8-1-19~图8-1-21)。

2.乳房的浅静脉 多呈横向引流至胸廓内静脉,部分与对侧吻合。乳房部的浅静脉与胸腹部的浅静脉网有吻合。深静脉与同名动脉伴行(图8-1-22,图8-1-23)。

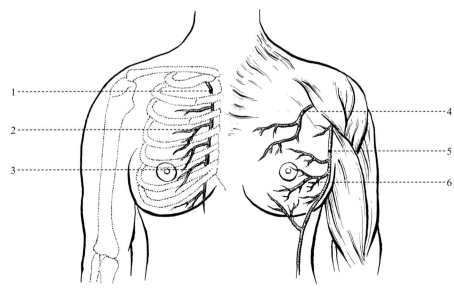

**图 8-1-19 胸廓及乳房的血供**

1.胸廓内动脉 2.胸廓内动脉第3穿支 3.胸廓内动脉第6穿支 4.胸肩峰动脉乳房支
5.胸外侧动脉 6.胸外侧动脉乳房支

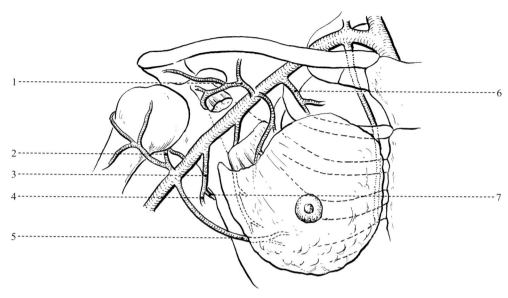

**图 8-1-20　乳房的血供（正位观）**

1.胸肩峰动脉　2.旋肱前后动脉　3.肩胛下动脉　4.胸背动脉　5.胸外侧动脉　6.胸最上动脉　7.旋肩胛动脉

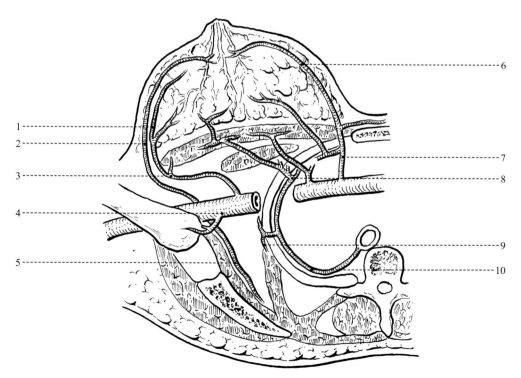

**图 8-1-21　乳房血供（横截面）**

1.外侧乳房支　2.浅胸动脉　3.胸外侧动脉　4.腋窝动脉　5.肩胛下动脉　6.内侧乳腺支　7.胸廓内动脉　8.胸肩峰动脉胸肌支　9.外侧皮支　10.肋间动脉

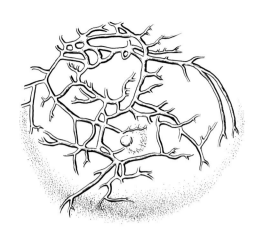

**图 8-1-22　乳房表浅静脉**

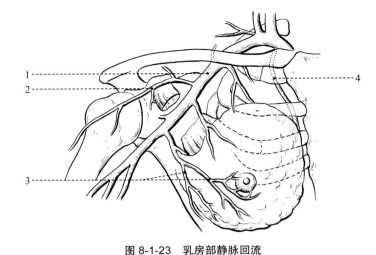

**图 8-1-23　乳房部静脉回流**

1. 腋窝静脉　2. 桡侧皮静脉　3. 胸外侧静脉　4. 胸廓内静脉

### 乳房的神经支配

1. 第 2～5 肋间神经的前皮支分布于乳房内侧及胸骨前皮肤，外侧支分布于乳房外侧皮肤。来自颈丛的锁骨上神经分布于乳房上部皮肤。

2. 第 2 肋间神经的外侧皮支，在腋部与正中神经的上臂皮神经及第 3 肋间神经构成神经丛，称为肋间臂神经（intercostobrachial nerve, ICBN）。隆乳术后引起的上臂疼痛，与该神经的受压或损伤有关。

3. 乳头乳晕的感觉神经主要来自第 4 肋间神经（4<sup>th</sup> intercostal nerve）从腋中线发出的分支，其中有交感神经纤维，术中损伤后，乳头勃起功能消失（图 8-1-24，图 8-1-25）。

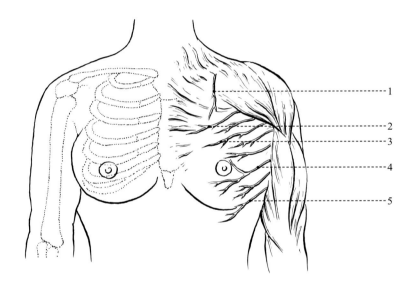

**图 8-1-24**

1. 锁骨上神经　2. 第 2 肋间神经　3. 第 3 肋间神经　4. 第 4 肋间神经　5. 第 6 肋间神经

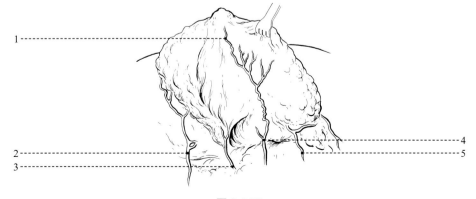

**图 8-1-25**

1. 乳头神经　2. 第 6 肋间神经　3. 第 5 肋间神经　4. 第 4 肋间神经　5. 第 3 肋间神经

#### 乳房的淋巴回流

乳房的淋巴网非常丰富，腺体和各小叶间有稠密的淋巴网。乳头乳晕和腺体中部的小部分淋巴管汇集形成乳晕下淋巴丛。其余大部分腺体内淋巴管都汇集到胸大肌筋膜，形成深筋膜淋巴丛。

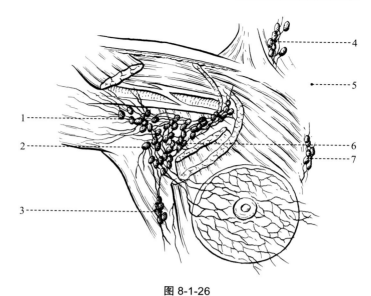

图 8-1-26

1. 外侧淋巴结　2. 后群淋巴结　3. 前群淋巴结　4. 颈深淋巴结　5. 尖淋巴结　6. 胸骨旁淋巴结　7. 中央淋巴结

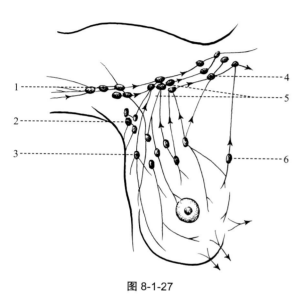

图 8-1-27

1. 外侧淋巴结　2. 后群淋巴结　3. 前群淋巴结　4. 尖淋巴结　5. 中央淋巴结　6. 胸骨旁淋巴结

乳房淋巴输出的途径有 6 个：

1. 乳房外侧和中央部的淋巴管注入胸肌淋巴结。
2. 上部的淋巴管注入尖淋巴结和锁骨上淋巴结。
3. 内侧部的淋巴管注入胸骨旁淋巴结。
4. 深部的淋巴管注入胸肌间淋巴结。
5. 内侧部的浅淋巴管与对侧乳房淋巴管交通。
6. 内下部的淋巴管通过腹壁和膈下的淋巴管与肝淋巴管交通。故乳腺检查应常规检查腋下及锁骨上淋巴结（图 8-1-26，图 8-1-27）。

# 第二节　胸部的常见手术

## 一、隆乳术

乳房增大整形术（augmentation mwammoplasty）就是使用外科技术对不发育或者发育不良的小乳房进行增大，俗称"隆乳术"。假体植入隆乳术，假体植入的层次有三类：一为胸大肌后间隙；二为乳腺后间隙；三为双平面的胸大肌乳腺之间（双平面法又可根据胸大肌离断位置不同分三型）（图 8-2-1）。

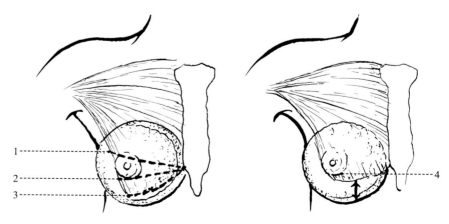

图 8-2-1　双平面法的分型

1. 3 型双平面　2. 2 型双平面　3. 1 型双平面　4. 肌肉和上面乳腺之间不做分离

**适应证与禁忌证**

1. 适应证为乳房发育不良的小乳症，乳腺萎缩，轻度乳房松垂，乳房不对称，肿瘤切除及各种原因导致的乳房缺失后的乳房再造等。年龄在 18 周岁以上。

2. 禁忌证为乳房有可疑恶性肿物、炎症等不适合手术的疾患及全身有其他影响手术的疾患，如糖尿病、免疫系统疾病（狼疮、硬皮病等）、严重心脑血管疾患，肝、肾疾患，血液系统疾患等；瘢痕体质，对置入的异物材料有过敏史，妊娠期及哺乳期，有精神疾患，严重心理障碍者以及手术动机不明确者等。年龄在 18 周岁以下者。

**术前准备**

1. 常规术前检查（乳房及胸廓检查），术区备皮。

2. 假体选择根据胸廓形态及宽窄，乳房大小（直径、组织厚度）和形态、胸部皮肤松弛状态或弹性状况以及体型特点，并结合受术者要求来确定假体直径、高度、体积大小及形状。

3. 手术设计，一般站立设计。以乳头为圆心，以大于假体直径 2.0～3.0cm 为直径画出圆形剥离范围，两侧要对称。在隆乳手术中常用四种类型的切口：腋下、乳房下皱襞、乳晕缘和脐部（图 8-2-2）。

**麻醉与体位**

1. 可选择全麻，高位硬膜外麻醉。

2. 仰卧位。

手术方法

1. 不同切口的选择（图 8-2-2）

（1）腋窝入路（图 8-2-3，图 8-2-4）切口于腋窝部，尽量选在皮肤明显皱褶处，长度 2.0～4.0cm。切开皮肤、皮下组织，分离皮下组织至胸大肌外侧缘，切开该处深筋膜，进入肌下，钝性在胸大肌与胸小肌间按设计范围分离腔隙。

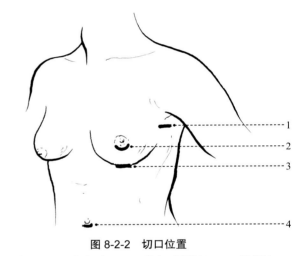

图 8-2-2 切口位置

1. 腋窝切口 2. 乳晕下切口 3. 乳房下皱襞切口 4. 脐部切口

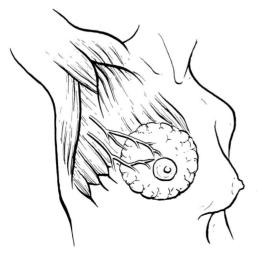

图 8-2-3 第 4 肋间神经前穿支

（2）乳晕切口入路（图 8-2-5）切口于乳晕下半边缘，长度 2.0～4.0cm。切开皮肤、皮下组织至腺体表面，沿腺体包膜向下分离至下极，然后向深方分至胸肌后。

（3）乳房下皱襞切口入路（图 8-2-6）切口于乳房下皱襞中部，长度依假体大小及类型在 2～4cm。切开皮肤、皮肤组织，并分离至深筋膜表面。

2. 假体植入腔隙的选择 假体腔隙位置的选择包括胸大肌后间隙、乳腺后间隙及双平面。每个腔隙位置在特定区域都有特定的软组织覆盖量

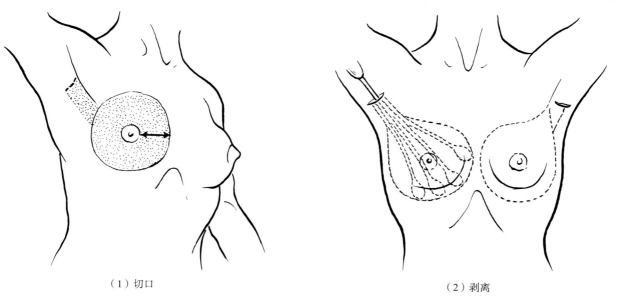

（1）切口 　　　　　　　　　　　　　　　　　　（2）剥离

**图 8-2-4　腋窝入路切口与剥离**

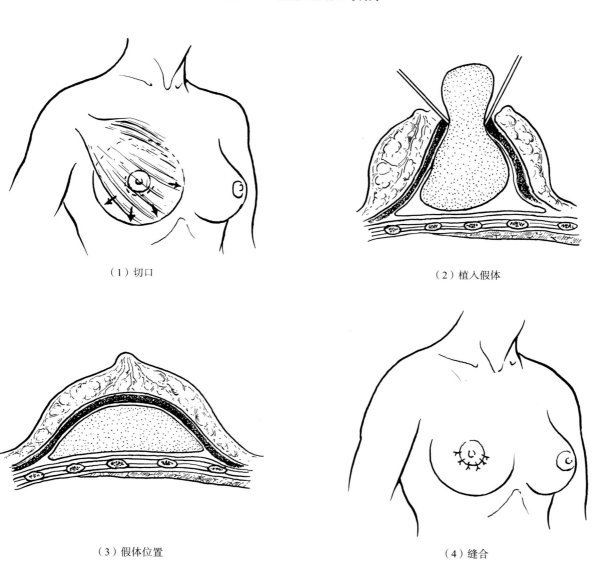

（1）切口 　　　　　　　　　　　　　　　　　　（2）植入假体

（3）假体位置 　　　　　　　　　　　　　　　　（4）缝合

**图 8-2-5　乳晕切口入路切口、植入与缝合**

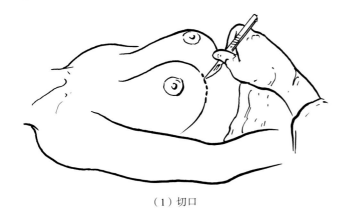

（1）切口

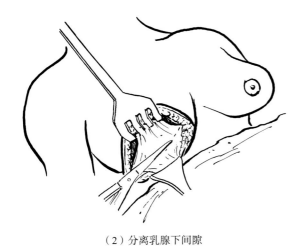

（2）分离乳腺下间隙

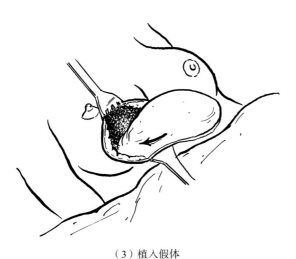

（3）植入假体

**图 8-2-6　乳房下皱襞切口入路切口、分离与植入**

及其独特潜在的优缺点。随着内窥镜技术的应用，双平面层次越来越被认可和应用。双平面技术适用于乳房上极软组织厚度 <2.0cm，乳房下极乳腺及脂肪组织丰富的患者，因此在离断胸大肌下方部分肌肉纤维后，仍可保证假体下半部分表面良好的软组织覆盖。双平面层次术后可以增加假体上半部分的组织覆盖度，假体上半部分在胸肌和胸肌筋膜后方，下半部分只在乳腺实质后方。

双平面的分型：可以使用双平面法调整胸大肌下缘的位置，通过在乳房下皱襞处由外侧开始分离胸大肌起点，直至下皱襞与胸骨连接处停止。1 型双平面能够使肌肉下缘从下皱襞位置，向上方移动 2.0～3.0cm。2 型双平面能够从上面覆盖的乳腺组织向上分离肌肉切缘，最多可以达到乳晕的下界。3 型双平面可以达到乳头或乳晕上缘位置（图 8-2-1）。

3. 术后处理　术后常规给予止血药及抗生素。引流量在 20ml 以下可拔除。注意检查包扎的完整性及假体位置是否移动并及时调整。术后 7 天拆线。术后 1～2 周内给予绷带加压固定。术后 14 天酌情进行乳房按摩，需坚持至少 3～6 个月。术后 1 个月上肢可恢复正常活动。

**术后并发症与预防**

1. 隆乳术后乳头感觉障碍　表现为麻木或感觉过敏，源于术中的牵拉、损伤或肋间外侧皮神经损伤。

2. 隆乳术后血肿　可引起疼痛、失血、乳房外形改变和包膜挛缩。患者术前应停止服用任何影响凝血或血小板功能的处方和非处方药物。如果在术后发生血肿，建议急诊探查术腔并清除血肿。

3. 包膜挛缩　是最常见的一个隆乳术后延迟并发症。有多种策略可以降低假体周围包膜挛缩的发生率。一种是剥离稍大的假体腔隙。毛面假体的使用，可以降低隆乳术后包膜挛缩的发生率。另一种是努力减少手术创伤以减少血清肿和血肿的形成。

4. 假体破裂　假体破裂常由近期的外伤引起，自发性的假体破裂相对少见。

## 二、乳房下垂矫正术

乳房下垂是因衰老、妊娠、哺乳等引起的乳房变形，是一种生理现象。主要表现为乳房皮肤、纤维组织及肌组织等乳房支撑组织的弹力变弱，无法承托乳房，导致乳房由正常位置下垂至较低位置，乳房上极形态平坦。乳房下垂严重影响了胸部的美观。乳房下垂程度一般是以乳头乳晕复合体的位置与乳房下皱襞水平线及乳房最低点间的关系来进行判断的。

乳房下垂的分度（图 8-2-7）：

Ⅰ度（轻度下垂）：下垂的乳头与乳房下皱襞平行。

Ⅱ度（中度下垂）：下垂的乳头位置介于乳房下皱襞与乳房最低位置之间。

Ⅲ度（重度下垂）：乳头位于乳房下皱襞以下或乳房最低点，即乳头在乳房的最低位置。

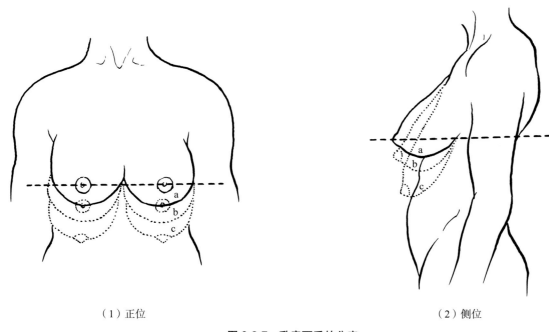

（1）正位　　　　　　　　　　　　　　　　　　（2）侧位

**图 8-2-7　乳房下垂的分度**

a.轻度下垂　b.中度下垂　c.重度下垂

**术前准备**

乳房检查需排除肿瘤性包块，必要时行 B 超或乳腺 X 线检查。实验室检查除外手术禁忌疾患。手术遗留的瘢痕，手术方法可能影响哺乳，需向患者交代。

**麻醉**

全身麻醉。

**手术方法**

1. 乳房悬吊术（图 8-2-8）

（1）患者站立或坐位设计新乳头、乳晕位置。

（2）将两乳头、乳晕画一椭圆形环。按此环切开，保留乳晕与乳头或乳晕上缘，做新月形切口。沿切口上缘在皮下向上分离至乳腺腺体的上缘，与胸肌筋膜固定，缝合 3～5 针，达到悬吊乳房的目的。

（3）乳晕上移缝合。注意保护乳头、乳晕的血运。

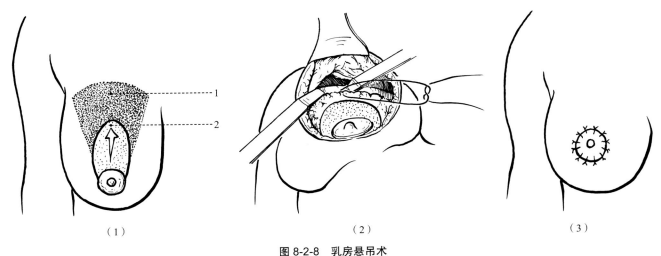

（1）　　　　　　　　　　　　（2）　　　　　　　　　　　　（3）

**图 8-2-8　乳房悬吊术**
1. 皮下分离范围　2. 新乳头位置

2.乳房下垂隆乳矫正术　既要矫正松垂乳房，又要扩大乳房体积。

（1）设计乳晕上缘切口，切开乳晕边缘皮肤。向上分离至第2肋水平，分离平面在保留真皮下血管网平面。

（2）逐层分离，在乳腺体上缘找到胸大肌。剥离胸大肌后间隙并将假体植入腔内。

（3）将乳腺组织悬吊固定于第2肋骨膜及上面的筋膜组织上。

（4）根据切口上缘的皮肤张力情况，可设计切除乳头上方的月牙形皮肤组织。

（5）缝合皮肤，加压包扎。

**术后并发症与预防**

1.出血　较为常见，包括术中及术后出血。手术过程中严格止血。术后少量渗血用止血药物，若有活动性出血，应手术止血。

2.血肿　轻者针管抽吸，重者需要切开引流。

3.感染　急性感染可积极抗炎处理，必要时作切开引流。慢性感染宜彻底清创，消灭死腔，改善局部血供，以控制感染。

4.创口愈合不良　防止血肿、感染及张力过大等，是防止创口愈合不良的关键。

5.乳头、乳晕坏死　手术前设计好蒂部的宽度及皮瓣的长度。

6.乳头、乳晕感觉障碍。

7.泌乳功能丧失　手术过程中尽可能防止乳腺导管的损伤。

# 三、乳头内陷矫正术

乳头内陷（inverted nipple）表现为乳头不凸出，轻者部分陷于乳晕内，重者乳头外观缺失，乳头完全陷于乳晕平面，呈火山口样畸形。Ⅰ度内陷多采用牵引或乳头基底环扎的方法，Ⅱ度内陷采用松解挛缩但不破坏乳腺导管的方法；Ⅲ度内陷或经上述手术后复发的需手术彻底切断、松解挛缩组织，必要时转移局部组织瓣填充于乳头基底。

**适应证与禁忌证**

适应证为保守治疗无效而影响外观者。由于凹陷使局部积垢经常导致局部皮肤炎症者。

**手术方法**

1. 支架牵引乳头内陷矫正法（图 8-2-9）

（1）将粗钢丝穿过乳头基底，粗钢丝穿过乳头的这一端分别与新的另一根细钢丝连接。

（2）将制备的支架套入乳头；将拉簧置于支架截面的凹槽内，细钢丝在支架外，一端穿过手柄的小孔与自身的另一端拧紧固定；不带拉簧的另一侧细钢丝卡入支架截面的凹槽内，一端穿过手柄的小孔与自身的另一端拧紧固定。

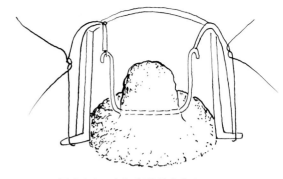

图 8-2-9 支架牵引乳头内陷矫正法

（3）注意在拧紧细钢丝前，调整牵拉的张力及位置，尤其是拉簧的力度应在低张力拉开状态，术后循序渐进地拉开拉簧，适度增加牵引力。需佩戴支架至少 6 个月，防止乳头内陷复发。

2. 荷包缝合乳头成形术（图 8-2-10）

（1）在乳晕中心设计直径 1.5～2.0cm 的圆形切口，切开皮肤，上提乳头。

（2）将切口上缘皮肤荷包缝合，拉紧打结。注意：荷包缝合打结力量适当，避免乳头血运障碍。

（3）缝合创缘。

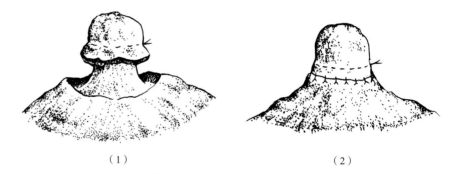

（1）　　　　　　　　　（2）

图 8-2-10 荷包缝合乳头成形术

3. 梭形切口乳头成形术（图 8-2-11）

（1）乳晕中心梭形切口。

（2）分离 1/3 皮瓣。

（3）向中心集中缝合，形成新乳头。

4. 多 "V" 形切口乳头成形术（图 8-2-12）

（1）沿乳晕内缘画 8 个 "V" 形切口线，将乳晕边缘等分成 8 份，向内做放射状切开，深至皮下组织。分离乳晕部，形成多个小皮瓣。

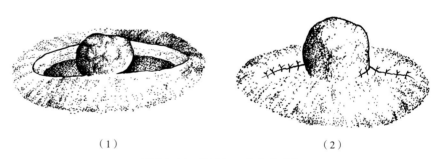

（1）　　　　　　　　　（2）

图 8-2-11 梭形切口乳头成形术

（2）在乳晕边界的 90° 和 270° 处分别画出超越乳晕两侧的水平切口，切开皮肤，深至皮下组织。

（3）松解紧缩的平滑肌纤维，将内陷的乳头牵出。

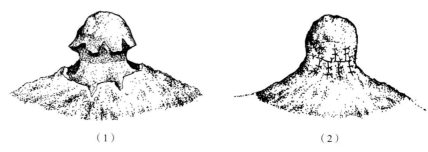

（1）　　　　　　　　　（2）

图 8-2-12 多 "V" 形切口乳头成形术

（4）乳晕各小皮瓣切除一块三角形皮肤，将各皮瓣相互交错缝合。乳晕边缘以外的上、下两半皮肤相互交错缝合。

5.乳晕四角星切口法（图 8-2-13）

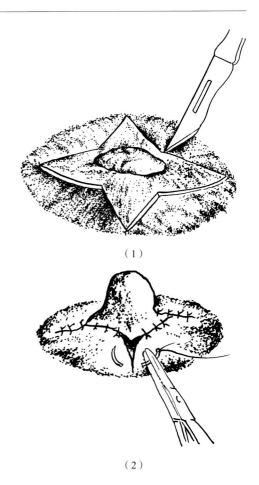

（1）

（2）

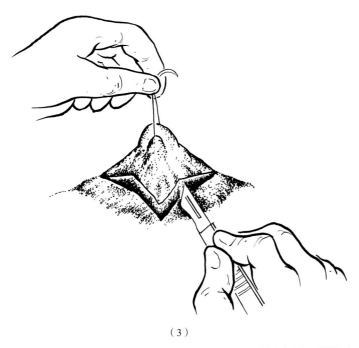

（3）

**图 8-2-13　乳晕四角星切口法**

（1）乳晕部位以乳头为中心画出四个等边三角形。

（2）切开皮肤，深至皮下。

（3）缝线牵引乳头。

（4）分离三角瓣下有张力的平滑肌，勿损伤乳管。

（5）乳晕皮肤"V"形切开，"Y"形缝合。

6.乳晕菱形切口法（图 8-2-14）

（1）乳晕部以乳头为中心，画出四个对称菱形瓣。

（2）切除菱形瓣端及瓣间的三角形皮肤（图中阴影部分）。

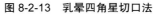

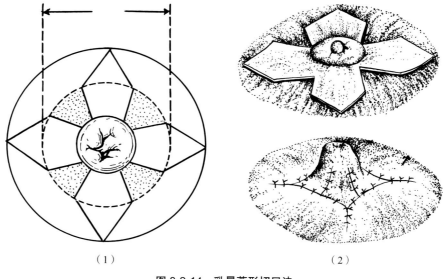

（1）

（2）

**图 8-2-14　乳晕菱形切口法**

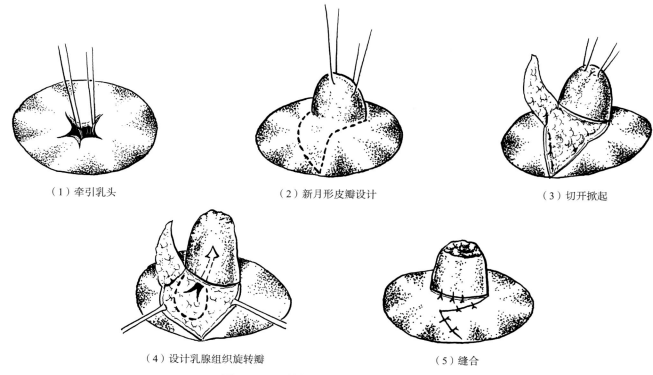

（1）牵引乳头　　　　　　　　　（2）新月形皮瓣设计　　　　　　　　（3）切开掀起

（4）设计乳腺组织旋转瓣　　　　　　　　　　（5）缝合

**图 8-2-15　乳晕组织瓣转移乳头内陷矫正术**

（3）上提乳头，缝合成新乳头。

7.乳晕组织瓣转移乳头内陷矫正术

（1）三种切口设计：①乳头、乳晕下新月形切口（图 8-2-15）；②乳头、乳晕"S"形切口；③乳头、乳晕横切口。

（2）按设计线切开皮肤、皮下组织，切断乳头纤维束，使乳头内陷得到矫正。

（3）将设计的月形乳晕皮瓣插入乳头颈部。乳头颈部作荷包缝合。

（4）缝合创缘。

8. Broadbent 及 Woolf 法（图 8-2-16）

（1）在凹陷的乳头或乳晕中心作横向切开，深达乳腺。

（2）将乳头及乳腺组

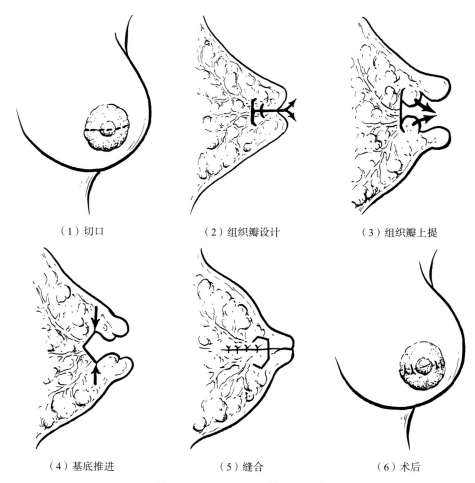

（1）切口　　　　　　　（2）组织瓣设计　　　　　　　（3）组织瓣上提

（4）基底推进　　　　　　　（5）缝合　　　　　　　（6）术后

**图 8-2-16　Broadbent 及 Woolf 法**

织分别做两对蒂在上的组织瓣。

（3）将其分别向上翻180°，对合缝合。

### 术后并发症与预防

1. 乳头乳晕坏死　由于手术分离破坏了乳头乳晕的血供，环绕缝合过紧或牵引线拉力过大也可影响供血。术中及术后短期要密切观察乳头乳晕颜色，发现血供障碍要及时拆除荷包缝合线或牵引线，已经部分坏死可待其痂下愈合，全部坏死则需切除，缝合伤口，待二期再造。

2. 凹陷复发　手术分离牵拉组织不彻底，缝合不牢固可致术后复发需要再次手术。

## 四、巨乳缩小术

乳房肥大症（macromastia），俗称巨乳症，是指乳房过度发育使乳房体积过度增大，常伴有肩背部酸痛、平卧时呼吸窘迫、乳房与胸部湿疹皮炎等，降低生活质量，严重影响女性的曲线美及生活质量，给患者带来躯体和精神的痛苦。乳房缩小整形术通过切除部分乳房皮肤、乳腺组织，使乳房体积缩小，乳头乳晕位置上移至正常位置，有助于缓解及消除不适症状，美化乳房形态，让患者重拾自信。

### 适应证

由于乳房肥大引起身体不适，如颈、肩、背疼痛，乳房下皱襞处反复发生湿疹糜烂，以及由于影响体形而产生心理障碍，影响日常生活者。具体方法适应证见下分述。

### 麻醉

采用连续硬膜外麻醉或全身麻醉。

#### 新乳头、乳晕位置的确定

主要有以下几种方法（图8-2-17）：

（1）由锁骨中点沿锁骨中线向下18～22cm，这与身高有关，是个变数。

（2）两上臂中点的连线与锁骨中线的交点。

（3）乳房下皱襞中点在锁骨中线与乳头连线上的投影点。

（4）正常人乳头、乳晕位于锁骨中线与第4肋间或第5肋的交点。

（5）以锁骨中点为圆心，以18～22cm为半径画弧。再以剑突为圆心，以10～11cm为半径画弧，两弧的交点为乳头、乳晕的新位置。

（6）乳晕的直径一般在以乳头为中心的3.0～5.0cm范围内。

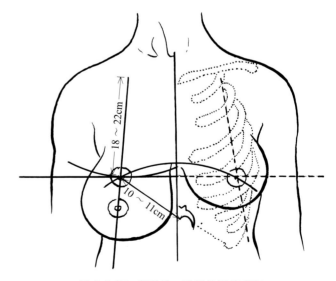

**图8-2-17　新乳头、乳晕位置的确定**

#### 手术方法

1. 垂直双蒂法（Mckissock法）　适用范围广，适用于轻度、中度及重度乳房肥大及下垂，也可用于矫正特大巨乳。术前设计如（图8-2-18），乳房中线（锁乳线）与上臂中点水平线交点定出新乳头位置，并以此为圆心，以1.5～2.5cm半径画圆定出新乳晕范围。于圆的5点，7点各画一条4.0～5.0cm长斜线，

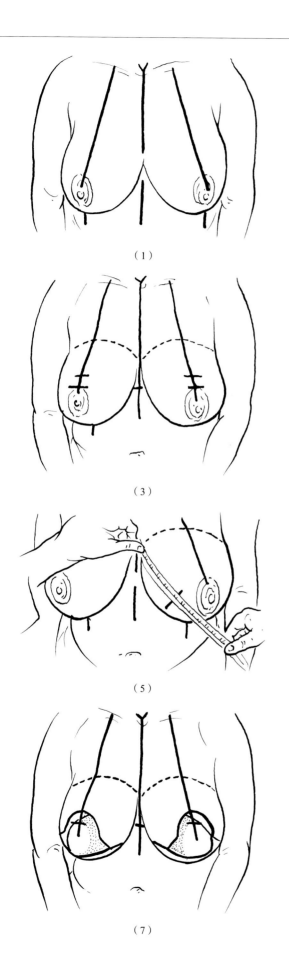

（1）

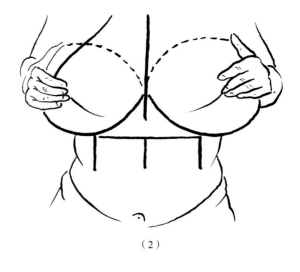

（2）

（3）

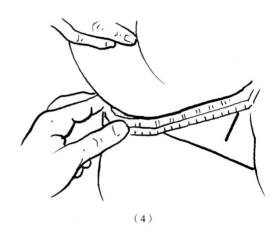

（4）

（5）

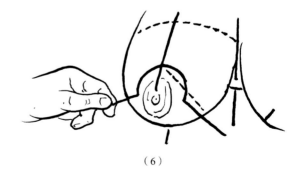

（6）

（7）

**图 8-2-18　术前设计**
（1）标记胸骨中线及乳房中线 （2）标记经乳房下皱襞的水平切线，与胸骨中线相交 （3）标记乳房下皱襞在乳房表面的投影，设计新乳头位置 （4）测量乳房下皱襞弧线长度 （5）自乳房下皱襞与胸骨中线交点出发，用软尺在乳房下皱襞表面量出 1/2 下皱襞弧长的短弧线 （6）将镜孔样铁丝模具半圆形圆心放置在新乳头位置，根据乳房大小设定臂长，两臂与短弧线终点相交 （7）最终切口设计线

斜线下端分别折向乳房内、外侧方，与乳房下皱襞线相连。经乳晕内外侧边缘画垂直线分别连接新乳晕内外边缘及乳房下皱襞，形成具有上、下蒂的垂直双蒂瓣的两侧切口线，蒂的宽度一般在6.0～8.0cm，下垂程度越大蒂应设计越宽。此线与上面画的折线间为乳房切除部分。

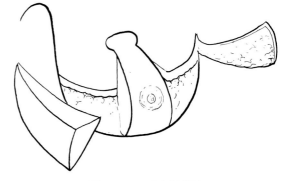

**图 8-2-19　垂直双蒂法**

切除双蒂瓣两侧需去除的皮肤、皮下组织及腺体，直达胸大肌筋膜。将垂直真皮瓣自胸大肌筋膜上游离提起，较重的巨乳可将乳房上半部近中和侧方的乳腺组织切除，但需要保证垂直真皮瓣乳头乳晕的血供。将垂直真皮瓣向上折叠、塑形，乳头、乳晕向上推进固定于新乳头、乳晕的位置（图 8-2-19）。

术后处理：常规给予止血药及抗生素。引流量在 20ml 以下可拔除。术后 10～12 天拆线。术后 1 个月内应戴乳罩将乳房托起。

2. 垂直切口乳房缩小整形术（Lejour 法）　此法适用范围广泛，主要适用于轻度、中度乳房肥大及下垂的病例，很容易得到好的持久的效果。不适合重度肥大及下垂者。

（1）手术设计：患者坐位，画出乳房中轴：距离胸骨中线外侧 10.0cm 处，通过乳头中点，画一垂线。乳房上界的确定：将乳房上推，绘出乳房上皱襞的界限。乳房切除范围的预测：将乳房推向外侧，在乳房内侧画出与季肋部乳房中轴相连的垂直连线，再将乳房推向内侧，在乳房外侧绘出与季肋部乳房中轴相连的垂直连线。乳房内侧及外侧的垂直连线之间，是乳房多余皮肤切除的界限。将两垂直线在乳房下皱襞上方相交成一弧线。乳晕上方的切口设计线位于新乳头上方 2.0cm 处，从新乳头点出发，在乳房内、外侧各绘一弧线，相交于两垂直直线，相交点的位置，根据乳房大小而变化。

（2）手术方法：采取乳房蘑菇形切口，以上真皮腺体为蒂。先做乳房上部、内侧及外侧的脂肪抽吸，然后切除乳房下中部的乳腺组织。乳腺组织悬吊缝合，缝合两侧及上部的乳腺组织再塑形。做较广泛的乳房下部皮肤及皮下组织分离，减小皮肤缝合张力。术后即刻效果显示乳房下方不平整，但术后远期外观效果良好、持久。瘢痕细小。

（3）手术后仅留有乳晕周围及乳房下部直线瘢痕，更为美观隐蔽：乳头乳晕蒂可采用上蒂、上外侧蒂、下蒂、双蒂、中央蒂等方式。最终乳房形态取决于剩余乳腺组织和皮肤罩。主要缺点在于少数患者出现乳房下皱襞处切口延迟愈合，有时需再次手术治疗。

（4）术后处理：常规给予止血药及抗生素。引流量在 20ml 以下可拔除。术后 10～12 天拆线。术后 1 个月内应戴乳罩将乳房托起（图 8-2-20）。

3. 双环法乳房缩小整形术（Felicio 法）

（1）双环法乳房缩小整形术适用于矫正轻、中度乳房肥大下垂的病例，术后仅遗留乳晕外环切口瘢痕，但其应用有一定局限性，一般认为适用于切除组织量约 200g 以内，乳头乳晕上提距离小于 3cm 的病例。

（2）形成真皮环：沿双环形切口线切开皮肤，去除两个环形切口之间的表皮，形成真皮环，以保证乳头、乳晕组织的血供。

（3）皮肤腺体间的适当剥离：沿乳房外侧弧形切口线和外环形切口线切开皮肤、皮

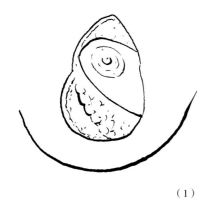
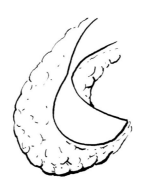

（1）

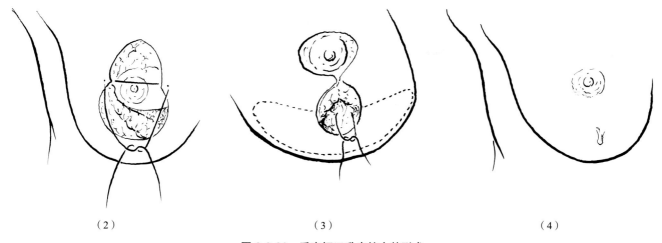

（2）　　　　　　　　　　　（3）　　　　　　　　　　　（4）

**图 8-2-20　垂直切口乳房缩小整形术**
（1）切除的乳房组织　（2）内侧蒂向上转位　（3）内外侧乳腺基柱缝合

下组织，在皮下组织和乳腺包膜之间进行剥离，内、外、上三个方向均剥离至腺体边缘，下方准备保留的腺体与皮肤间不进行剥离。

（4）圆锥形剩余腺体的形成：从真皮环的内、外、上三个方向切除多余腺体，保留乳房基底中下部的腺体组织，使剩余腺体呈圆锥形，并将其固定于胸大肌筋膜上。

（5）皮肤乳罩的形成：将切口上缘皮瓣向内下方旋转，下缘皮瓣向外上方推进，切除下缘皮瓣多余的皮肤后，按皮下、皮肤两层缝合（图 8-2-21）。

（6）术后不作引流，外加压包扎。术后乳罩穿 3 个月。皮肤皱褶前 3～4 周明显，2～3 个月后消失。需术前交代。

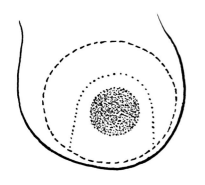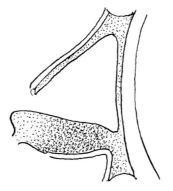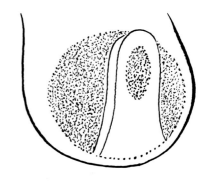

**图 8-2-21　双环法乳房缩小整形术**

### 术后并发症与预防

1. 乳头乳晕坏死　未能保留乳头乳晕足够的血供，乳晕环周缝合张力过大，真皮乳腺蒂牵拉过紧，血肿形成，局部包扎过紧等都可能导致坏死。术后应注意观察乳头乳晕颜色的变化，判断其血运情况。

2. 皮肤坏死　由于皮肤的广泛潜行分离影响了皮肤血供，手术操作粗暴、损伤过大，缝合张力过大，皮下血肿的压力，皮下脂肪和腺体组织坏死等都可造成局部或较大面积皮坏死。

3. 血肿　术中止血不完善，较大血管结扎线松脱，加压包扎欠缺等可导致发生血肿。出现乳房异常增大，皮肤张力增加，皮下出现明显淤青，患者疼痛明显应考虑血肿存在的可能。

4. 脂肪坏死液化　局限性血肿影响脂肪组织的血供，创伤过大、过度使用电刀可导致脂肪坏死液化，进一步可影响伤口愈合，使伤口裂开，皮肤坏死，或导致感染。

5. 瘢痕增生　切口缝合张力过大可导致瘢痕增生，下皱襞切口内外两端易出现瘢痕增生。应避免切除皮肤组织过多使缝合张力加大，行浅筋膜层及真皮层的减张缝合，尽量缩短下皱襞的切口。

6. 不对称　不对称可能出现在乳头乳晕大小或指向上，也可能出现在乳房大小及形态上。预防在于设计的两侧一致性及手术操作中的比较。

7. 继发下垂　由于保留组织过多，腺体组织悬吊不完善，可出现术后乳房下垂。术后利用乳罩托起乳房要有足够时间。

8. 乳头乳晕逐渐扩大　皮肤乳罩形成时，采用皮下荷包缝合技术，应用不可吸收线，以持续减少张力，配合术后戴乳罩将乳房托起减少张力。

9. 乳头乳晕低平，乳房凸出程度降低　多见于环乳晕切口手术，应尽量减小乳晕周围切口缝合张力。

## 五、乳头缩小术

正常女性乳头直径 0.8～1.2cm，高 1.0cm，大于此即为乳头肥大。

分度：

Ⅰ型指单纯直径增大 >6.0～8.0mm。

Ⅱ型指单纯高度增大 >7.0～9.0mm。

Ⅲ型指直径和长度同时增大，超过正常范围。

### 适应证

各种原因造成的乳头肥大或过长影响外观均可进行缩小整形。

### 手术方法

1. Sperii 法　把乳头划分为 6 个区，间隔 3 个区行楔形切除，乳头下半部分进行圆周状切除，以使乳头缩小、缩短，若乳头周径不大，只进行下部圆周状切除即可（图 8-2-22）。

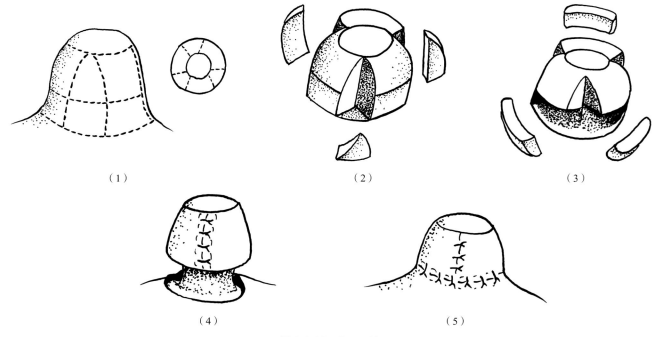

（1）　　　　　　　　　　（2）　　　　　　　　　　（3）

（4）　　　　　　　　　　（5）

**图 8-2-22　Sperii 法**

2. 武藤靖雄法　于乳头基部进行圆周状切除，乳头肥大者，则楔形切除一块乳头组织并缝合（图 8-2-23）。

3. 半侧乳头切除法　把乳头从中央弧形切开，切除其中半侧的上半部乳头组织，将另一半未切除的乳头皱褶进行缝合（图 8-2-24）。

4. 帽状切除法　楔形切除乳头顶端，楔形底边可宽些，切除后可将两剩余乳头断面对合缝合，使乳头的形态在大小和高度上都有所降低（图 8-2-25）。

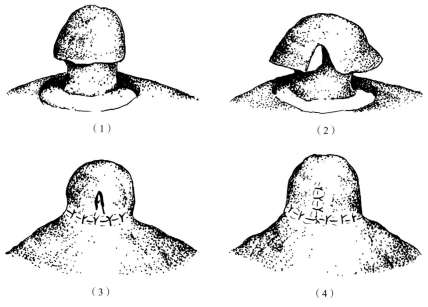

（1）　　　　　　　　（2）

（3）　　　　　　　　（4）

图 8-2-23　武藤靖雄法

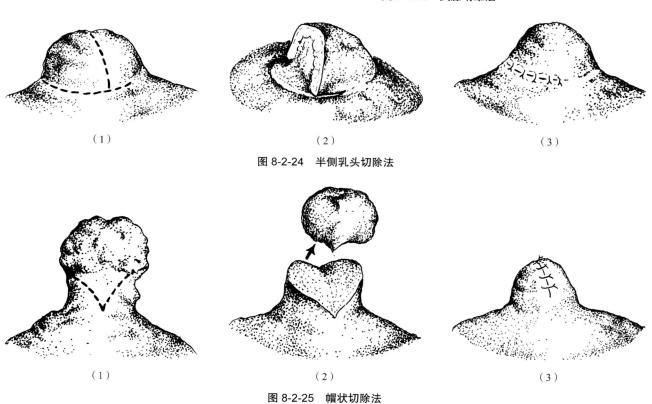

（1）　　　　　　　　（2）　　　　　　　　（3）

图 8-2-24　半侧乳头切除法

（1）　　　　　　　　（2）　　　　　　　　（3）

图 8-2-25　帽状切除法

## 六、乳晕缩小术

乳晕正常值：直径 3.0～5.0cm，大于此即为乳晕过大。

**适应证**

各种原因造成的乳晕过大影响外观均可进行缩小整形。

**手术方法**

1. 以乳头为中心，以适当半径画一圆圈（一般为2.5～3.0cm）。

2. 将此范围外的环形乳晕皮肤切除，注意保留真皮层及皮下血管网，以防乳头、乳晕供血不足。

3. 外围皮肤在横径方向的内、外各切除一块三角形的皮肤以缩小半径，使其与新乳晕半径一致。

4. 外围皮下稍加游离后对位缝合（图8-2-26）。

**术后并发症与预防**

1. 乳头坏死　任何术式均应避免切除过多乳头组织、缝合张力过大而致乳头坏死，另外手术可能破坏乳腺导管对哺乳有影响。

2. 乳头乳晕不对称　注意两侧乳头及乳晕的对称性。

## 七、男性乳房肥大矫正术

男性乳房肥大症是一种较常见的男性乳腺增生肥大的良性疾病，临床上将这一疾病广义的定义为伴有扩增的腺体组织的男性乳房的增大。另一种相关类型为假性女性型乳房（pseudogynecomastia），表现为脂肪组织的堆积，而无腺体组织的增生。

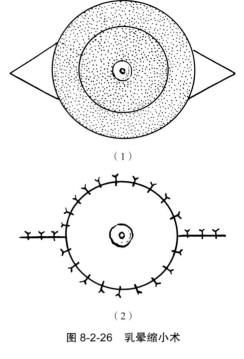

（1）

（2）

图8-2-26　乳晕缩小术

**手术方法**

1. 轻中度男性乳房肥大不伴有或伴有少量多余皮肤的患者　可通过乳晕下缘切口辅助脂肪抽吸的方法而达到较好的手术效果。手术过程中，先在术区局部进行肿胀麻醉，在皮下深层脂肪层进行抽吸，使纤维化腺体组织与胸大肌及胸肌筋膜分界清晰。之后通过乳晕下缘切口，剪断连接胸肌筋膜与腺体组织间的Cooper筋膜，去除增生的腺体，通常保留乳晕下方0.5～1.0cm厚度的腺体，以免术后出现乳头乳晕坏死及凹陷。之后再行脂肪抽吸（图8-2-27），使术区平整。通常术后，术区皮肤会有一定的回缩量，因此有少量多余皮肤者通常不需特殊处理。

2. 重度男性乳腺肥大伴有中重度多余皮肤患者　在脂肪抽吸及腺体切除的基础上，要进行多余皮肤的切除。切口类似双环法乳房上提术的切口，术中根据皮肤松弛程度，适当调整外环的大小及形态，在有些患者尚需上移乳头位置。术后双侧术区均需放置负压引流管2～3日。

**术后并发症与预防**

1. 乳头乳晕坏死　乳头乳晕下要保留一定厚度组织以保障血供，周围组织吸脂也应保留一定厚度。部分或非全层坏死可通过换药使愈合。全层坏死需要清除，暂时缝合或植皮，待二期再造。

2. 凹陷或不平整　去除组织不均匀，吸脂不均匀，以及腺体脂肪均增多仅进行腺体切除可造成局部凹陷或不平整。皮肤组织过多，术后未严格束身也可致不平整。一般在3～6个月后做修整。

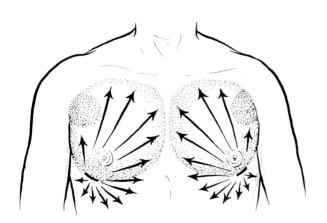

图8-2-27　男性乳房肥大吸脂的范围

## 八、乳房再造

乳房再造就是通过手术方法修复由于先天或后天的原因造成的乳房缺失，恢复乳房的形态。乳房再造有多种方法，包括扩张器乳房假体、背阔肌肌皮瓣乳房再造、TRAM 皮瓣乳房再造、DIEP 皮瓣乳房再造等。

### 使用扩张器乳房假体的乳房再造

分期即刻乳房再造即通过二次以上的手术分期完成即刻乳房再造。在乳腺癌切除的同时，于胸部受区置入组织扩张器或可扩张乳房假体。术中扩张器内注水到足够充填死腔的程度，但又不要使表面的皮瓣形成过度张力。术后定期注水。注水量足够后（通常比对侧乳房体积多 100ml 左右）将扩张器更换为永久性乳房假体，通常患者需要在最后一次注水后 1 个月进行。二期手术过程参照本章"隆乳术"。

### 背阔肌肌皮瓣乳房再造

背阔肌肌皮瓣血管恒定，皮瓣移植后容易成活，同时背阔肌蒂部可以充填腋窝区的组织缺损，重建腋下皱襞。组织扩张技术和乳房假体与背阔肌肌皮瓣联合应用，更增加了背阔肌肌皮瓣乳房再造的应用范围。

### 解剖

背阔肌是一块体积较大、扁平的三角形肌肉，其面积约 25cm×35cm，覆盖躯干的后下半部分。其外表面主要为皮下组织，内上侧肌纤维深入斜方肌，其余部分位于前锯肌、后锯肌、部分腹外斜肌以及竖脊肌的浅层。背阔肌起于髂棘、胸腰筋膜后层、下六节胸椎以及下 3~4 肋骨侧方，与部分腹外斜肌起点关系密切。其走行至腋窝，在肩胛骨尖端附近，肌纤维螺旋式汇聚起来，并与大圆肌共同组成腋后襞。最终通过 3cm 宽的肌腱附着于肱骨结节间沟。

背阔肌的血供方式为 V 型，其主要血管蒂是由一根胸背动脉、两根静脉以及胸背神经组成。胸背动脉长 8.0cm，直径 2.5mm。胸背动脉与旋肩胛动脉是肩胛下动脉的分支，而肩胛下动脉发自腋动脉。胸背动脉在进入背阔肌深面近端分出分支至前锯肌，该位置在后腋窝肌肉附着于肱骨处下方 10.0cm。

穿支经外侧及内侧进入肌肉深面。外侧穿支与位于后正中线旁 5.0cm 的后肋间动脉交通，内侧穿支与附着在肌肉起点位置的腰动脉相交通。这些穿支为背阔肌皮瓣修复背部缺损提供了保证。同时，丰富的肌间血管网发出无数肌皮穿支至表层皮肤和皮下组织，因此在肌肉范围内任何位置设计皮岛都很安全。最大穿支源自胸背动脉侧支，因此侧方垂直方向的皮岛最为安全（图 8-2-28）。

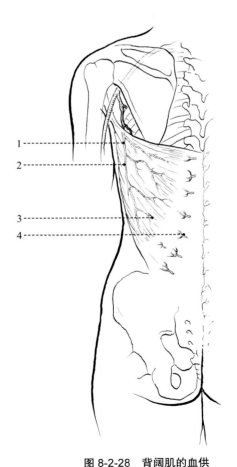

**图 8-2-28 背阔肌的血供**
1. 锯肌支　2. 胸背动脉　3. 肋间穿支　4. 腰部穿支

### 适应证与禁忌证

适应证：①患侧乳房缺损组织量及缺损的皮肤量不是很大；②不适于采用腹部皮瓣进行再造或之前曾接受腹部皮瓣乳房再造术失败的病例，例如腹部曾行吸脂手术等破坏组织血管的手术；③下腹部软组织量非常有限；④术后希望妊娠、不接受腹部皮瓣乳房再造；⑤应用假体进行乳房再造后，假体表面组织厚度以及皮肤面积不足。

禁忌证：胸背血管已由于手术或术后放疗出现损伤的患者。此外，对于下肢功能丧失或减弱的患者，背阔肌起着非常重要的作用，应考虑其他的手术方式。同样，对于其他对上肢功能要求比较高的患者，则应当慎重选择背阔肌的方法。

### 麻醉与体位

采用全麻。取侧卧、上臂外展，肘关节屈曲位。

### 手术方法

1.术前设计　背阔肌肌皮瓣的设计术前站立位，标出乳房下皱襞的位置，即刻再造根据皮肤切除位置、大小及形状，延期再造则根据对侧乳房大小确定皮肤缺失的范围，设计与皮肤缺损形状相同的布样，以腋后部上方为旋转点，设计标出肌皮瓣皮岛的位置及旋转轴线，使之旋转后能够到达缺损处的最远端并充分覆盖。延期再造还可以将肌皮瓣皮岛设计在乳房下外象限，其下缘在乳房下皱襞，可使再造的乳房有明显的弧形及略下垂的外形。皮瓣皮岛的宽度通常为7～8cm。捏起皮瓣两边缘对合以检验取瓣后能否直接拉拢缝合，否则需准备取皮区进行供区植皮。皮瓣皮岛的长度通常20～30cm。

2.背阔肌肌皮瓣的切取　患者取斜卧45°位，供区侧肩外展90°前屈30°～60°。皮瓣切取从皮岛开始，沿皮肤先切开前缘及下缘切口设计线，深至肌肉表面，分离至背阔肌前缘。自肌肉前缘向后在肌肉深面与胸壁之间进行钝、锐性分离，达到近后正中线下，一般达髂后上嵴上方约5～7cm处。于背阔肌前缘后3～5mm处，可见胸背动静脉紧贴附于肌肉深面，注意保护，延期再造者应仔细检查血管的完整性。接着切开皮岛其他缘，在肌肉表浅层向上、下分离，至与肌肉深层同样范围。切断肌肉内侧、下端的腱膜，由远端向近端将背阔肌连同皮肤一并掀起。背阔肌肌蒂向上分离达腋下4～7mm处（图8-2-29）。切断、结扎旋肩胛动脉，如果胸外侧动脉也起源于肩胛下动脉，也应予以结扎。此时背阔肌肌皮瓣已可移转。供区直接拉拢缝合，必要时进行皮瓣移转或植皮覆盖。供区皮下放置负压引流。

3.乳房再造　患者改为仰卧位后进行。即刻乳房再造只需将胸部皮下向后分离与背部皮下相通，形成足够宽大的皮下隧道，即可将背阔肌肌皮瓣移转至胸部。

延期再造可先沿原乳房根治切口瘢痕切开，进行乳房皮下广泛分离形成腔隙，然后将背阔肌肌皮瓣移转至胸部。也可在下皱襞位置切开，将肌皮瓣的皮岛移转至乳房下外象限，重新形成有下垂感的外形及乳房下皱襞。有时需要切除原乳房切除时所留下的下方皮瓣而由转移瓣的皮肤覆盖。

保留有胸大肌者，可在移转前先在胸大肌、前锯肌下分离形成容纳假体的腔穴，否则假体即放置在移转的背阔肌下。假体大小根据对侧乳房大小来决定。将背阔肌边缘与胸大肌缝

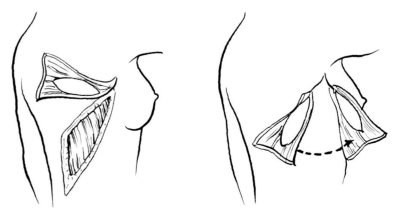

图8-2-29　背阔肌肌皮瓣的切取

合固定几针。根治术后锁骨下凹陷填充时背阔肌上部需缝合固定在锁骨骨膜上。留置负压引流。

4.术后处理　术后处理胸部及背部加压包扎，避免蒂部受压，防止假体向上外移位。引流管在每日引流量少于 20ml 时拔除。术后常规给予抗生素。术后 10～14 天拆线。

### 术后并发症与预防

1.皮瓣部分坏死　术中胸背动静脉血管受损伤，肌肉损伤，肌皮瓣蒂部过度扭转、受压等可造成皮瓣坏死。

2.血肿　术中止血不彻底，引流不通畅，可造成血肿，表现为局部肿胀明显，伴疼痛，可能出现皮下淤血、局部硬块甚至皮瓣血运障碍。需立即穿刺或切开引流。

3.早期假体移位　由于假体腔隙过大，加压包扎有误，可使假体移位。术后注意检查，及时矫正。一般 2 周之内可通过外部推移后加压包扎纠正。若假体已固定不动，需要再手术。

4.包膜挛缩　参见假体置入再造。

## 九、TRAM 皮瓣乳房再造

横形腹直肌肌皮瓣（transverse rectus abdominis myocutaneous flap，简称 TRAM 皮瓣）是一可提供丰富组织量的皮瓣，既可再造出丰满的乳房，供区又可直接拉拢缝合而同时达到腹壁成形的效果，容易为患者所接受。即刻再造或延期再造一般可以完全利用自体组织进行，也可能需要结合假体或需要缩小对侧的乳房。TRAM 瓣也可以腹壁下动静脉为蒂进行游离移植。

### 解剖

TRAM 皮瓣的血供来自腹壁上动脉及腹壁下动脉的吻合支。腹壁上动脉是胸廓内动脉的延续，腹壁下动脉来自髂外动脉，腹壁上、下各有两条伴行静脉，动脉及静脉外径在 2mm 以上，在腹直肌深层两血管形成吻合。借助于腹壁上、下动脉吻合，以腹壁上动脉为蒂，可制成整个下腹部横形腹直肌肌皮瓣供移植，作乳房再造。腹壁上、下动脉在腹直肌深层走行，有多个肌皮穿支，肌皮穿支穿过腹直肌前鞘并入腹壁皮肤。其穿支明显集中于脐周，从脐上 3cm 到脐下 8cm 的区域内有较多的皮肤穿支。但临床上应用单蒂腹直肌肌皮瓣仍有由于吻合支不足以提供下腹部皮瓣的足够血供而导致皮瓣坏死的风险，有将单蒂横形腹直肌肌皮瓣分为 Ⅰ～Ⅳ 区（图 8-2-30）。Ⅰ 区位于腹直肌蒂的表面。Ⅱ 区是紧贴中线的对侧区域。Ⅲ 区是同侧腹直肌外侧的区域，Ⅳ 区是对侧腹直肌外侧的区域。血供最好的是 Ⅰ 区，在 Ⅱ 区和 Ⅲ 区情况有好有坏，而 Ⅳ 区通常较差。

Ⅰ 区位于腹直肌蒂的表面，Ⅱ 区是紧贴中线的对侧区域，Ⅲ 区是同侧腹直肌外侧的区域，Ⅳ 区是对侧腹直肌外侧的区域。

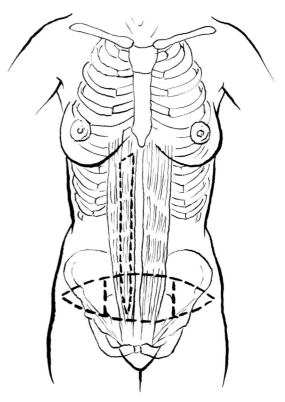

图 8-2-30　TRAM 皮瓣的血供分区

### 适应证与禁忌证

适应证：要求完全以自体组织进行再造的患者。对于腹壁肥胖并且松弛，有腹壁整形要求的患者更为适用。胸壁曾行放射治疗的患者。

禁忌证：消瘦或未生育过的患者。没有足够腹壁组织的患者。上腹部曾手术过、腹壁上动脉血供被阻断者，只能行游离 TRAM 皮瓣。下腹部曾行较大手术者则游离 TRAM 皮瓣也是禁忌。腹壁脂肪抽吸术后。胸廓内动脉管径明显变小者，需 TRAM 皮瓣延迟术。

### 麻醉与体位

采用全麻，仰卧位。

### 单蒂 TRAM 皮瓣手术方法

1. 术前设计 一般皮瓣的上缘为脐上或平脐至髂前上棘的弧形连线，下缘为耻骨联合上的皮肤自然皱褶并弧形向外与上缘线相交，两线间的距离应满足皮瓣切取后能直接拉拢关闭。单蒂 TRAM 瓣移转，其中心应在同侧腹直肌上，而双蒂 TRAM 瓣移转，中心应在腹部中心。可以设计成同侧蒂，也可设计成对侧蒂。

2. TRAM 皮瓣的切取 切开皮瓣下端，找到腹壁下动、静脉（在腹直肌外缘外），尽量靠近起始段结扎切断血管，保留肌瓣端的长度。按设计线切开皮肤、皮下组织至腹直肌前鞘及腹外斜肌腱膜，将皮瓣两翼由外向内掀起，蒂侧掀至近腹直肌前鞘外缘，肌肉蒂的外排血管穿支处，对侧自前鞘上剥离越过中线达蒂部的内侧穿支。

自外排血管穿支的外侧切开腹直肌前鞘，在腹直肌深面进行解剖分离，将脐下同侧腹直肌前鞘及部分对侧前鞘，连同一侧腹直肌一并掀起制成肌皮瓣。皮岛以上切开前鞘，在腹直肌深面与后鞘之间分离，仅将腹直肌分离出成蒂。

将上腹壁皮肤、皮下组织广泛剥离到季肋处，形成上腹部足够宽的隧道与胸部切口相通。通过隧道将肌皮瓣移转至胸部，作乳房形状塑形，可以使患者坐位进行调整。

3. 腹壁的整形 腹直肌前鞘缺损可利用蒂侧腹外斜肌腱膜与对侧前鞘的缝合，或可采用人工补片修补。做脐的再造。而后将上腹部皮瓣向下拉向耻骨上切口缘，分层缝合，完成腹壁成形，适当屈髋位以减少缝合张力。

4. 术后处理 胸部皮瓣下及腹部皮瓣下置负压引流。外加压包扎。屈髋卧位，术后良好止痛、保温，注意观察皮瓣血运。24 小时引流量小于 20ml 可拔除。鼓励患者术后早期活动。

### 术后并发症与预防

1. 皮瓣坏死 皮瓣Ⅲ区、Ⅳ区可因血供不足易发生坏死，单蒂瓣尽量少带此区组织或采用双蒂瓣。蒂部过度扭转、受压、牵拉缝合张力大也可导致皮瓣坏死。

2. 腹壁疝 肌皮瓣切取后，腹外斜肌腱膜与对侧腹直肌前鞘缝合张力大裂开，术后腹腔压力大，过早下床活动，双蒂瓣较单蒂瓣更容易发生。术中即可采用人工补片或脱细胞真皮补片进行修补。

3. 变硬缩小 皮瓣血供不足导致皮瓣或脂肪部分坏死，以及皮瓣下血肿机化可影响乳房体积和外形。

4. 脂肪液化坏死 多见于肥胖病人，应及时引流，清除坏死组织。

5. 血肿 参见背阔肌肌皮瓣乳房再造。

### 双蒂 TRAM 皮瓣

采用双侧腹直肌及其下方的腹壁上动、静脉为蒂，手术成功率得到提高。手术方法同单蒂。劈开的双蒂 TRAM 皮瓣也可用于双侧乳房再造。

### 显微外科乳房再造

应用显微外科技术，将皮瓣或肌皮瓣血管蒂的动静脉血管与胸部受区相应血管吻合进行游离移植，从而完成自体组织乳房再造。背阔肌肌皮瓣、TRAM 瓣均可作为游离移植。

腹壁下动脉穿支皮瓣（deep inferior epigastric perforator flap，DIEP 皮瓣）乳房再造是利用腹壁下动脉穿支为营养血管的皮瓣，位置及设计与 TRAM 瓣相同，仅含有皮肤、皮下脂肪和血管蒂，不包含腹直肌及前鞘，属于游离 TRAM 瓣的改良。它仍具有 TRAM 瓣的优点，而且因保留了完整的腹直肌及前鞘，术后腹壁疝的发生明显降低。

### 解剖

腹壁下动脉穿支皮瓣（DIEAP）腹壁下动脉源于髂腹股沟韧带上后方，在腹膜浅层弯曲前行，然后沿腹部腹股沟环内侧缘斜向上，再向上穿过腹横筋膜、腹直肌鞘弓状线，在腹直肌及其后鞘间继续上行。腹壁下动脉有许多分支，在脐上与胸廓内动脉的腹壁上分支和低位的肋间动脉吻合（图 8-2-31，图 8-2-32）。

### 适应证

有足够下腹部皮下脂肪组织的患者适合 DIEAP 皮瓣自体组织乳房再造。

### 手术方法

1. 同 TRAM 瓣，应用超声多普勒探测供区（腹壁下动脉及其下腹部主要穿支血管）、受区（胸背动脉或胸廓内动脉）血管并定位标记。

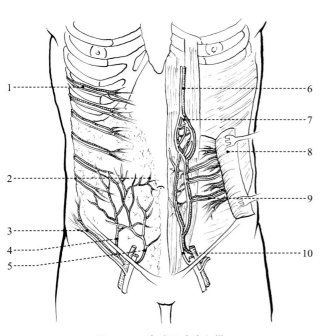

**图 8-2-31 腹壁下动脉血供**

1. 肋间及伴行静脉血管（外侧皮支） 2. 腹壁下动脉浅支（SIEA）和深部穿支的吻合 3. 旋髂浅动脉（SCIA） 4. 腹壁下动脉浅支（SIEA） 5. 腹壁下静脉浅支（SIEV） 6. 腹壁上动脉（SEA） 7. 腹壁上动脉与腹壁下动脉深支（DIEA） 8. 腹外斜肌及腹内斜肌（拉起） 9. 肋间血管及神经 10. 腹壁下静脉深支（DIEV）

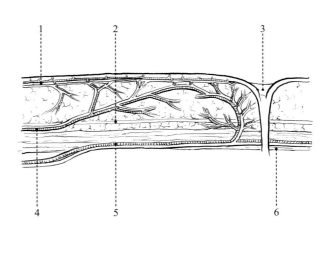

**图 8-2-32 腹壁下动脉穿支皮瓣血供**

1. 腹壁下静脉浅支（SIEV） 2. Scarpa 筋膜 3. 脐 4. 腹壁下动脉浅支（SIEA） 5. 腹壁下动脉深支（DIEA） 6. 腹直肌

2. 按设计线切开，在深筋膜浅面由外向内剥离掀起皮瓣，至腹直肌前鞘外缘后，仔细找到肌皮穿支，选择 1～2 支较粗大者保留，其余结扎。继续向内剥离至中线。然后沿保留的穿支纵向切开前鞘，小心沿穿支顺肌肉纤维方向分开腹直肌，追寻至腹壁下动脉主干，必要可追至髂外动脉。同法剥离对侧的皮瓣。保留足够长的腹壁下动脉蒂，将其离断，将血管蒂自腹直肌内抽出，将皮瓣游离。也可先找到腹壁下动脉主干，再追踪其肌皮穿支。为保护穿支血管，有时在血管周围保留少许肌袖。将皮瓣血管蒂的腹壁下动静脉与胸廓内动静脉或胸背动静脉进行吻合，成功后将皮瓣适当塑形，完成再造。腹壁成形及脐重建同前法。胸部及腹部置放引流。外适当加压包扎。

3. 术后处理常规给予低分子右旋糖酐抗凝治疗 3～5 天，保温，监测皮瓣血运。屈髋卧位，术后良好止痛。术后 7 天可下床。24 小时引流量小于 20ml 可拔除。术后 12～14 天拆线。

### 术后并发症与预防

1. 皮瓣坏死　由于血管蒂扭曲、牵拉、受压、损伤，血管痉挛，血栓形成，皮瓣下血肿等造成皮瓣血运障碍引起皮瓣部分或全部坏死。预防在于术中血管吻合通畅，保持血管蒂松弛避免皮瓣塑形中的过度牵拉，止血完善。引流通畅。术后充分止痛、保温、制动。应用血管扩张药及促进微循环药。需要密切观察皮瓣的血运，包括颜色、血管反应、温度等。

2. 血肿　术中止血不彻底，引流不通畅造成血肿，表现为局部肿胀明显，伴疼痛。可能出现皮下淤血、局部硬块甚至皮瓣血运障碍。需立即切开引流。

## 解剖特点与治疗要素

| | 解剖特点 | 治疗要素 |
|---|---|---|
| 乳头内陷 | 判断乳头内陷的程度 | 松解挛缩，填充空虚，阻断回缩，防止复发 |
| 隆乳术 | 乳房上极厚度 >2.0cm | 假体放置在乳腺后平面时可不被触及 |
| | 乳房上极厚度 <2.0cm | 需放置胸大肌或双平面后 |
| 乳房再造 | 乳癌根治术腋窝淋巴结清扫致胸背血管神经损伤 | 此情况不适合背阔肌肌皮瓣乳房再造 |
| | 腹部解剖结果被破坏（吸脂手术） | 此情况不适合 TRAM 皮瓣 |
| | 健侧乳房体积较大或有下垂 | TRAM 皮瓣，DIEP 皮瓣均为适合的手术方式 |

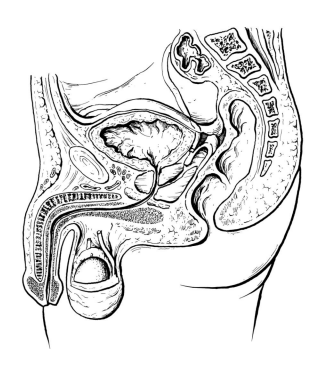

# 第九章

# 会阴及外生殖器解剖

# 第一节　男性外生殖器应用解剖

## 一、男性外生殖器形态与结构标志

男性生殖器（male genial organs）包括内生殖器和外生殖器两部分（图 9-1-1）。男性外生殖器包括阴囊（scrotum）和阴茎（penis）（图 9-1-2）。

阴茎分为头、体、根三部分，阴茎根位于阴囊及会阴皮肤的深面，附着于耻骨弓。阴茎体呈圆柱形，以韧带悬于耻骨联合的前下方。阴茎头和阴茎体为可动部，悬于耻骨联合前下方。阴茎的前端膨大为阴茎头（glans），阴茎头的尖端有尿道外口，头与体交界的狭细处称阴茎颈（neck of penis）。阴茎体（penile body）主要由两个阴茎海绵体和一个尿道海绵体构成。阴茎体上面为阴茎背，下面为尿道面。尿道面正中有阴茎缝，与阴囊缝相接。阴茎的皮肤薄而柔软，有明显的伸缩性。皮肤下方为阴茎浅筋膜（superficial fascia of penis）疏松无脂肪，内有阴茎背浅血管及淋巴管。阴茎深筋膜（deep fascia of penis）包裹三条海绵体，耻骨联合前面有弹性纤维参与形成阴茎悬韧带。每个海绵体的表面都包有一层厚而致密的纤维膜，称为白膜（albuginea），内部由许多海绵体小梁和与血管相通的腔隙构成，当腔隙充血时，阴茎

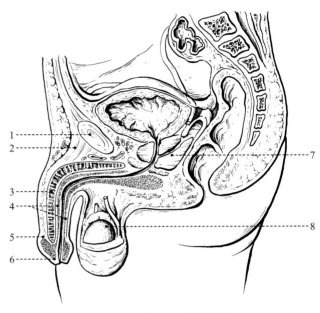

图 9-1-1　男性生殖器剖面图

1. 耻骨　2. 阴茎悬韧带　3. 阴茎海绵体　4. 尿道海绵体　5. 包皮
6. 阴茎头　7. 前列腺　8. 睾丸

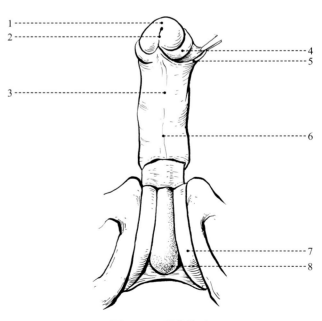

图 9-1-3　阴茎外形

1. 阴茎头　2. 尿道外口　3. 阴茎体　4. 阴茎颈　5. 阴茎包皮
6. 阴茎缝　7. 阴茎脚　8. 尿道球

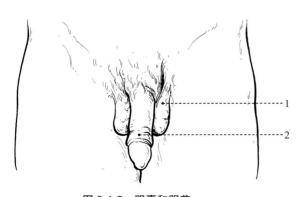

图 9-1-2　阴囊和阴茎

1. 阴囊　2. 阴茎

即变粗变硬而勃起。三个海绵体外面共同包有深、浅阴茎筋膜和皮肤。皮肤在阴茎颈处游离向前延伸，形成包绕阴茎头的双层皮肤皱褶称阴茎包皮（prepuce of penis）。在阴茎头的腹侧，包皮与尿道外口相连处有一小皱襞称包皮系带（frenulum of prepuce），做包皮环切手术时勿损伤此系带，以免影响阴茎的正常勃起（图9-1-3）。

内生殖器由睾丸、附睾、输精管、射精管、男性尿道和精囊腺、前列腺、尿道球腺组成（图9-1-4）。

## 二、男性外生殖器的血管、神经

1. 阴茎动脉　阴茎背动脉和阴茎深动脉均为阴部内动脉在会阴深隙内的终分支，都穿尿生殖膈下筋膜后，阴茎背动脉经阴茎悬韧带到背侧的深阴茎筋膜与白膜之间，前行至阴茎头，沿途供应皮肤及被膜阴茎深动脉进入阴茎脚及阴茎海绵体（图9-1-5）。

2. 阴茎静脉　有阴茎背浅静脉及阴茎背深静脉各一条，分别走行于阴茎背侧的深阴茎筋膜的浅面及深面。阴茎背浅静脉汇入阴部外静脉，阴茎背深静脉进入盆腔后注入前列腺静脉丛（图9-1-6）。

3. 阴茎神经　来自阴部神经，与阴茎动脉伴行分布。勃起神经来自盆丛的副交感神经，随血管分支分布到阴茎（图9-1-7）。

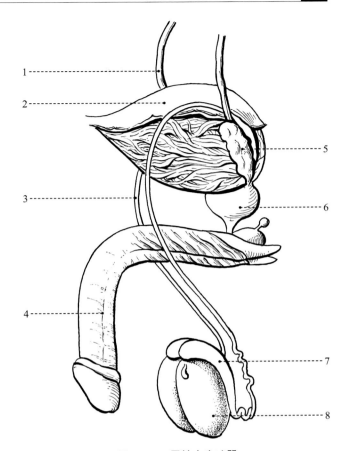

**图 9-1-4　男性内生殖器**
1. 输尿管　2. 膀胱　3. 输精管　4. 阴茎　5. 精囊　6. 前列腺　7. 附睾　8. 睾丸

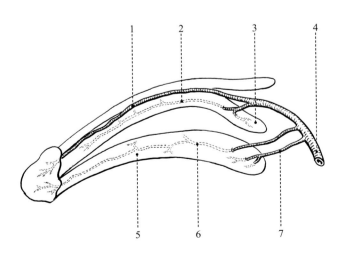

**图 9-1-5　阴茎动脉血供**
1. 阴茎背动脉　2. 海绵体动脉　3. 海绵体脚　4. 阴部内动脉　5. 尿道海绵体　6. 尿道动脉　7. 球动脉

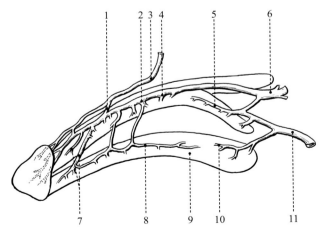

**图 9-1-6　阴茎静脉回流**
1. 背浅深静脉交通支　2. 背深静脉　3. 背浅静脉　4. 导静脉　5. 阴茎海绵体静脉　6. 前列腺前静脉丛　7. 环静脉　8. 尿道静脉　9. 尿道海绵体　10. 球静脉　11. 阴部内静脉

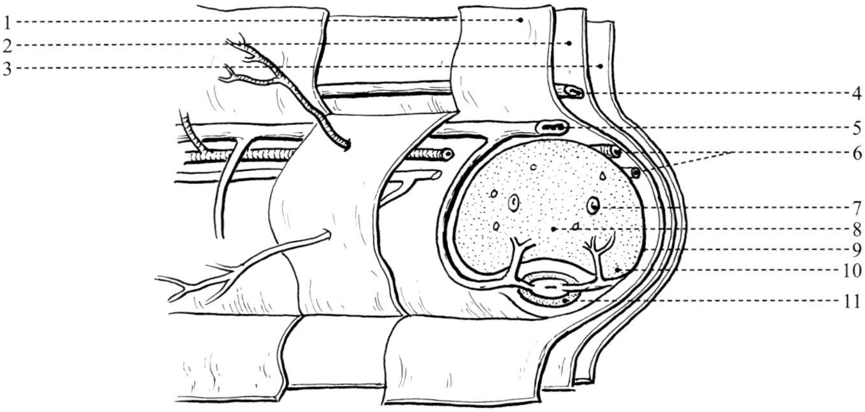

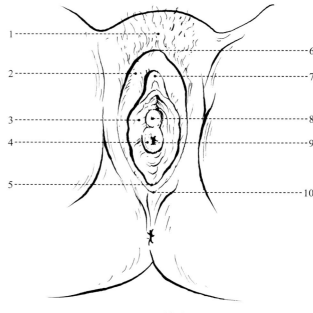

图 9-1-7　阴茎被膜层次及血管神经关系

1. 深阴茎筋膜　2. 浅阴茎筋膜　3. 皮肤　4. 阴茎背浅静脉　5. 阴茎背深静脉　6. 阴茎背动脉及神经　7. 阴茎深动脉　8. 阴茎隔　9. 阴茎白膜　10. 阴茎海绵体　11. 尿道海绵体

# 第二节　女性外生殖器应用解剖

## 一、女性外生殖器形态与结构标志

女性生殖器（female genital organs）包括内生殖器和外生殖器。内生殖器由卵巢（ovary）、子宫（uterus）、阴道（vagina）和附属腺组成。卵巢是产生卵子和分泌女性激素的器官，输卵管是受精部位和输送卵子的管道，子宫是产生月经和孕育胎儿的器官。阴道是女性性交器官，也是经血排出和胎儿娩出的通道。外生殖器即女阴，位于会阴区。

女性外生殖器指女性生殖器官的外露部分，又称外阴（vulva）。包括阴阜、大阴唇、小阴唇、阴蒂、阴道前庭、前庭大腺、前庭球、尿道口、阴道口和处女膜。其上界为阴阜、下界是会阴，两侧大腿内侧（图 9-2-1）。阴阜（mons pubis）为耻骨联合前面的皮肤隆起，皮下脂肪组织发达，性成熟后长有阴毛，其分布呈尖端向下的三角形。大阴唇（labium majus）位于外阴两侧，皮下为较厚的疏松脂肪组织、弹性纤维及静脉丛，受伤后易成血肿。成年未婚女性和肥胖女性的两侧大阴

图 9-2-1　女性外生殖器

1. 阴阜　2. 阴蒂包皮　3. 阴蒂　4. 尿道口　5. 小阴唇　6. 大阴唇　7. 处女膜　8. 阴道口　9. 阴道后联合　10. 会阴

唇自然合拢，遮盖着小阴唇、阴道口及尿道口。经产妇的大阴唇由于分娩影响而向两侧分开。大阴唇的个体差异较大，有的又肥又厚，有的又小又薄。左右大阴唇的前端和后端相互连合，称唇前连合和唇后连合。小阴唇（labia minora）是位于大阴唇内侧的一对薄的黏膜皱襞，表面光滑无毛、湿润。色褐或粉

红、鲜红、黑红，两侧小阴唇在前端分叉，并分别与对侧汇合，形成前方的阴蒂包皮（prepuce of clitoris）和后方的阴蒂系带（frenulum of clitoris）。小阴唇后端也彼此汇合形成阴唇系带。小阴唇黏膜下有丰富的神经分布，故感觉敏锐。阴蒂（clitoris）又称阴核，位于两侧小阴唇之间的顶端，是两侧大阴唇的上端汇合点。表面的皮肤内端与一束薄的勃起组织相连接，由两个阴蒂海绵体构成，可分为头、体和脚三部分。以阴蒂脚附着于耻骨下支和坐骨支，向前两侧结合成阴蒂体，表面盖以阴蒂包皮，末端为一个圆头，称阴蒂头，正常成年女性阴蒂头外露，有丰富的感觉神经末梢。阴蒂为女性生殖器官最敏感部位，性兴奋时可以勃起。阴道口在尿道口的正下方，是阴道的入口，这入口处的薄膜就是处女膜（hymen）。处女膜破裂后阴道口周围留有处女膜痕。阴道（vagina）是富有伸展性的肌性管道，位于盆腔中央，子宫的下方，连接子宫和外生殖器。阴道分前后两壁和上下两端。前壁短，长 6.0～7.0cm，后壁较长，约 7.5～9.0cm。阴道上端宽阔，环绕子宫颈阴道部，二者之间形成环形凹陷称阴道穹（fornix of vagina）。阴道穹可分为前、后穹和两侧穹，而以阴道后穹最深，与直肠子宫陷凹相邻，可经此处行腹膜腔穿刺或引流，阴道下端较窄，以阴道口（vaginal orifice）开口于阴道前庭。

## 二、女性外生殖器的血管、神经

1. 会阴动脉　由阴部内动脉发出，又分出会阴横动脉和阴唇后动脉，阴唇后动脉的内、外支分布于大、小阴唇。阴部内动脉分出的前庭球动脉、阴蒂背动脉、阴蒂深动脉穿出尿生殖膈下筋膜，前者分布到前庭球，次者分布到阴蒂背面，后者分布到阴蒂海绵体。

2. 会阴静脉　与同名动脉伴行，汇入阴部内静脉。阴蒂背静脉则汇入盆内阴部丛。

3. 会阴神经　来自阴部神经，分出的会阴神经分布于大阴唇，分出的阴蒂背神经分布到阴蒂背部。

# 第三节　外生殖器美容手术与相关解剖

## 一、包皮环切术

### 适应证与禁忌证

适应证：该手术适用于包皮过长反复感染和真性包茎患者，或者包皮过长要求手术的患者。

禁忌证：该手术不适用于隐匿阴茎和局部红肿感染者，建议局部症状好转后再行手术治疗。

### 术前准备

1. 会阴部清洁、备皮。

2. 术前合理设计手术切口。

### 麻醉与体位

麻醉方式：阴茎根部神经阻滞麻醉。

体位要求：仰卧位。

### 手术方法

1. 传统法包皮环切术

（1）常规术区消毒铺无菌单后，于阴茎根部行神经阻滞或者局部浸润麻醉，将麻药注射在阴茎根部皮下及双侧阴茎海绵体或尿道海绵体（图 9-3-1）。

（2）用止血钳夹起阴茎背侧的包皮，探针剥离粘连的包皮（图9-3-2）。

（3）沿探针剪开包皮，距离冠状沟0.5cm处环切包皮，注意系带处多保留皮肤（图9-3-3，图9-3-4）。

（4）先于阴茎背侧正中结扎阴茎背浅静脉，再切除多余的包皮，缝合内外板（图9-3-5），缝线在创口处固定，结扎不要太紧，缝线留长，凡士林纱布打包包扎（图9-3-6）。

2. 袖套法包皮环切术

（1）在包皮无张力的情况下，冠状沟上方0.5cm处画出与冠状沟平行的外板切口线（图9-3-7）。

（2）按设计线切开，将包皮反转到冠状沟上方。重新消毒，展平包皮内板，距冠状沟0.8cm再设计一条平行于内板的设计线（图9-3-8）。

（3）按设计线切开后，展平包皮，剪除多余的包皮组织（图9-3-9）。

（4）创面彻底止血后，连同创口缘的结缔组织一起间断缝合内外板创缘（图9-3-10）。

**并发症及预防**

1. 术后出血　术中注意结扎阴茎背浅静脉确实，避免松脱。内外板之间的血管应在切除皮肤前先行分离，结扎剪断。避免血管离断后退缩，造成出血，从而导致血肿形成。

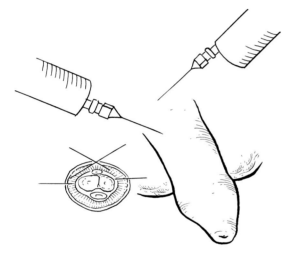

图9-3-1　阻滞麻醉

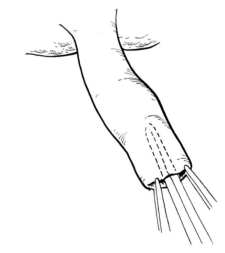

图9-3-2　剥离

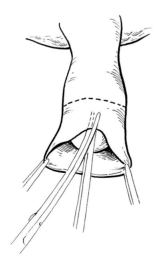

图9-3-3　剪开包皮

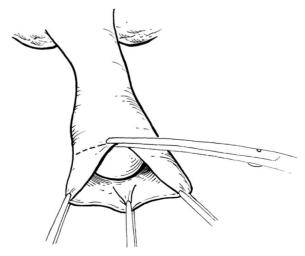

图9-3-4　切除多余包皮

2. 创口皮缘愈合不良或裂开　缝合创口，结扎不宜过紧。若切除过多，可能导致切口张力过大，切口愈合不良或者切口裂开。

3. 包皮术后不平整　将多余包皮展平，组织去除过程中可少量多次谨慎切除。缝合过程中连同创口缘的结缔组织一起缝合，避免切口皮肤卷曲。

4. 痛性阴茎勃起　包皮不可切除过多，以免引起痛性阴茎勃起。

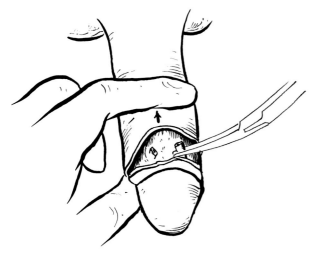

图 9-3-5　结扎

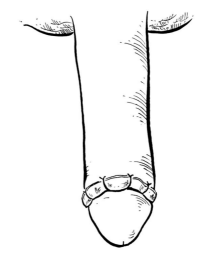

图 9-3-6　打包包扎

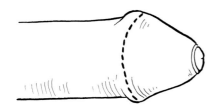

图 9-3-7　外板切口线设计

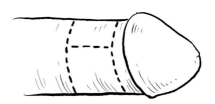

图 9-3-8　内板切口线设计

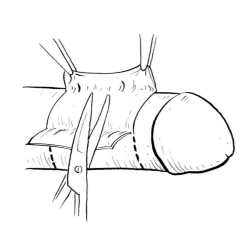

图 9-3-9　剥离

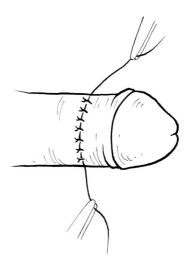

图 9-3-10　缝合

## 解剖特点与治疗要素

| 解剖特点 | 治疗要素 |
|---|---|
| 阴茎背浅静脉走行于阴茎深浅筋膜之间 | 切除包皮之前应先结扎该血管，避免出血 |
| 包皮褶皱 | 切除包皮前一定将皮肤展平 |
| 包皮过长 | 切除长度谨慎，避免勃起疼痛 |

# 二、尿道下裂修复术

尿道下裂按照尿道口位置不同可分为以下四型（图9-3-11～图9-3-14），这种传统的分类方法并未考虑阴茎下弯畸形，因此难以真实地反映尿道下裂的严重程度。近年来也有学者提出应该以近端尿道海绵体分叉点出现的位置作为尿道下裂分型的依据，尿道海绵体分叉越靠近近侧，尿道性阴茎下弯的可能性越大，且严重程度越高。目前得到较为广泛认可的是 Barcat 分型方法，即根据阴茎伸直后尿道开口的位置进行分类，主要包括远端型（尿道开口位于阴茎头、冠状沟、冠状沟下）、中间型（尿道开口位于阴茎体远、中、近）、近端型（尿道开口位于阴茎阴囊、阴囊、会阴）3种。

图9-3-11 为阴茎头型，最为常见，畸形较轻，尿道口位于包皮系带部，尿流仍可向前。图9-3-12 为阴茎体型，尿道口可位于阴茎体腹侧任何部位，阴茎有临床不同程度的向腹侧弯曲畸形。图9-3-13 阴茎阴囊型，尿道位于阴茎根部与阴囊交界处，阴茎严重弯曲畸形。图9-3-14 为会阴型，尿道口位于会阴部，阴茎极度向腹侧弯曲。

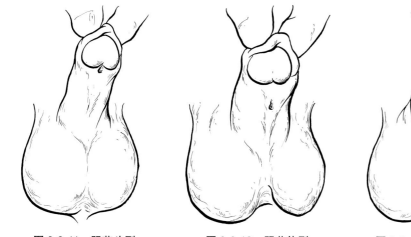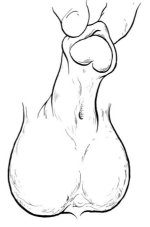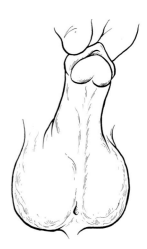

图 9-3-11　阴茎头型　　　　图 9-3-12　阴茎体型　　　　图 9-3-13　阴茎阴囊型　　　　图 9-3-14　会阴型

## 适应证

用于阴茎阴囊型尿道下裂、阴囊会阴型尿道下裂，阴茎体型尿道下裂和严重阴茎弯曲以及其他手术失败的尿道下裂。对于具有阴茎下弯者，先行阴茎弯曲矫正，再行尿道再造。尿道成形术最晚应在学龄前完成。

### 禁忌证

1. 没有确定性别的患者，尤其是阴囊会阴型尿道下裂。
2. 局部组织存在感染者。
3. 全身状态不能耐受手术。

### 术前准备

会阴部清洁、备皮。

### 麻醉与体位

硬膜外麻醉，小儿可加用基础麻醉。手术取仰卧位。

### 埋藏皮条重建尿道法的手术方法

1. 手术设计　在阴茎腹侧尿道口设计宽约 0.6～2.0cm 皮条（其中儿童 0.6～1.2cm，成人 2.0cm 左右）。皮条到冠状沟区向一侧延长，长度可达阴茎头部（图 9-3-15）。

2. 尿道成形　在尿道口留置导尿管，按设计切开阴茎腹侧皮肤及阴茎筋膜，将皮条两侧皮肤掀起后形成左右两个皮瓣。将皮条两侧皮缘掀起，卷成尿道（图 9-3-16）。彻底止血，创口对位缝合。

3. 形成的尿道皮条留在原位不做游离　皮条近端半荷包缝合后，再与阴茎白膜缝合固定。包埋尿道皮条，在其末端丝线缝合固定于双侧皮瓣的创缘。

4. 将包皮制成双侧推进皮瓣，用于修复阴茎腹侧创面，无张力情况下缝合创口（图 9-3-17）。术区缝合，皮瓣下留置胶皮膜引流条一枚，术区适度加压包扎。做耻骨上造瘘术，尿路改道。

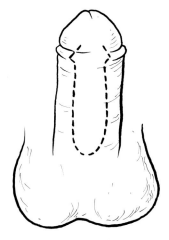 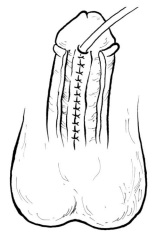 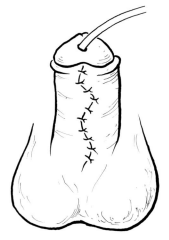

图 9-3-15　皮条设计　　　　图 9-3-16　两侧皮条卷成尿道　　　　图 9-3-17　缝合

### 并发症及预防

1. 皮瓣坏死　分离过程中注意保留皮瓣血供，皮瓣薄厚适度。不宜分离过广，张力不宜过大。
2. 尿瘘　手术操作过程中，注意减少尿路损伤，避免造成尿瘘，术后护理减少活动。
3. 血肿与出血　术后血肿、出血的发生主要是因为包皮血管血运丰富，患者术后活动过多、阴茎勃起，以及便秘时用力排便等导致。术中针对出血主要以止血带和压迫为主，并辅以双极电凝止血。术后可采用不同的包扎方式，必要时可采用多种材料的多层复合包扎。

4.尿道狭窄 术后延长尿管留置时间以避免尿道狭窄发生，术后 3 个月内的尿道狭窄可采用尿道扩张处理。

## 解剖特点与治疗要素

| 解剖特点 | 治疗要素 |
|---|---|
| 阴茎下弯的尿道下裂 | 阴茎腹侧纤维组织松解要彻底，腹侧创面必须用皮瓣覆盖 |
| 无阴茎下弯的尿道下裂 | 于尿道海绵体浅层掀起皮瓣至阴茎根部 |

## 三、阴茎延长术

### 适应证

1.阴茎发育不良，不能满足性生活要求者。

2.阴茎外伤导致部分离断者，部分或全部缺如，勃起时长度不足 6.0cm。

3.男性假两性畸形，睾丸发育良好或尿道下裂患者睾丸发育不良者。

4.先天性阴茎易位畸形。

5.阴茎静脉瘘性阳痿。

### 禁忌证

1.两性畸形的患者心理状态不满足手术要求。

2.会阴区及尿道有炎症者。

3.全身状态不能满足手术要求者。

### 术前准备

会阴部清洁、备皮。

### 麻醉与体位

阴茎神经阻滞或硬膜外麻醉。手术采取仰卧位。

### 手术方法

1.三角瓣法阴茎延长术

（1）于阴茎根部做环形切口，切开后松解瘢痕（图 9-3-18）。使用缝线向前牵引出阴茎，在阴茎基部两侧各设计一个方向相反的三角形皮瓣（图 9-3-19），三角瓣切取过程中不宜过薄，注意皮瓣血供。

（2）掀起三角瓣，充分拉出阴茎海绵体到可延长的最大程度后，将三角瓣蒂部的周围组织再次分离松解（图 9-3-20）。

（3）三角瓣旋转包绕阴茎海绵体，缝合创口（图 9-3-21）。

2.阴茎浅深悬韧带离断、脂肪瓣填充法

（1）手术设计：于耻骨联合处设计"M"形切口（图 9-3-22）。

（2）离断阴茎浅悬韧带。沿设计切开皮肤，钝性分离显露阴茎浅悬韧带并离断（图 9-3-23）。

（3）离断阴茎深悬韧带。切断浅悬韧带后，分离深悬韧带，部分离断阴茎深悬韧带（图 9-3-24）。

（4）耻骨弓两侧的结缔组织和脂肪组织形成组织瓣，填充于耻骨弓的最低处，并固定阴茎根部的皮肤。

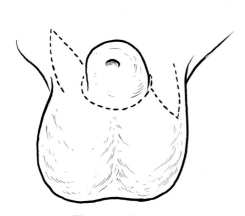

图 9-3-18　切口设计

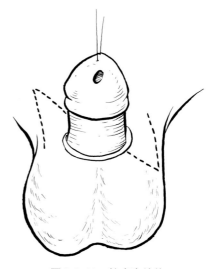

图 9-3-19　拉出海绵体

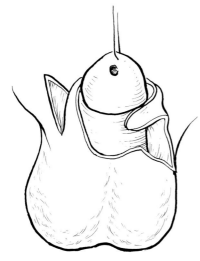

图 9-3-20　掀起皮瓣

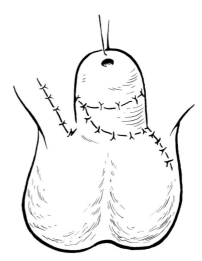

图 9-3-21　缝合创口

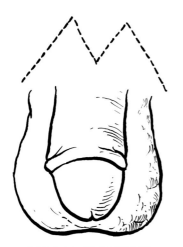

图 9-3-22　手术切口设计

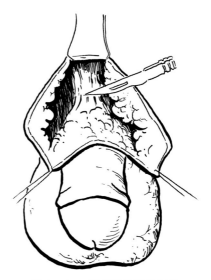

图 9-3-23　离断阴茎浅悬韧带

（5）向上推进三角形皮瓣后缝合皮肤（图9-3-25）。

### 并发症及预防

1. 长度不足　术中为延长阴茎需充分松解瘢痕。

2. 皮瓣血运障碍　手术设计双侧三角瓣要注意皮瓣长宽比例，术中切取皮瓣过程中注意保护皮瓣血管网，因阴茎皮肤薄，术中若无活跃性出血，减少电凝使用。

3. 顽固性水肿　水肿发生与背浅静脉、背侧及双侧淋巴管损伤有密切关系，手术过程中应尽可能保留静脉分支。

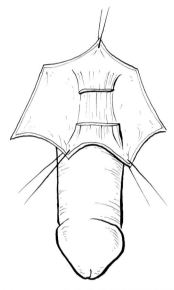

图9-3-24　部分离断阴茎深悬韧带

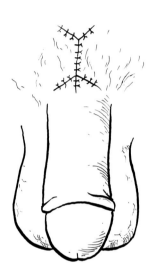

图9-3-25　缝合

## 解剖特点与治疗要素

| 解剖特点 | 治疗要素 |
| --- | --- |
| 阴茎的固定结构有阴茎浅悬韧带和深悬韧带 | 充分离断浅悬韧带，切断深悬韧带到阴茎深静脉为止，保护静脉不受损伤 |
| 阴茎根部有瘢痕者 | 充分松解瘢痕 |

## 四、阴茎再造术

### 适应证

1. 睾丸发育良好的男性假两性畸形。

2. 要求进行变性手术的患者。

3. 阴茎短小，不能正常进行性交者。

4. 阴茎外伤或肿瘤造成的阴茎缺损。

### 禁忌证

1. 两性畸形的患者心理状态不满足手术要求。

2. 全身状态不能满足手术要求者。

### 术前准备

1. 术前一周会阴部清洁、术区备皮。
2. 流食两天。
3. 手术前晚清洁灌肠。

### 麻醉与体位

硬膜外麻醉。手术采取截石位。

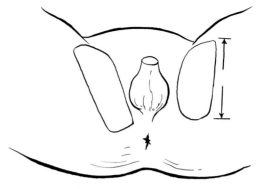

图 9-3-26　手术设计

#### 阴股沟皮瓣阴茎再造术的手术方法

1. **手术设计**　在左右两侧阴股沟设计两个皮瓣，其中一侧皮瓣长 15.0～18.0cm，宽 7.0～8.0cm，用于再造阴茎体，另外一侧皮瓣长设计 11.0～12.0cm，宽 4.0～5.0cm，拟再造尿道（图 9-3-26）。

2. **皮瓣切取、成形**　沿设计线切开皮肤皮下至筋膜层（图 9-3-27），掀起双侧皮瓣（图 9-3-28），皮瓣蒂部设计为皮下蒂皮瓣，通过皮下隧道旋转至受区。将皮瓣卷起形成皮管。

3. 确切止血，将较窄的皮瓣皮面朝内卷成尿道吻接尿道，皮瓣外侧部分作阴茎体的一部分，将另一侧皮瓣转移至受区包绕尿道，完成阴茎再造。供区拉拢缝合。

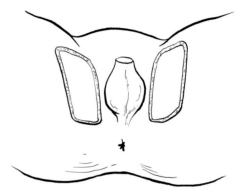

图 9-3-27　切开

4. 间断缝合真皮后形成尿道，旋转后导尿会师缝合并留置导尿管（图 9-3-29）。为确保皮瓣远端血供良好，最好先做一次皮瓣延迟或形成皮管，二期再行阴茎再造。

5. 另外一侧阴股沟皮瓣旋转至受区，塑形缝合形成阴茎体。根据皮瓣的血运情况，可即刻植入肋软骨等支撑结构或其他材料。供瓣区缝合（图 9-3-30），皮管与供区之间用凡士林纱布隔开，皮管两侧放粗纱布卷，弹性粘性敷料轻加压包扎，

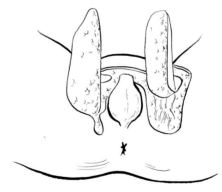

图 9-3-28　掀起皮瓣

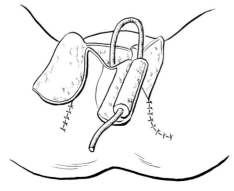

图 9-3-29　尿道形成

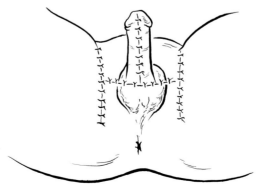

图 9-3-30　缝合

留置导尿。

### 并发症与预防

1. 皮瓣血运障碍　术中切取皮瓣过程中在保证阴茎外形情况下，修剪皮下脂肪厚度的过程中，注意保护皮瓣血管网。术后阴茎一定要保持 30° 抬高位，必要时可用简易支架辅助，以防血运障碍。

2. 出血及血肿　术中注意彻底止血，适度加压包扎。

3. 尿瘘　尿瘘多发生在尿道吻合口部位，少数发生在阴茎体。应将尿道吻合口与阴茎根部皮肤吻接处交错开，避免在一个平面吻合，可减少尿瘘的发生。尿道成形采用真皮内缝合，在腔内不留针眼及线结，防止感染和尿瘘。

4. 尿道狭窄　多发生在尿道吻合口部位，为预防尿道狭窄的发生，将尿道残端纵行剪开形成一个小三角裂隙，再将尿道皮瓣近端设计的小三角形皮瓣嵌入该裂隙。扩大尿道吻合口的周径，或尿道口采用斜面吻合，以防瘢痕狭窄。

## 解剖特点与治疗要素

| 解剖特点 | 治疗要素 |
| --- | --- |
| 腹股沟区前、中部有阴部外动静脉和髂腹股沟神经分布，中后部有阴唇动脉和神经分布，后部有旋股内动脉和股后皮神经会阴支分布 | 双侧皮瓣蒂部可设计成为皮下蒂皮瓣 |

## 五、阴蒂缩小术

阴蒂肥大是一种女性生殖系统的先天性畸形，阴蒂呈现出幼小阴茎的形态，具有龟头、柱状海绵体、皱褶包皮甚至尿道外口等男性外生殖器表现，成年后肥大的阴蒂会勃起。该病多发生于两性畸形患者，也可发生于正常女性，给患者的生活带来很大的影响。

### 适应证

1. 单纯阴蒂肥大者。
2. 女性假两性畸形。
3. 性器官发育畸形。

### 禁忌证

男性假两性畸形。

### 术前准备

每日多次会阴部清洁，术区备皮。

### 麻醉与体位

局麻。手术采取截石位。

**手术步骤**

1. 于阴蒂背侧设计"工"字形手术切口，局部浸润麻醉（图 9-3-31）。

2. 沿肥大阴蒂头下方约 5.0mm 处环形切开皮肤，在浅筋膜与皮肤之间分离，将皮肤自海绵体表面环形脱壳样剥离，直达肥大阴蒂根部的悬韧带处。沿设计的"工"字形切口切开，分离显露阴蒂背侧血管和神经，远端保留与背侧神经血管束相连的直径约 1.0～1.5cm 的圆形或椭圆形皮肤，楔形切除肥大的阴蒂海绵体（图 9-3-32，图 9-3-33）。将皮瓣形态稍作调整后缝合固定于耻骨联合下方的正常位置。

3. 保护血管神经，彻底止血，5-0 可吸收缝线将缩小后的阴蒂与其蒂部对位缝合。放置引流片，适度包扎。

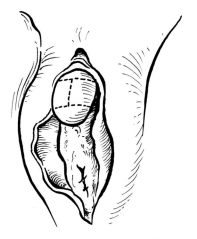
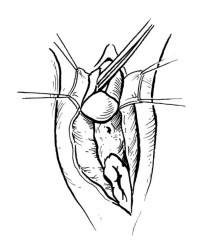
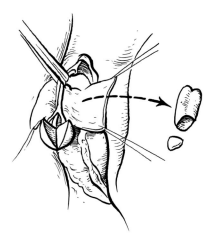

图 9-3-31　手术切口设计　　　　图 9-3-32　沿设计切开，缝合牵引线　　　图 9-3-33　楔形切除肥大阴蒂海绵体

**并发症及预防**

1. 感觉减退　术中切勿伤及阴蒂背侧神经。

2. 皮瓣血运障碍　术中切勿伤及阴蒂背侧血管，缝合时防止背侧血管锐角折叠。

3. 出血及血肿　术中阻断深动脉后，将海绵体自根部剪断，紧密缝扎海绵体残端，防止残端渗血，形成血肿。

## 解剖特点与治疗要素

| 解剖特点 | 治疗要素 |
| --- | --- |
| 阴蒂体部肥大 | 保护阴蒂背侧血管和神经情况下，楔形切除肥大阴蒂体部 |
| 阴蒂头部肥大 | 远端保留与背侧神经血管束相连的阴蒂头部 |

# 六、处女膜修复术

**适应证**

处女膜破裂损伤后周围创口瘢痕较轻，裂口少而相对规则者。

**禁忌证**

1. 月经期和孕期患者。

2. 处女膜已经完全瘢痕化，无法修补者。

**术前准备**

术前两日多次会阴部清洁。

**麻醉与体位**

手术采取局部麻醉的方式，取截石位。

**手术方法**

1. 直接对位缝合术

（1）常规碘伏消毒铺单，局部注射麻药。

（2）沿创缘切除裂开的粘膜组织，形成新的创面（图9-3-34）。

（3）使用5-0可吸收缝线直接对位缝合创口，缩窄破裂的处女膜口，术后缝线自行脱落，无需拆线（图9-3-35）。

2. 直接缝合法联合褥式缝减张术

（1）常规碘伏消毒铺单，局部注射麻药。

（2）刀片沿双侧裂隙中央劈开破裂处女膜（图9-3-36），形成新鲜创面，切口深度达3.0～4.0mm，采用直接对位缝合（图9-3-37）。

（3）在缝合的创口内外两侧使用6-0可吸收缝线行褥式缝合，打结力度适中，创缘切口外翻（图9-3-38）。

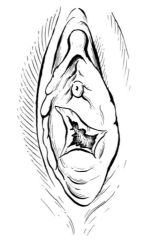

图9-3-34 破裂的处女膜

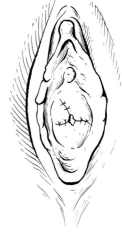

图9-3-35 缝合

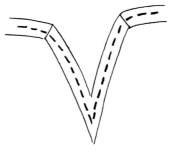

图9-3-36 手术设计

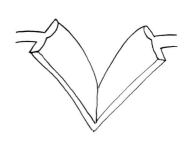

图9-3-37 沿双侧裂隙中央劈开破裂处女膜

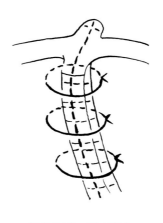

图9-3-38 褥式缝合

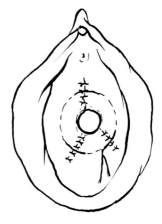

图9-3-39 荷包缝合图示

（4）在两个缝线中间再行间断缝合，根据创口长短，缝合2～3针。

3. 荷包缝合法修复术

（1）将裂口相对缘的黏膜组织剪除，暴露黏膜下组织，用6-0可吸收线从处女膜根部至边缘依次缝合黏膜下组织，使裂口两侧的黏膜创缘相接触。

（2）其后用6-0可吸收缝线在处女膜外侧面做一圈荷包缝合。荷包环线具体位置在处女膜环的中1/3处，每一次进针与出针的距离约2.0～3.0mm，进针深度约为处女膜厚度的1/2。在裂口缝合处，荷包缝合跨越伤口而不穿经伤口，出针与进针点距伤口大于2.0mm。荷包缝合打结时使处女膜孔的直径保持在8.0～10.0mm（图9-3-39）。

### 并发症与预防

1. 切口裂开　在分层缝合裂口时，均要剪除裂缘相对面的黏膜组织以形成新鲜创面，这样增加了裂缘间的距离和张力，使本身很脆弱的组织更难愈合。处女膜附着于阴道口周围的软组织，术后不能有效固定，任何髋关节活动都可能牵涉到处女膜，使伤口受牵拉，张力增大而影响其愈合。因此，荷包缝合为手术创口收紧聚拢起到一定作用。术后减少活动更有利于创口恢复，减少手术切口裂开的风险。

2. 出血　术中彻底止血，术后嘱患者减少活动，以避免手术创口大量出血的可能。

## 解剖特点与治疗要素

| 解剖特点 | 治疗要素 |
| --- | --- |
| 破裂处女膜边缘裂口少而相对规则者 | 可采取直接缝合法关闭裂口 |
| 破裂处女膜边缘裂口多而相对规则者 | 可采取直接缝合法联合褥式缝合减张法 |
| 破裂处女膜边缘裂口多且残留黏膜瘢痕明显 | 可采取荷包缝合法 |

# 七、阴蒂包皮整形术

根据阴蒂包皮特征 Ostrzenski 提出了具体的分型方案。①闭锁型：阴蒂体部分或完全包埋、粘连于包皮；②肥厚开口型：阴蒂包皮过长或增厚，但阴蒂体与包皮无明显粘连；③皮下非均匀肥厚型：阴蒂包皮厚度不均匀。该分型对于外科医生选择合适的手术方案具有重要意义。

### 适应证

阴蒂包皮过长或过厚者，影响性欲者。

### 禁忌证

月经期和孕期患者。

### 术前准备

术前两日多次会阴部清洁。

### 麻醉与体位

手术采取局部麻醉，取截石位。

### 手术方法

1. 通过镊子夹持多余的阴蒂包皮组织，确定去除的多余组织。手术切除范围可设计成三角形（图 9-3-40）、弧形（图 9-3-41）、人字形（图 9-3-42）和方形（图 9-3-43）。

2. 亚甲蓝标记手术拟切除多余皮肤，沿设计画线切除皮肤组织，手术不要切开过深，避免损伤阴蒂组织。手术切除皮肤不宜过多，避免张力过大导致切口裂开。

3. 采用间断缝合方式，切口皮肤对位缝合（图 9-3-44）。

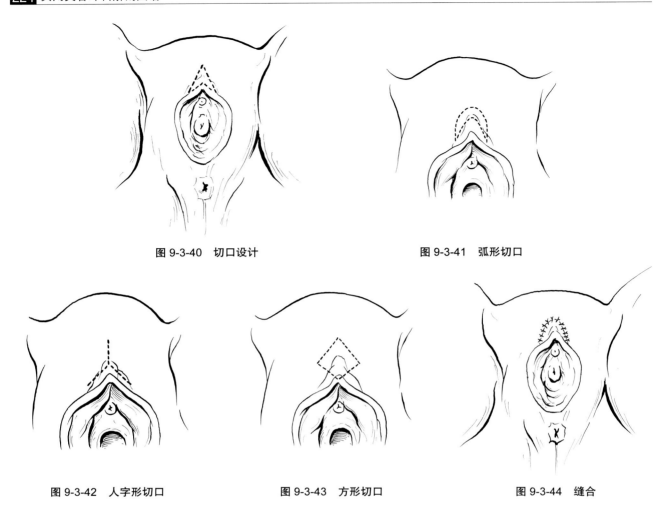

图 9-3-40　切口设计　　　　　　　　　　　　图 9-3-41　弧形切口

图 9-3-42　人字形切口　　　图 9-3-43　方形切口　　　图 9-3-44　缝合

**并发症与预防**

1. 感染　术前排除全身感染及会阴局部感染风险，术前预防性应用抗生素可减少感染发生率。

2. 阴蒂过度敏感　主要由于阴蒂包皮过多导致的阴蒂感觉异常，一方面术中设计要尽量保守，避免并发症出现，若出现此问题，可通过局部 V-Y 皮瓣进行修复。

## 解剖特点与治疗要素

| 解剖特点 | 治疗要素 |
| --- | --- |
| 单纯阴蒂包皮过长或过厚 | 可设计张力在水平方向的缝合切口 |
| 伴有小阴唇肥大的阴蒂包皮过长者 | 可联合小阴唇肥大一起矫正，加做双侧纵向切口 |

## 八、阴道紧缩术

阴道松弛存在阴道壁组织及盆底肌损伤后的松弛性改变。

**适应证**

因分娩或外伤原因导致阴道括约肌功能减弱，阴道收缩力下降，影响性生活质量。

### 禁忌证

1. 月经期和孕期患者。
2. 患有妇科急性炎症患者。

### 术前准备

术前两日多次会阴部清洁。

### 麻醉与体位

局麻，手术采取截石位。

### 手术步骤

1. 手术设计 依据阴道松弛程度，在阴道下段后壁 4-6 点处，用亚甲蓝标出一适当宽的菱形黏膜切除区（图 9-3-45）。

2. 剥离腔隙 局部麻醉后，沿设计线切开黏膜并切除设计的菱形黏膜，彻底止血，黏膜下锐性分离，深达阴道下 1/3，分离过程中注意不要穿透直肠黏膜，造成阴道直肠瘘。

3. 缝合肌层 7 号线间断缝合 5 点和 7 点之间的肌层，阴道宽度以可容纳两横指为宜。

4. 去除黏膜 切除多余黏膜，彻底止血。

5. 黏膜下 4-0 可吸收缝线间断缝合，阴道内碘仿油纱条填塞至少一周（图 9-3-46）。

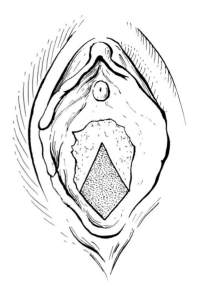

图 9-3-45 切除菱形黏膜

### 并发症与预防

1. 阴道口过度狭窄 紧缩后的阴道口以容纳两横指的宽度为宜，小于两横指阴茎不能正常插入，因此术前要与患者充分沟通，避免造成修复困难。

2. 感染 术前排除全身感染及会阴局部感染风险，术前预防性应用抗生素可减少感染发生率。

3. 邻近器官的副损伤 手术操作前，于黏膜下注入足够的麻醉药，以减少分离难度，另外操作过程中时刻判断分离深度，减少直肠、膀胱的副损伤。

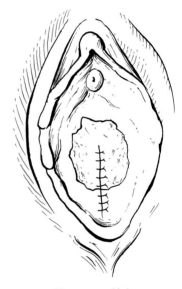

图 9-3-46 缝合

## 解剖特点与治疗要素

| 解剖特点 | 治疗要素 |
| --- | --- |
| 阴道宽度超过两横指 | 缝合收缩阴道后壁环肌使阴道宽度达两横指 |
| 阴道黏膜过多 | 可切除多余黏膜或保留多余黏膜 |
| 阴道括约肌及盆底提肛肌松弛 | 需要联合进行肌肉紧缩缝合 |

## 九、小阴唇缩小术

女性因小阴唇肥大而导致各种不适，如长时间行走导致小阴唇摩擦，性生活不适感觉及疼痛，影响尿流和尿流方向等情况，要求治疗小阴唇肥大。根据小阴唇较大阴唇突出的宽度分类，小阴唇肥大可分为三级。Ⅰ级为0～2.0cm（图9-3-47），Ⅱ为2.0～4.0cm（图9-3-48），Ⅲ＞4.0cm（图9-3-49）。Ⅱ和Ⅲ的患者即可接受手术治疗。

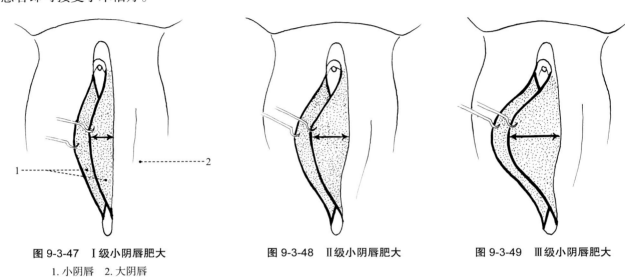

图9-3-47 Ⅰ级小阴唇肥大
　　1.小阴唇　2.大阴唇

图9-3-48 Ⅱ级小阴唇肥大

图9-3-49 Ⅲ级小阴唇肥大

### 适应证

1. 行走时摩擦造成不适。

2. 性生活不舒适。

3. 影响尿流方向。

### 禁忌证、术前准备、麻醉及体位

同"阴道紧缩术"。

### 手术方法

1. 直线法　若想要达到小阴唇年轻化的外观可考虑采用直线法修复肥大小阴唇。

手术过程：沿小阴唇外侧面缘设计纵向切口，高出大阴唇1.0cm，内侧高出大阴唇超过1.0cm，可使缝合后的手术缝线落在内侧缘面（图9-3-50）。局部麻醉，沿设计线切开皮肤，去除多余组织。彻底止血，5-0可吸收缝线间断缝合（图9-3-51）。也可通过直线法原理，将切口设计为折线（图9-3-52），并直接对位缝合（图9-3-53）。

2. 色素皮缘皮瓣法　该方法适用于希望最大程度保留阴唇外缘色素皮肤的患者，也适用于均匀肥大肥厚型的小阴唇。色素皮缘皮瓣法采用的是皮瓣法的原理，因其可最大程度保留带有色素的皮缘，是小阴唇肥大的常见术式之一，因此本书将其单独列为一个术式。

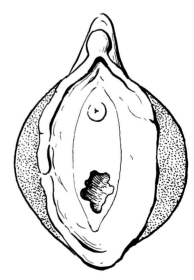

图9-3-50 手术拟切除范围

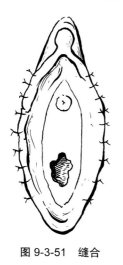

图 9-3-51　缝合

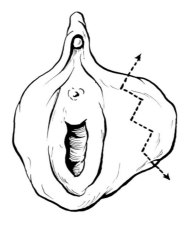

图 9-3-52　折线切口的设计

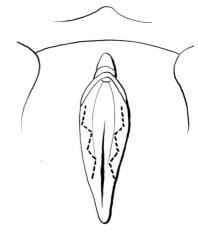

图 9-3-53　缝合后切口形状

手术过程：于小阴唇下方设计拟切除范围（图 9-3-54），注意保留皮瓣的长宽比例，避免皮瓣血运不良。亚甲蓝画线，局部麻醉后，沿设计线切开皮肤，去除多余组织（图 9-3-55）。准确止血，创缘缝合（图 9-3-56）。

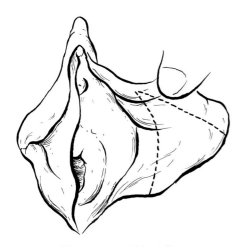

图 9-3-54　设计切除范围

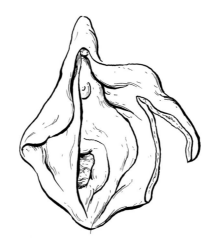

图 9-3-55　去除多余组织

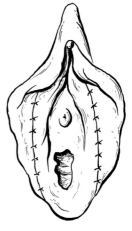

图 9-3-56　缝合

3. 星形法　若小阴唇肥厚增大的部位位于小阴唇的中央区时，可考虑使用星形法。

手术过程：肥厚的小阴唇内侧面设计切除范围（图 9-3-57），将 OCD、EGI 和 FHJ 范围内的多余组织切除，CD 两点、EI 两点和 FJ 两点对位缝合，小阴唇内侧呈现星形图案（图 9-3-58）。切除后需保证 OCD 这条线的长度超过 1.0cm，该方法可保留原小阴唇带有色素的皮肤边缘，减少边缘缝合后肉芽组织增大导致小阴唇再次肥大的可能。

4. 去表皮法　小阴唇突出于大阴唇 2.0cm 以内的情况下可考虑行小阴唇中央去上皮缝合术。

手术过程：设计拟切除的范围，亚甲蓝标记后沿设计线切除皮肤组织，并切除部分皮下组织，将断端对位缝合（图 9-3-59）。

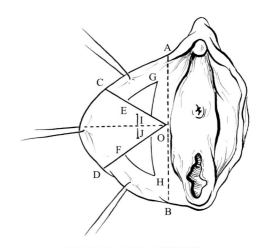

图 9-3-57　星形皮瓣的设计

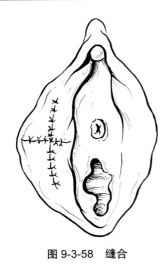

图 9-3-58 缝合

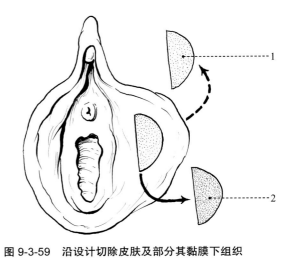

图 9-3-59 沿设计切除皮肤及部分其黏膜下组织

1. 去除部分皮下组织 2. 肥大的小阴唇内侧去除长梭形皮肤组织

5. 皮瓣法 皮瓣法设计多种多样，可根据小阴唇肥大的具体部位灵活设计（图 9-3-60，图 9-3-62，图 9-3-64），分别适用于中突、下突和上突型的小阴唇。

手术过程：亚甲蓝标记拟切除范围，将组织全层切开并切除，将剩余组织对位缝合，手术设计不同，形成的手术切口不同（图 9-3-61，图 9-3-63，图 9-3-65）。

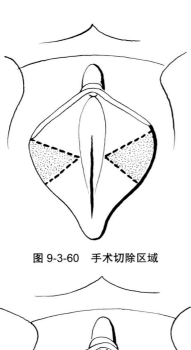

图 9-3-60 手术切除区域

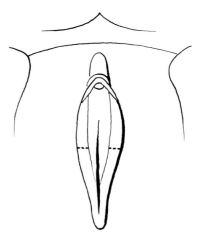

图 9-3-61 切口位于小阴唇中央

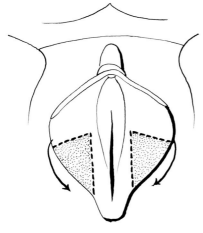

图 9-3-62 手术切除范围

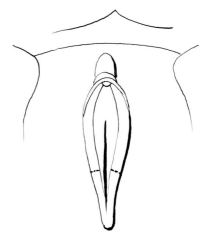

图 9-3-63 切口位于小阴唇下方

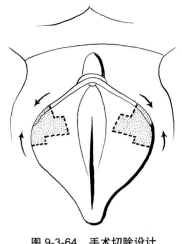

图 9-3-64 手术切除设计

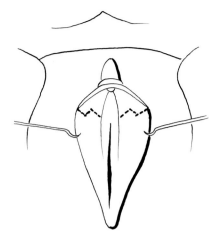

图 9-3-65 切口位于小阴唇上方

### 并发症与预防

1. 术后性生活疼痛　在设计楔形切除范围时，需注意小阴唇术后边长要大于阴蒂头到会阴后联合的垂直距离，以避免术后性生活时小阴唇游离缘受牵拉导致明显疼痛。

2. 切口裂开、V 形切口出现　双侧创口缝合过程中用 6-0 可吸收线带皮下组织缝合，否则术后切口会出现 V 形切口，致切口裂开。

3. 切割样瘢痕　术后缝线不宜打结过紧，导致切口处组织水肿，术后形成切割样瘢痕，影响美观。

4. 双侧不对称　手术去除组织过程中，需要边切除边观察，不宜一次性切除过多组织，造成双侧不对称。

## 解剖特点与治疗要素

| 解剖特点 | 治疗要素 |
| --- | --- |
| 小阴唇肥大肥厚 | 根据肥大肥厚的位置设计手术方案 |
| 小阴唇边缘色素沉积 | 根据色素分布情况设计手术方案 |
| 小阴唇皮肤边缘整体肥大合并阴蒂包皮 | 手术切口设计可向上延伸，联合阴蒂包皮共同治疗 |

# 十、阴道再造术

### 适应证

1. 先天性无阴道、阴道闭锁和先天性、后天性阴道狭窄的患者。

2. 男性假两性畸形。

3. 睾丸女性化综合征。

4. 变性手术。

### 禁忌证

1. 月经期和孕期患者。

2.患有妇科急性炎症患者。

### 术前准备

1.术区备皮，术前三日多次会阴部清洁。

2.按照肠道手术进行术前准备，手术前进行清洁灌肠。

### 麻醉与体位

手术采用腰麻或局麻配合静脉麻醉。手术采取截石位。

### 手术方法

1.皮片游离移植成形术

（1）插入导尿管，于处女膜中心做"X"形切口，暴露阴道前庭（图9-3-66）。

（2）术者左手示指伸入直肠内做引导，切开阴道与肛门之间的纤维束。右手手持带有长针头的注射器，先向水平方向刺入，前行3.0～4.0cm后向深方继续前进10.0cm。确认无血、无尿和无气后注射内含肾上腺素的生理盐水（图9-3-67）。

（3）通过水分离的方式分离直肠前间隙的结缔组织，再用双手手指钝性分离扩大腔穴宽度，注意动作轻柔，腔穴宽度以容纳三横指为宜，长约10.0～12.0cm，宽约4.0～5.0cm（图9-3-68）。

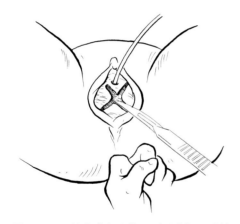

图9-3-66　处女膜中心做X形手术切口设计

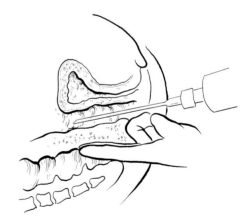

图9-3-67　水分离层次

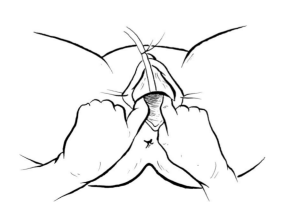

图9-3-68　再造阴道腔穴的钝性分离

（4）于腹部切取中厚皮片，面积范围10.0cm×10.0cm～12.0cm×14.0cm，将皮片用肠线或可吸收线缝于干纱布卷上，塞入已形成的阴道腔穴内（图9-3-69，图9-3-70）。

（5）将植入的皮片外缘与阴道口缝合后外加压包扎。2周后拆除包扎，查看皮片是否成活。术后为防止挛缩，放置阴道内模具至少一年。

2.阴股沟皮瓣成形术

（1）皮瓣设计：于双侧阴股沟设计长约10.0～12.0cm，宽6.0～8.0cm的蒂在下方的鱼形皮瓣（图9-3-71）。皮瓣内含的知名血管为阴唇后

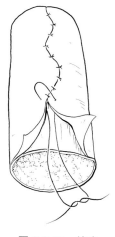

图 9-3-69 植皮

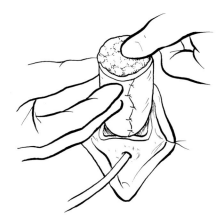

图 9-3-70 植皮再造阴道腔穴

动脉，其体表投影是从耻骨联合与耻骨结节连线的中点 A，到肛门中央与坐骨结节点连线的中点 B，A 和 B 之间连线的中上 2/3 即为阴唇后动脉的体表投影线。皮瓣的蒂部切除三角形皮肤组织，暴露出 3.0cm 长的皮下蒂（图 9-3-72）。

（2）自上而下掀起皮瓣，皮瓣内含阴唇后动静脉及会阴神经分支。在阴唇外侧与皮瓣之间形成隧道，将皮瓣通过皮下隧道转移至阴道口，注意隧道口松弛度，避免皮瓣蒂部受压（图 9-3-73）。

（3）双侧皮瓣相对，皮瓣边缘可吸收缝线缝合后形成袋状（图 9-3-74）。

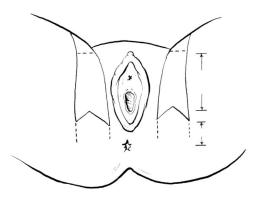

图 9-3-71 手术设计

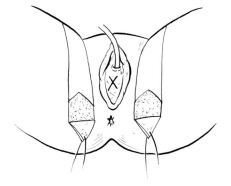

图 9-3-72 皮岛蒂部设计

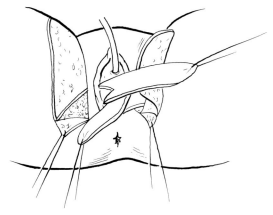

图 9-3-73 皮岛隧道转移皮瓣

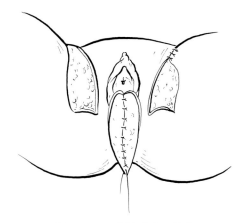

图 9-3-74 皮瓣形成阴道壁

（4）将皮瓣与阴道口黏膜缝合，阴道内填塞碘仿油纱条（图 9-3-75）。供瓣区间断缝合，留置引流管（图 9-3-76）。

### 并发症及预防

1. 残留死腔　术后碘仿油纱条填塞要确实，避免死腔残留，导致出血、血肿和感染等问题发生。

2. 吻合口环状挛缩　阴道口皮瓣周缘与粘膜作嵌入缝合，形成多个"Z"形小皮瓣，避免吻合口成直线，降低吻合口挛缩几率。

3. 皮瓣血运障碍　术前设计注意皮瓣的长宽比例，切取过程中注意保留足够的皮下组织以确保血管网，转移皮瓣过程中注意避免蒂部受压。

4. 阴道直肠瘘　分离再造阴道腔隙的过程中，一定时刻关注腔隙与直肠黏膜间的组织厚度，避免分离过薄导致阴道直肠瘘。分离过程采用钝性分离方式，可减少出血，容易判断层次。

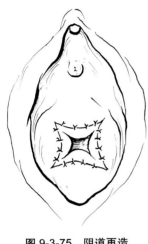

**图 9-3-75　阴道再造**

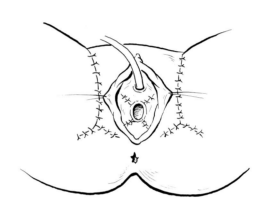

**图 9-3-76　缝合**

## 解剖特点与治疗要素

| 解剖特点 | 治疗要素 |
| --- | --- |
| 无阴道或阴道狭窄 | 分清尿道和阴道关系，操作过程中时刻判断阴道黏膜与直肠黏膜间的距离 |
| 阴唇后动脉 | 形成阴股沟皮瓣，再造阴道壁 |

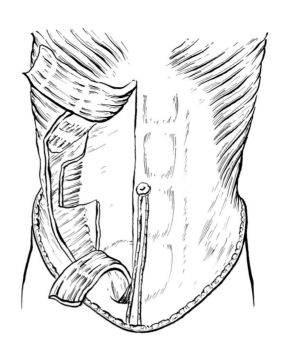

# 第十章

# 腹部、四肢解剖

# 第一节  腹壁应用解剖

## 一、腹壁层次与结构标志

腹壁由肌肉、筋膜等软组织构成，美容整形外科手术多关注于腹壁的形态改善与重塑，其上界为剑突和两侧肋弓下缘，经第 11、12 肋游离缘至第 12 胸椎棘突的连线；下界为耻骨联合上缘、两侧的耻骨嵴、耻骨结节、腹股沟韧带、髂前上棘、髂嵴和髂后上棘至第 5 腰椎棘突的连线。

## 二、腹壁体表标志

髂嵴（iliac crest）为髂骨翼的上缘，位于皮下，全长均可触及。髂嵴的前端为髂前上棘（anterior superior iliac spine），有腹股沟韧带附着，是重要的骨性标志。髂嵴的后端为髂后上棘（posterior superior iliac spine）。两侧髂前上棘连线与前正中线相交处为脐（umbilicus）。耻骨联合（pubic symphysis）为左右髋骨在前方的连接处，由纤维软骨构成。耻骨结节（pubic tubercle）位于耻骨联合外侧 2.0～3.0cm 处，为腹股沟韧带内侧端的附着点。自剑突向下过脐到耻骨联合的正中线称腹白线（linea alba），由两侧腹直肌鞘汇合形成，脐以上宽约 1.0cm，脐以下则因两侧腹直肌相靠近而不明显，肥胖者间距增大。腹直肌外缘自第 9 肋软骨前端伸展至耻骨结节的弧形线称半月线（linea semilunaris），又称腹直肌线或 Spiegel 线。

## 三、腹前外侧壁层次

腹前外侧壁由浅至深依次为皮肤、浅筋膜、肌层、腹横筋膜、腹膜外组织、壁腹膜，与腹部美容整形手术关系较密切的多限于肌层以浅，其在不同部位的具体层次结构存在较大差异，作为美容整形外科医师应对其熟练掌握（图 10-1-1）。

1. 皮肤  腹前外侧壁的皮肤薄而富于弹性，除脐部外具有较大的伸缩性与移动性，是皮片与皮瓣的理想供区。腹部皮肤的张力线为横行，纵行切口所受的张力大于横行切口，因此纵行切口的瘢痕容易受牵拉变宽。

2. 浅筋膜  腹前外侧壁的浅筋膜一般较厚，由脂肪和疏松结缔组织构成。脐平面以下的浅筋膜分浅、深两层：浅层为含大量脂肪组织的 Camper 筋膜（又称脂肪层），向下与股前区的浅筋膜相延续，位于真皮与浅筋膜的纤维隔里。深层为富含弹性纤维的 Scarpa 筋膜（又称板状层），位于深、浅筋膜之间，该层含有大量脂肪球，松

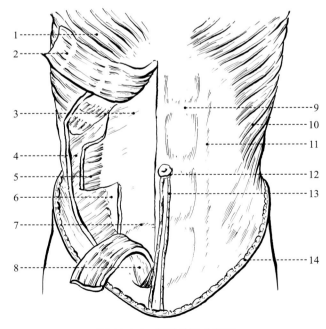

**图 10-1-1  腹壁的肌肉筋膜**

1. 胸大肌  2. 腹直肌  3. 腹直肌后鞘  4. 腹内斜肌  5. 腹横肌  6. 腹内斜肌筋膜  7. 半环线  8. 腹直肌前鞘  9. 腹直肌腱划  10. 腹外斜肌  11. 半月线  12. 脐  13. 腹白线  14. 皮肤及皮下脂肪

散地嵌在筋膜间隙，肥胖时这些脂肪球体积明显增大，导致腹部膨隆；脂肪深面为结缔组织，富含弹性纤维，在中线处附着于腹白线，向下在腹股沟韧带下方的一横指处附着于股前区阔筋膜，向内下与阴囊内膜和会阴浅筋膜（Colles筋膜）相延续。

3.肌层　腹前外侧壁的肌肉主要包括腹直肌、腹外斜肌、腹内斜肌和腹横肌。腹直肌（rectus abdominis）位于腹白线两侧，下起耻骨联合至耻骨嵴间，上至胸骨剑突及第5～7肋间，为上宽下窄的带形多腹肌，其表面及深面由腹直肌鞘包裹，肌纤维被3～5个腱划分隔，腱划与腹直肌鞘前层紧密相连、剥离困难，与腹直肌鞘后层不相连。腹外斜肌（obliquus externus abdominis）起于5～12

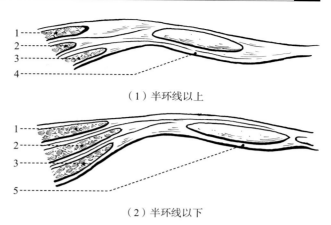

（1）半环线以上

（2）半环线以下

**图 10-1-2　腹直肌鞘的构成**

1.腹外斜肌　2.腹内斜肌　3.腹横肌　4.由腹内斜肌腱膜与腹横筋膜组成的后鞘　5.由腹横筋膜组成的后鞘

肋骨外侧，肌纤维斜向前下，后部肌束向下止于髂嵴前部，其余肌束向内移行于腱膜，参与构成腹直肌鞘前层，其中连于髂前上棘至耻骨结节间的腱膜卷曲增厚，形成腹股沟韧带（inguinal ligament）。腹内斜肌（obliquus internus abdominis）位于腹外斜肌的深面，起自腹股沟韧带外侧1/2～2/3、髂嵴及胸腰筋膜，呈扇形斜向内上，后部纤维垂直上升止于下3对肋，其余肌纤维在腹直肌外侧缘移行为腱膜，并分为前后两层包裹腹直肌止于腹白线。腹横肌（transversus abdominis）位于腹内斜肌深面，起自下6对肋骨内面、胸腰筋膜、髂嵴及腹股沟韧带外侧1/3。肌纤维自后向前内侧横行移行为腱膜，参与构成腹直肌鞘后层。腹直肌鞘（sheath of rectus abdominis）由腹外斜肌、腹内斜肌和腹横肌的腱膜构成（图 10-1-2），分为前后两层，前鞘由腹外斜肌腱膜与腹内斜肌腱膜前层构成；后鞘由腹内斜肌腱膜的后层与腹横肌腱膜构成。在脐以下4.0～5.0cm至耻骨联合中点后鞘缺如，3块扁肌的腱膜均移行于前鞘，由于腱膜中断形成一凸向上方的弧形分界线称弓状线（arcuate line）或半环线，此线以下腹直肌后面与腹横筋膜相贴。

## 四、腹壁血管、神经分布

1.腹前外侧壁血管　腹前外侧壁的血管分为深、浅两组。

（1）浅组血管主要走行于浅筋膜的浅、深两层之间：包括腹壁浅动静脉、旋髂浅动静脉和胸腹壁动静脉。腹壁浅动脉（superficial epigastric artery）和旋髂浅动脉（superficial iliac circumflex artery）位于腹壁下半部，均起自股动脉，前者越过腹股沟韧带的中内1/3交界处越向脐部上行；后者位于腹壁浅动脉外侧，走向髂前上棘。同名浅静脉与动脉相伴行，并注入股静脉。胸腹壁动脉（thoracoepigastric artery）多由肋间动脉分支构成，位于腹部上半部，血管细小。

（2）深组血管包括三组：包括下5对肋间后血管、肋下血管，腹壁上下血管和旋髂深血管。肋间后动脉（posterior intercostal artery）、肋下动脉（subcostal artery）起自胸主动脉，沿相应肋间隙和第12肋下方逐渐向前下行于腹内斜肌和腹横肌之间，在腹直肌鞘外侧缘穿入腹直肌鞘后层，行于腹直肌后方。腹壁上动脉（superior epigastric artery）由胸廓内动脉在第6肋间隙处分出，经肋胸三角入腹直肌鞘，在腹直肌与腹直肌后鞘之间下行，腹壁下动脉（inferior epigastric artery）在近腹股沟韧带中点稍内侧处发自髂外动脉，斜向上内穿腹横筋膜上行于腹直肌与腹直肌鞘后层之间，在脐旁与腹壁上动脉吻合。旋髂深动脉（deep circumflex iliac artery）约与腹壁下动脉同一水平发自髂外动脉，斜向外上方达髂前上棘内侧，穿腹横肌分布于腹前外侧壁的三层扁肌及腰大肌、髂肌等。腹前外侧壁的深静脉与同名动脉伴行（图 10-1-3）。

2.腹前外侧壁神经　与整形美容手术范围相关的腹前外侧壁的神经主要是7～12胸神经在腹白线附近的前支、第1腰神经的前支和髂腹下神经，这些神经均属于混合神经，既司感觉，又含有运动支，并呈节段性分布。第7～11肋间神经（intercostal nerve）和肋下神经（subcostal nerve）与相应的动脉行程一致，向前下行于腹内斜肌与腹横肌之间，至腹直肌外侧缘穿入腹直肌鞘行于腹直肌后面，沿途有分支分布到肌肉与皮肤。髂腹下神经（iliohypogastric nerve）起自腰大肌深面的腰丛，向外下方行于腹内斜肌与腹横肌之间，在髂前上棘内侧2.0～3.0cm处穿腹内斜肌行于腹外斜肌腱膜深面，在行程中发出肌支支配腹壁诸肌（图10-1-4）。

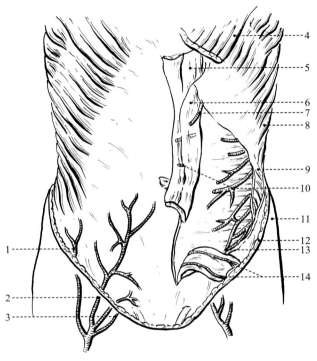

图 10-1-3　腹壁的血管分布

1.旋髂浅动脉　2.腹壁浅动脉　3.阴部外动脉　4.胸大肌
5.腹直肌前鞘　6.腹直肌　7.腹壁上动脉　8.腹外斜肌
9.腹内斜肌　10.肌肋间动脉支　11.皮肤　12.皮下脂肪
13.旋髂深动脉　14.腹壁下动脉

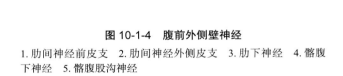

图 10-1-4　腹前外侧壁神经

1.肋间神经前皮支　2.肋间神经外侧皮支　3.肋下神经　4.髂腹下神经　5.髂腹股沟神经

# 第二节　四肢应用解剖

## 一、上肢相关解剖

上肢（upper limb）通过肩部与颈、胸和背部相接，分为肩、臂、肘、前臂、腕和手6部分。与美容整形外科手术相关的上肢结构多限于浅层，包括皮肤、浅筋膜以及浅动、静脉，浅淋巴管和皮神经等。

（1）皮肤与浅筋膜：上肢前侧的皮肤薄、弹性好，浅筋膜薄而松弛。后侧皮肤较前稍厚，浅筋膜致密，移动度小。指掌侧的皮肤厚于背侧，富有汗腺。

（2）浅静脉：上肢皮肤的静脉吻合成皮下静脉网，注入浅筋膜中的浅静脉干。上肢浅静脉干主要有两支，头静脉（cephalic vein）起自手背静脉网桡侧，经前臂外侧至臂前区，行于肱二头肌外侧沟内，向上

进入三角肌胸大肌间沟，穿锁胸筋膜注入腋静脉
或锁骨下静脉，末端有时借吻合支连于颈外静脉；
贵要静脉（basilica vein）起自手背静脉网的尺侧，
上行于肱二头肌下端的内侧，穿臂筋膜注入肱静
脉或腋静脉。两者以各种形式彼此吻合，并与深
静脉有交通支（图 10-2-1）。

（3）浅淋巴管：上肢的浅淋巴管位于浅筋膜
内，引流皮肤、皮下组织的淋巴，一般与浅静脉
伴行。尺侧半的淋巴管伴贵要静脉上行，汇入肘
浅淋巴结（superficial cubital lymph node），桡侧
半的淋巴管与头静脉伴行，汇入腋淋巴结（axillary
lymph node）。

（4）皮神经：上肢的皮神经按一定的节段
分布于上肢各部皮肤。上肢的皮肤除肩部上份由
颈丛的锁骨上神经（supraclavicular nerve）（C3、
C4）和臂部上段内侧份小部分皮肤由肋间臂神经
（intercostobrachial nerve）（T2、T3）分布外，其余
大部分由臂丛（brachial plexus）各皮支分布。臂、
前臂及手的桡侧半，由近及远为颈神经 5～7 前
支；其尺侧半，由远到近分别为 C8、T1～T2 前支
分布。相邻的皮神经的分布区有一定程度的重叠，
因而一支皮神经损伤后，它表现的感觉丧失区域常较其实际分布区域小（图 10-2-2）。

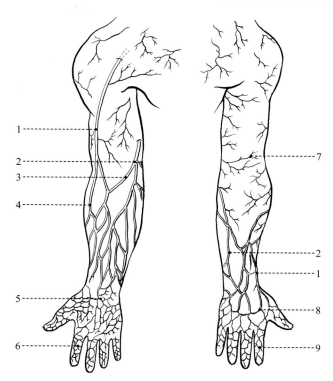

**图 10-2-1　上肢浅静脉**
1. 头静脉　2. 贵要静脉　3. 肘正中静脉　4. 副头静脉　5. 掌浅
静脉　6. 指掌侧浅静脉　7. 臂后浅静脉　8. 手背静脉网　9. 指
背侧浅静脉

（5）手指的浅层结构：指掌侧的皮肤厚于背侧，富有汗腺。其深面为浅筋膜，掌侧较厚，有大量纤
维束将皮肤与指屈肌腱纤维鞘相连，纤维束之间的脂肪组织常聚积成球状。指髓间隙（pulp space）位于
各指骨远侧 4/5 段掌侧骨膜与指腹皮肤之间的结缔组织。其两侧、掌面和末端为致密的皮肤，近侧有纤维
隔连接了指纹的皮肤与指深屈肌腱的末端，将指髓完全封闭。诸多纤维隔连于远节指骨骨膜和指腹的皮
肤之间，将指髓内的脂肪和疏松结缔组织分成若多小叶。各手指均有两条指掌侧固有动脉（proper palmar
digital artery）和两条指背动脉（dorsal digital artery），分别与同名神经伴行于指掌侧面与背侧面交界线上
的前后方。手指的浅静脉主要位于指背皮下。浅淋巴管与指腱鞘（tendinous sheath of fingers）、指骨骨膜
的淋巴管交通（10-2-3）。

## 二、下肢相关解剖

下肢前方以腹股沟韧带与腹部分界，后方以髂嵴与腰、骶部分界，分为臀、股、膝、小腿、踝和足
部。美容整形外科多关注软组织结构，包括皮肤、浅筋膜以及动、静脉和皮神经等。

1. 皮肤和浅筋膜　大腿内侧皮肤较薄而柔软，皮脂腺较多，外侧较厚。浅筋膜近腹股沟处分为浅的
脂肪层和较深的膜性层，分别与腹前壁下部的脂肪层（Camper 筋膜）和膜性层（Scarpa 筋膜）相延续。
膜性层在腹股沟韧带下方 1.0cm 处与股部深筋膜（阔筋膜）融合。小腿前方皮肤较厚而紧，移动性小，
多毛发，后方皮肤柔软、弹性好。浅筋膜薄而疏松，含少量脂肪。

2. 动脉　下肢的动脉来自髂外动脉。股动脉（femoral artery）在腹股沟韧带中点后方续于髂外动
脉（external iliac artery），行于股三角内，继而经收肌管下行，穿收肌腱裂孔，移行为腘动脉（popliteal
artery）。股动脉在腹股沟韧带下方 3.0～5.0cm 处发出股深动脉（deep femoral artery），行向后下方，分支

营养股部肌及髋、膝关节。腘动脉发出分支分布于膝关节及周围的肌肉，该动脉在腘窝下部，分为胫前动脉（anterior tibial atery）和胫后动脉（posterior tibial artery）两终末支，分别发出分支到小腿前、后区。

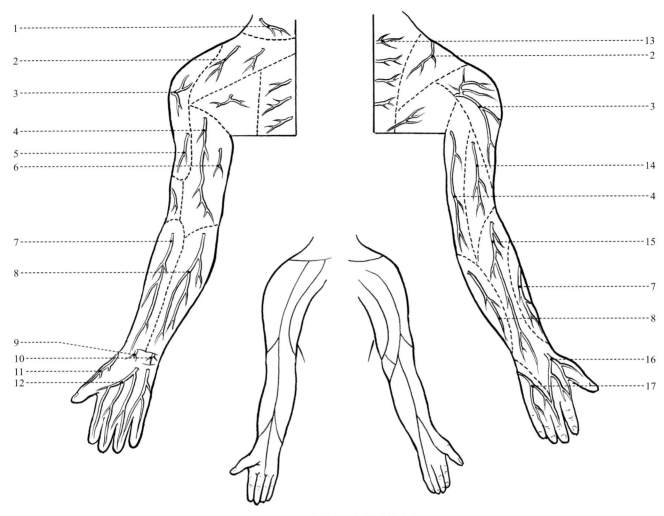

图 10-2-2　上肢皮神经及节段分布

1. 颈横神经　2. 锁骨上神经　3. 臂外侧上皮神经　4. 臂内侧皮神经　5. 臂外侧下皮神经　6. 肋间臂神经　7. 前臂外侧皮神经　8. 前臂内侧皮神经　9. 正中神经掌支　10. 尺神经　11. 桡神经　12. 正中神经　13. 胸神经后支　14. 臂后皮神经　15. 前臂后皮神经　16. 桡神经浅支　17. 尺神经手背支

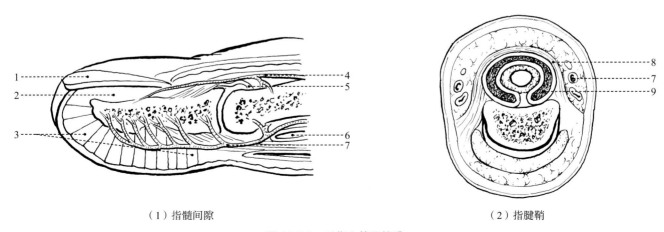

（1）指髓间隙　　　　　　　　　　　　　　　　（2）指腱鞘

图 10-2-3　手指血管及筋膜

1. 指甲　2. 甲床　3. 指髓间隙及纤维隔　4. 指背动脉　5. 伸指肌腱　6. 指屈肌腱　7. 指掌侧固有动脉　8. 腱纤维鞘　9. 腱滑膜鞘

胫前动脉向前穿骨间膜上方的孔至小腿前面，在胫骨前肌外侧下行经踝关节前方移行为足背动脉（dorsalis pedis artery）。胫后动脉在小腿后区浅、深层肌之间下行，经内踝后方进入足底，分为足底内侧动脉和足底外侧动脉（medial/lateral plantar artery）。足底外侧动脉在足底深部与足背动脉（dorsalis pedis artery）的分支吻合，构成足底动脉弓。胫后动脉的分支分布于小腿后、外侧区及足底，胫后动脉起始处发出腓动脉（peroneal artery），沿腓骨内侧下降于外踝后方，营养小腿外侧肌群和胫腓骨（图 10-2-4）。

　　3. 静脉　下肢的静脉分为深、浅两组。深组静脉与同名动脉伴行，包括胫后静脉（posterior tibial vein）、胫前静脉（anterior tibial vein）、腓静脉（peroneal vein）等，前两者在腘窝下角处汇集成腘静脉（popliteal vein），后于收肌腱裂孔处移行为股静脉（femoral vein）。浅组静脉由大、小隐静脉（great/small saphenous vein）及其分支组成，位于深筋膜的浅面皮下组织内，分别注入股静脉和腘静脉，浅组静脉缺乏筋膜及肌肉等有支持作用的组织结构。深、浅两组静脉间有广泛的交通吻合（图 10-2-5）。

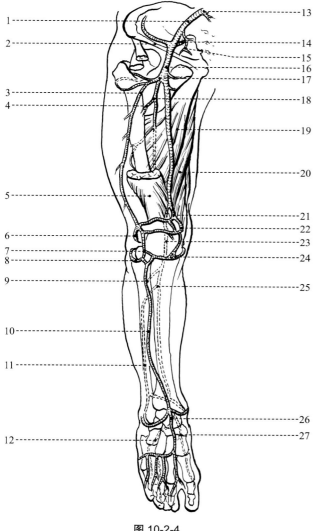

图 10-2-4

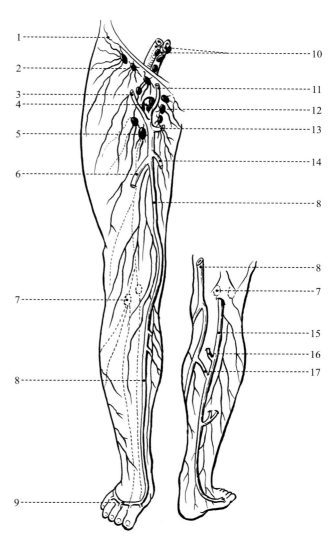

图 10-2-5　下肢静脉

1. 髂外动脉　2. 腹股沟韧带　3. 旋股外侧动脉　4. 穿动脉　5. 股直肌　6. 膝上外侧动脉　7. 膝关节网　8. 膝下外侧动脉　9. 胫前返动脉　10. 胫前动脉　11. 腓动脉　12. 足底外侧动脉　13. 髂总动脉　14. 腹壁下动脉　15. 髂内动脉　16. 股动脉　17. 股深动脉　18. 旋股内侧动脉　19. 长收肌　20. 大收肌　21. 膝降动脉　22. 膝上内侧动脉　23. 腘动脉　24. 膝下内侧动脉　25. 胫后动脉　26. 足背动脉　27. 足底内侧动脉

1. 髂前上棘　2. 腹股沟上外侧浅淋巴结　3. 旋髂浅静脉　4. 隐静脉裂孔　5. 腹股沟下浅淋巴结　6. 股外侧浅静脉　7. 腘淋巴结　8. 大隐静脉　9. 足背静脉弓　10. 髂外动、静脉及淋巴结　11. 腹壁浅静脉　12. 股静脉　13. 阴部外静脉　14. 股内侧浅静脉　15. 小隐静脉　16. 穿静脉　17. 交通支

4. 神经 下肢的神经主要发自腰丛（lumbar plexus）和骶丛（sacral plexus）。腰丛由第 12 胸神经前支的一部分和第 1～4 腰神经的前支构成，位于腰大肌的深面。至下肢的主要分支有股外侧皮神经（lateral femoral cutaneous nerve）、股神经（femoral nerve）和闭孔神经（obturator nerve）。股外侧皮神经在髂前上棘下方 5.0～10.0cm 处穿出深筋膜，分为前后两支，分别分布于大腿外侧面皮肤和臀外侧皮肤。股神经在股动脉外侧经腹股沟韧带下方进入大腿，支配股四头肌和缝匠肌。闭孔神经与闭孔动脉伴行，穿过闭孔，支配股收肌群。骶丛由第 4、5 腰神经前支（合成腰骶干）、全部骶神经及尾神经前支组成。位于骨盆侧壁，梨状肌的前面，其发出一类走行距离较长的分支分布于臀部、会阴、股后部、小腿和足部的肌群及皮肤。其中坐骨神经（sciatic nerve）为全身最粗大的神经，于臀大肌深面经坐骨孔，穿梨状肌下孔进入股后区，发出分支支配股二头肌、半腱肌和半膜肌，在腘窝上角分为胫神经（tibial nerve）和腓总神经（common peroneal nerve）两终末支，它们支配小腿的肌群（图 10-2-6）。

5. 骨筋膜鞘（Sheath of bone fascia） 下肢筋膜隔形成下肢肌群的解剖框架。在大腿部，筋膜隔将肌

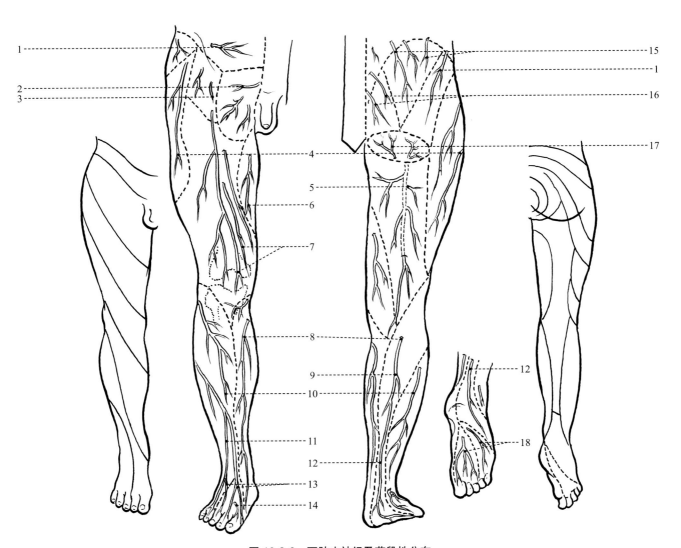

图 10-2-6 下肢皮神经及节段性分布

1. 髂腹下神经 2. 髂腹股沟神经 3. 生殖股神经股支 4. 股外侧皮神经 5. 股后皮神经 6. 闭孔神经皮支 7. 股神经前皮支 8. 隐神经
9. 腓肠内侧皮神经 10. 腓肠外侧皮神经 11. 腓浅神经 12. 腓肠神经 13. 足背神经 14. 腓深神经 15. 臀上皮神经 16. 臀中皮神经
17. 臀下皮神经 18. 足底内外侧神经

群分为三个骨筋膜鞘，即前鞘、内侧鞘和后鞘。前鞘内容纳股神经支配的大腿前群肌、股动脉、股静脉、股神经及腹股沟深淋巴结；内侧鞘容纳股内侧肌群，由闭孔神经支配；后鞘容纳大腿后侧肌群，由坐骨神经支配，鞘内结缔组织间隙上通臀部，下连腘窝。小腿筋膜隔将小腿肌群分为四个鞘：前鞘、外侧鞘、后浅鞘和后深鞘。前鞘在胫、腓骨及胫、腓骨间膜之间，容纳小腿前群肌，受腓深神经支配；外侧鞘位于前、后室之间，容纳小腿外侧肌群，受腓浅神经支配；后浅鞘容纳小腿三头肌；后深鞘容纳小腿后群深层肌及腘肌。后鞘的肌肉由胫神经支配（图 10-2-7）。

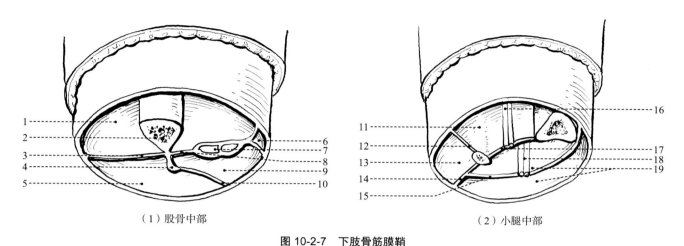

（1）股骨中部　　　　　　　　　　　　　　　　（2）小腿中部

图 10-2-7　下肢骨筋膜鞘

1.前骨筋膜鞘　2.股骨　3.股外侧肌间隔　4.坐骨神经　5.后骨筋膜鞘　6.缝匠肌鞘　7.股动、静脉　8.股内侧肌间隔　9.内侧骨筋膜鞘　10.股后肌间隔　11.小腿前骨筋膜鞘　12.小腿前肌间隔　13.小腿外侧骨筋膜鞘　14.小腿后肌间隔　15.小腿后筋膜隔　16.胫前动脉及腓深神经　17.骨间膜　18.胫后动脉及胫神经　19.小腿后骨筋膜隔

# 第三节　腹壁、四肢常见美容手术

## 一、吸脂术

肥胖（obesity）指一定程度的明显超重与脂肪层过厚，是体内脂肪，尤其是甘油三酯积聚过多而导致的一种状态。由于食物摄入过多或机体代谢的改变而导致体内脂肪积聚过多造成体重过度增长并引起人体病理、生理改变或潜伏。临床上将肥胖分为两大类：单纯性肥胖和神经-内分泌或代谢失常性肥胖，前者多由于遗传或能量摄入过多导致，后者多由于神经系统或内分泌系统受损或病变引起。典型肥胖型包括：男性肥胖型和女性肥胖型；

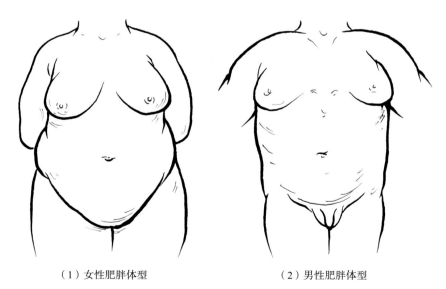

（1）女性肥胖体型　　　　　（2）男性肥胖体型

图 10-3-1　肥胖体型

异常肥胖型包括：男性呈女性肥胖型和女性呈男性肥胖型（图 10-3-1）。

### 适应证与禁忌证

1. 手术者为成年人，处于发育阶段的青少年不宜施行；对于 60 岁以上或有心脏病、高血压、糖尿病、肝肾病等重要脏器疾病的人也不宜施行。

2. 对中重度肥胖的求美者，需特别注意鉴别是否为病态性肥胖，应向此类求美者特别加以强调治疗原发病的重要性。

3. 局部脂肪堆积。尽管体重正常或接近正常，却于腹壁、臀、腿等部位呈现局限性肥胖。

4. 以局部脂肪堆积为特征的轻、中度肥胖者也可选择吸脂术以美化体型。

5. 周身弥漫单纯肥胖，多为重度肥胖，使患者弯腰、下蹲、步行等活动受影响，伴有沉重感。此种症状可借助吸脂术减轻痛苦。

6. 腹部脂肪堆积明显，伴有轻度下腹皮肤松弛，但未掩盖耻骨联合和外阴者，亦可通过单独吸脂术矫治，而不必做皮肤脂肪切除术。

7. 某些部位局限性脂肪瘤也可通过吸脂术清除。

8. 骶尾三角区、下肢静脉曲张为禁忌证；皮肤松弛、缺乏弹性者，小腿及前臂区慎吸。

9. 对减肥期望值过高的人应慎重考虑评估其心理状态。

### 术前准备

1. 术前进行全面的身体检查及追问病史，对全身重要脏器的功能进行全面评估，排除病态性肥胖。

2. 常规术前检查，女性患者避开月经期。

3. 术前停用抗凝药、血管扩张药、激素等 1～2 周。

4. 术前、术后忌烟 2 周。

5. 术前适量补液（糖盐水或林格液 1 000～1 500ml）。

6. 标记吸脂范围，估计抽吸量，选择切口部位，做术前周径的测量与照相，以之与术后对比。

7. 肿胀液配制：与估计抽吸量等体积的生理盐水中加入利多卡因（浓度 0.05%～0.1%）和肾上腺素（浓度 1∶200 万～1∶100 万），常见配制方法为每 1 000ml 生理盐水加入 0.4g 利多卡因和 1mg 肾上腺素。

### 麻醉与体位

1. 该手术可选择的麻醉方式包括局麻、全麻和神经阻滞麻醉；对于大多数无基础疾病且疼痛耐受力较强的患者，抽吸量在 1 000ml 以下可采用局部麻醉。对术前恐惧、体质较弱或抽吸量大、抽吸部位多的患者，建议采用全身麻醉，同时抽吸局部也采用肿胀麻醉。神经阻滞麻醉包括硬膜外、药麻或臂丛及其他周围皮神经阻滞麻醉，较适合抽吸部位较集中局限的患者，但也应配合局部肿胀麻醉。

2. 根据抽吸部位具体选择体位，如仰卧位、俯卧位、侧卧位等，有时需变换体位以保证手术效果。

### 手术方法

不同部位皮下脂肪的解剖结构存在差异，手术时需根据这些特点调整抽吸层次和器械的使用。躯干和大腿的皮下脂肪由浅层脂肪（也称晕层）和深层脂肪（也称板状层）构成，两者以浅筋膜隔开。晕层被垂直方向的薄层纤维间隔分成较小的脂肪小叶，结构紧实致密。板状层的纤维间隔较宽，分布不规则，将脂肪分成较大的、松散排列的小叶。在这些区域吸脂时，主要在深层脂肪操作。而浅层脂肪相对较薄，不建议进行操作，也可避免由于操作技术欠缺导致的局部凹凸不平。相比之下，臀和小腿通常只有浅层脂肪，术中选用较细的吸脂针将有助于避免轮廓不规则或皮肤坏死等并发症（图 10-3-2）。

1. 腹部吸脂　术前应熟悉抽吸层次及相邻解剖结构，注意生育过的妇女下腹正中两侧腹直肌分开距离较宽，此区腹壁较薄，抽吸管易穿透腹壁进入腹腔（图 10-3-3）。一般上、下腹分次抽吸。患者平卧，

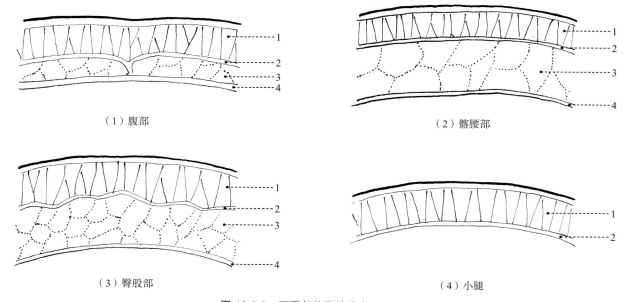

（1）腹部　　　　　　　　　　　　　　　　（2）髂腰部

（3）臀股部　　　　　　　　　　　　　　　　（4）小腿

**图 10-3-2　不同部位脂肪分布**

1.浅层脂肪（晕层）　2.浅筋膜　3.深层脂肪（板状层）　4.肌层

常规消毒、铺单。进针的部位，上腹在脐上两侧，下腹在脐下两侧，其距离小于抽吸针的长度，也可选在较隐蔽的会阴部。由深至浅逐层扇形注射肿胀液，注射量 1 000～1 500ml，脐部及手术瘢痕处要注射充分，至整个抽吸部位肿胀、发白、变硬。注射时应兼顾浅层脂肪，以麻痹皮肤中的神经末梢，达到较好的止疼效果。上腹注射肿胀液时，患者有压迫感，影响呼吸，应密切观察。操作尽量在深、浅筋膜之间进行，可由一个或两个人同时抽吸，抽吸隧道呈扇形交叉，由深至浅逐层抽吸，抽吸时左手应掐捏皮肤以感知抽吸的层次。深部抽吸时吸脂针侧孔一般朝向深面，浅部抽吸或吸脂针插入深度超过 1.0cm 时，侧孔可朝向皮肤面（图 10-3-4）。注意操作轻柔，以免穿破皮肤。脐部抽吸要彻底以免术后脐部遗留局部隆起；肋弓下方可适当多抽吸一些脂肪，以显示肋弓的形态；瘢痕处抽吸时注意两侧不能遗留过多脂肪，以免术后遗留条状隆起；二次抽吸的患者，其皮下存在较多粘连，抽吸较困难，操作应耐心细致。由于平卧和局部肿胀，畸形不易判断，术中应参考术前照片和标记，准确抽吸，才能取得较好的效果。

2.臀、髂腰部和大腿内侧吸脂术　臀、髂腰和大腿部的皮下脂肪的浅层和深层均较厚，行全层脂肪抽吸方可获得较好的塑形效果。按脂肪堆积所引起的畸形分为 7 种形态（图 10-3-5）。

Ⅰ型：大腿内、外侧和髋均有畸形，此

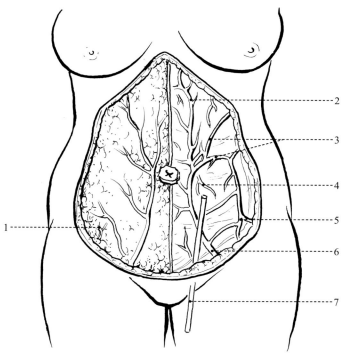

**图 10-3-3　腹部抽吸层次与相邻解剖结构**

1.腹壁浅动静脉　2.腹壁上动脉　3.脐旁血管　4.脐旁穿支　5.旋髂深、浅血管　6.腹壁下动脉　7.脂肪抽吸管

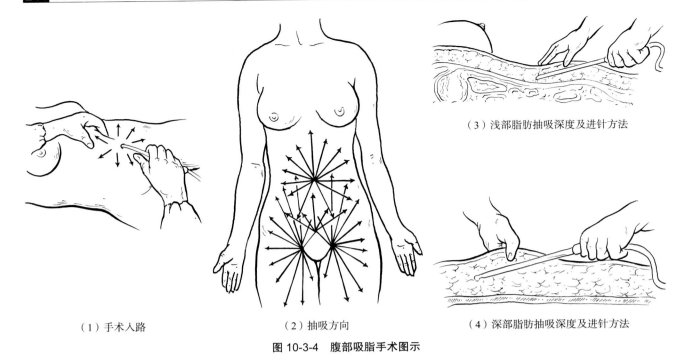

（1）手术入路　　　　　　　　（2）抽吸方向　　　　　　（4）深部脂肪抽吸深度及进针方法

（3）浅部脂肪抽吸深度及进针方法

图 10-3-4　腹部吸脂手术图示

类畸形可通过单纯脂肪抽吸获得塑形，常有部分患者皮肤也松弛，需手术切除。

Ⅱ型：典型的"马裤腿"，这种畸形通过单纯脂肪抽吸可达到塑形。

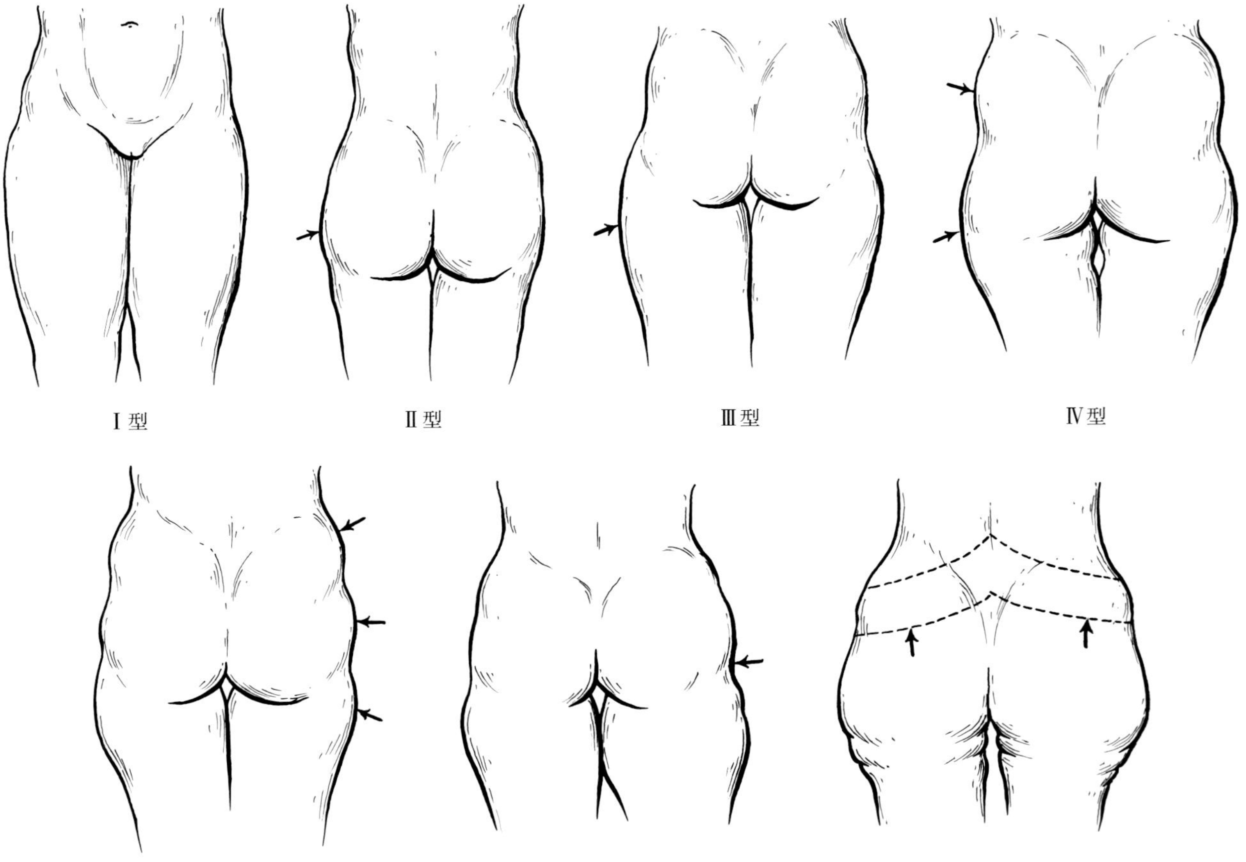

Ⅰ型　　　　　　　　Ⅱ型　　　　　　　　Ⅲ型　　　　　　　　Ⅳ型

Ⅴ型　　　　　　　　Ⅵ型　　　　　　　　Ⅶ型

图 10-3-5　臀、髂腰部和大腿肥胖分型

Ⅲ型：除大粗隆的脂肪堆积畸形外，尚合并有中央臀凹陷，需要辅助皮肤切除术。

Ⅳ型：髋、臀、大腿上部呈小提琴样畸形，马裤畸形和髋部脂肪堆积常联合皮肤切除。

Ⅴ型：又称肥胖型，特点为体型失衡，即小的胸部和大的下躯干，此类畸形常常需要多次脂肪抽吸和皮肤切除，才能达到减肥塑形的效果。

Ⅵ型：呈两侧不对称性，因先天或后天创伤引起，需手术加以矫正。

Ⅶ型：由于老化、萎缩、消瘦而导致皮肤过多松垂，也可因病态性肥胖经治疗后消瘦引起，需手术切除多余皮肤。

操作步骤同前，不再赘述。术者应对术区及毗邻解剖结构熟练掌握，远离皮支血管的穿支点进行操作（图 10-3-6）。腰部吸脂，患者取俯卧位，进针部位选择在骶尾部，腰椎两侧 5.0cm 处。可两侧同时进行，采用横吸法常规抽吸，术中要注意根据轮廓改变抽吸针方向，使之与皮肤保持平行，以保证腰部的曲线和谐流畅。臀部吸脂，患者取俯卧位，进针部位为两侧臀股沟外侧，操作中注意保留一定厚度的皮下浅层脂肪，以保证皮肤表面平整。特别注意臀下沟内侧 1/2 及外侧 1/3 处的脂肪对其形态有支持作用，为避免术后出现臀部下垂，该处脂肪不能抽吸。大腿内侧脂肪吸脂，患者取仰卧或侧卧，进针部位选择在腹股沟中点，常规抽吸，吸脂针要根据大腿的轮廓改变方向，与皮肤平行。腹股沟下方不要遗留脂肪，以免形成条索状隆起，但要注意保护腹股沟韧带。还应避免损伤阔筋膜，以防肌肉疝出与皮肤粘连，导致术后行走疼痛及跛行（图 10-3-7）。

3.上臂吸脂　此区多数情况下皮肤松弛合并有脂肪堆积，常常需要进行皮肤脂肪筋膜切除减肥和塑形术，少数情况需单纯进行脂肪抽吸。手术多数采用局部肿胀麻醉，受术者取平卧位，双上肢外展。上臂脂肪多沉积在后外侧，进针部位多在尺骨鹰嘴上方，操作要在深筋膜浅层进行，

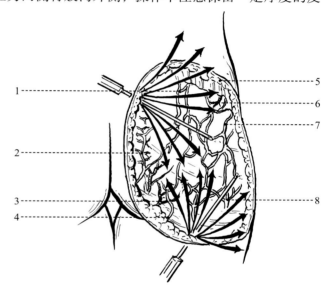

**图 10-3-6　臀、髂腰部脂肪抽吸层次及邻近解剖**
1.臀上皮神经　2.骶丛　3.臀下动脉　4.股后皮神经支
5.浅筋膜　6.臀上动脉　7.外侧皮神经终支　8.股外侧皮神经

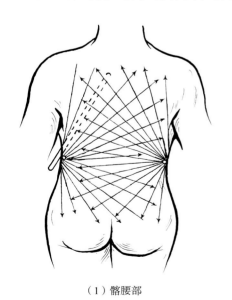

（1）髂腰部

（2）大腿前侧面

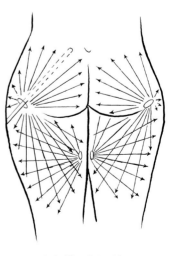

（3）臀、大腿后侧

**图 10-3-7　臀、髂腰部和大腿吸脂入路和抽吸方向**

抽吸浅层脂肪。注意远离尺神经沟，避免损伤上臂的主干神经和血管。环状脂肪肥厚者，上臂内外侧应均匀抽吸，方可获得较好的形态，但注意穿刺针孔要少而隐蔽，以免影响美观。上臂后侧中部易出现凹陷，抽吸时避免重复抽吸，或采用不同长度的吸脂针分段抽吸（图10-3-8）。

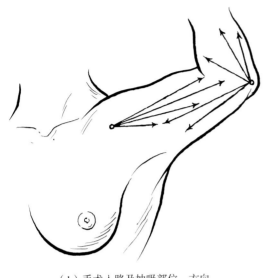

（1）手术入路及抽吸部位、方向

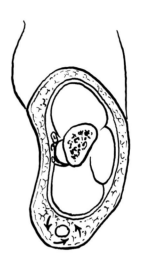

（2）脂肪抽吸层次

图 10-3-8　上臂吸脂手术图示

　　4. 膝、小腿和踝部吸脂术　受术者取俯卧位，进针部位多选择在内外踝、腘窝内外侧及胫骨上部，小腿脂肪抽吸多在内后、后和外侧面，避免在小腿前方进行操作。这些区域应抽吸浅层脂肪较安全，一方面浅层抽吸皮肤回缩力强，塑形效果好；另一方面可避免损伤深方的肌肉、血管、神经等。必要时可进行深层脂肪抽吸（图10-3-9）。

**术后注意事项**

　　1. 抽吸完毕后，用纱布卷依次挤压抽吸区，排出残余肿胀液的血液，一般不用放置引流条，切口缝合一针或不缝合。抽吸区域用无菌敷料覆盖，绷带适量均匀加压包扎。

　　2. 应用抗生素预防感染。

　　3. 吸脂区穿戴弹力衣裤2个月左右。

　　4. 术后7日左右拆线，之后可适当按摩术区，以防内部瘢痕粘连。

　　5. 术后术区多肿胀3周左右，下肢吸脂注意抬高下肢促进恢复。

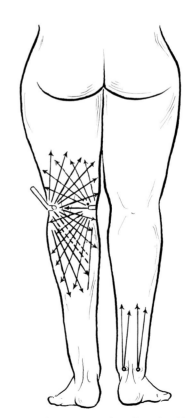

图 10-3-9　膝、小腿和踝部吸脂入路及抽吸方向

### 术后并发症的治疗与预防

1. 低血容量性休克　术中损伤重要血管导致出血或抽吸量过大，会导致体液丢失过多，可导致休克甚至危及生命。术前应适量补液，若术中出血过多，可根据情况适量输血，以纠正体液失衡。

2. 脂肪栓塞综合征　典型表现是术后 24～48 小时内出现呼吸窘迫、意识障碍、皮肤瘀斑，其他症状体征包括发热、心动过速等。轻症仅表现为轻度呼吸困难，重者表现为急性呼吸窘迫综合征，昏迷甚至死亡，是吸脂术的主要致死原因。实验室检查可发现血小板减少、低血钙、贫血、通气灌注扫描显示比值失调，胸片可无特异性表现。治疗主要包括补足血容量、肺部支持、给予小剂量溶脂酶、大剂量糖皮质激素冲击等。

3. 利多卡因中毒　头晕、嗜睡、耳鸣、胡言乱语、口内金属味、唇舌麻木、抽搐、惊厥、中枢抑制、昏迷。术中应严格遵守利多卡因安全剂量，尤其全麻时中毒症状容易被掩盖，应减少局部用量。治疗包括过度换气、保护气道通畅、呼吸支持、应用苯二氮䓬类镇静药等。

4. 血栓栓塞症　下肢深静脉血栓栓塞主要症状为小腿疼痛或发紧感、肿胀，踝背屈时疼痛加重。肺栓塞主要症状为胸痛、咯血、精神症状、心动过速、发热等。术后突发性呼吸困难应引起高度怀疑。预防措施包括术后早期活动、抬高下肢，高危人群应于围术期应用低分子肝素；另外，还可口服抗凝药，如华法林，以最小剂量维持 2 周。

5. 腹壁穿孔　既往有其他腹部整形手术史的患者，由于皮下瘢痕组织粘连，吸脂时阻力增大；此外，患有腹壁疝的求术者，腹壁组织变薄，层次紊乱，均会导致腹壁穿孔危险性增加。术前应注意检查求术者是否存在腹壁疝或腹壁瘢痕；术中应选择直径较粗的吸脂针，注意保持缓慢匀速抽吸。

6. 术区皮肤色素沉着　由于损害真皮下血管网，引起皮肤缺血导致，尤其容易发生于小腿，术中应避免过度抽吸或层次过浅。治疗包括防晒，局部使用 4% 氢醌，还可使用超声按摩。

7. 术区皮肤色素减退　此种情况少见，偶尔与白斑病有关。治疗可利用日晒并联合使用三甲呋苯吡喃酮。

8. 顽固性外形不规则　多发生于年龄较大的求术者，术中应保持全层均匀抽吸可有效预防。小区域凹陷可采用脂肪颗粒移植，较大面积的凹凸不平可对高出部分采用二次抽吸。

9. 两侧不对称　主要由于两侧抽吸管粗细不一致导致两侧抽吸量不等引起。预防措施包括术前准确划定抽吸区域，术中保证在预计范围内进行等量抽吸。治疗可进行二次抽吸予以矫正。

10. 瘢痕　较少见，多由于抽吸时破坏真皮下血管网导致皮肤缺血坏死而引起瘢痕增生。术中尽量采用较细吸脂针，均匀抽吸，避免损伤皮下血管网。治疗除常规处理瘢痕外可行超声按摩。

11. 慢性疼痛　与不恰当的手术操作和切口设计在受压点以及增生性瘢痕有关，可采用激素局部封闭或切除瘢痕等措施进行治疗。

12. 慢性硬变　由于低度感染继发的循环紊乱、水肿和细胞炎症所引起，可采用超声按摩及锻炼进行改善。

13. 瘘和慢性感染　瘘常常发生在低度感染和伤口不愈合时，多由异物引起。为减少感染发生，术前、术中和术后应常规静脉输注抗生素。治疗可常规切除病变部位，多数可一期愈合。

14. 血清肿、血肿和假性囊肿　常发生于门诊患者，多因术后加压包扎不够，或由于术前使用抗凝和扩血管药物等因素引起。适当加压包扎和术后恰当引流可预防其发生。治疗多采用再次引流和加压包扎，少数需切开止血，如形成假性囊肿，需将囊壁切除。

15. 淋巴瘘　较罕见，术中应避免操作暴力或抽吸层次过深，多数可通过加压包扎愈合。

16. 术区皮肤坏死　围术期应忌烟，术中注意抽吸量和层次，避免损伤真皮下血管网。小面积坏死通常能自行愈合，大面积坏死需移植皮片或皮瓣修复。

17. 顽固性水肿　由于静脉和淋巴回流受阻引起，常发生于小腿和踝部，术前患低蛋白血症者更易出现。多数在术后 3～4 个月自行恢复，严重者可利用利尿剂缓解症状。

# 解剖特点与治疗要素

| 解剖特点 | 治疗要素 |
| --- | --- |
| 腹部、髂腰、臀部和大腿的皮下深层脂肪增厚明显，浅层脂肪相对较薄 | 抽吸深层皮下脂肪 |
| 上臂和小腿通常为浅层脂肪增厚 | 抽吸浅层皮下脂肪 |
| 部分区域合并皮肤松弛 | 联合手术切除冗余皮肤 |

## 二、腹壁成形术

腹壁成形术的目的是矫正腹壁皮肤松弛、皮下组织增生以及腹肌和腱膜的松弛畸形。如伴有明显组织松弛者，尤其是形成了松弛下垂围裙样的畸形或壶形腹时，必须通过腹壁整形手术进行矫正。

### 适应证与禁忌证

1. 妊娠或过度肥胖导致腹壁皮肤松弛，皮下脂肪增生，肌腱膜松弛和腹直肌分离者。

2. 以腹壁松弛和脐下区腹部皮肤过多为特征的患者适合选择下腹壁成形术，有脐下和脐上区域腹壁松弛和局限于下躯干前部的广泛皮肤过量的患者适合选择全腹壁成形术。

3. 对于患有有心脏病、高血压、糖尿病、肝肾病等重要脏器疾病的人不宜施行。

4. 腹部横行切口瘢痕可能影响腹壁远端皮瓣血运，陈旧性腹壁纵行切口瘢痕对腹壁皮瓣下移存在一定影响，对此类患者施行手术前应慎重考虑，并详细交代手术风险。

### 术前准备

1. 常规术前检查，术区备皮。

2. 术前检查患者腹壁松弛、皮下脂肪堆积情况，估测切除范围，设计手术切口。

### 麻醉与体位

1. 硬膜外麻醉或全麻。

2. 仰卧位，缝合腹壁切口时应将患者背部抬高，屈膝屈髋半卧位。

### 手术方法

1. 全腹壁成形术（图 10-3-10）

（1）切口选择：患者取站立位，画定所选择的切口。切口类型很多，但目前大多数人愿意用 Regnault 报告的下腹横"W"形切口，其切口部位可根据个人习惯而定。"W"的两臂可位于髂嵴上或髂嵴下，也有人喜欢用倒"T"形切口，此种切口对髂腰部塑形优于"W"形切口，但会增加下腹正中瘢痕。脐轮环形切口为直径 3.0cm 的圆周。标记出腹部中线，两侧腋前线，向上沿两侧肋缘至剑突下。脐至两侧髂前上棘连线以下一般为切除的松垂多余的腹壁皮肤及皮下脂肪组织范围。

（2）皮肤分离：按选择切口切开皮肤与皮下脂肪浅筋膜，达到深筋膜浅层两侧切口，注意结扎腹壁浅动脉。根据需要沿切口进行脂肪抽吸，以便塑造腹部形态，然后在腹壁深筋膜浅层用电刀进行分离，直到剑突和两侧肋弓。分离到脐部时，在脐孔周围切开皮肤，于其周围保留较多脂肪即保留较多的血管，以保证脐部皮肤的存活。

（3）腹壁缩紧缝合：分离解剖完成后，创面彻底止血，进行腹壁缩紧缝合。首先间断缝合拉紧下腹直肌前鞘，必要时再缝合上腹直肌前鞘。避免脐轮上下腹直肌前鞘折叠缝合过紧影响脐轮的血供。有时

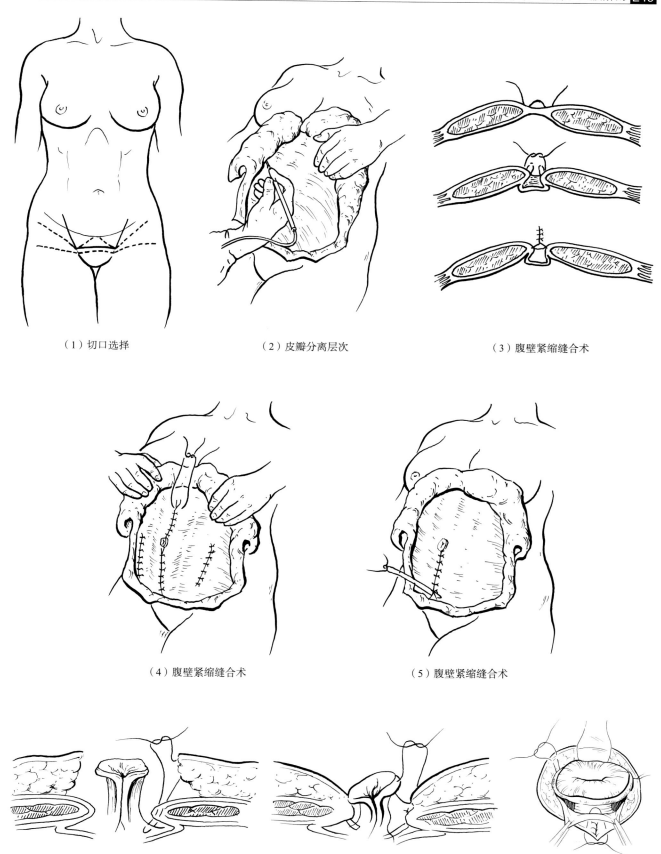

（1）切口选择　　　　　　　　　（2）皮瓣分离层次　　　　　　　　（3）腹壁紧缩缝合术

（4）腹壁紧缩缝合术　　　　　　　　　　（5）腹壁紧缩缝合术

（6）脐孔重建

图 10-3-10　全腹壁成形术手术图示

在下腹两侧需要转移腹外斜肌筋膜瓣，两侧腹外斜肌行"8"字缝合固定于脐下腹中线处，以便进一步加强腹壁肌肉结构，并缩小腰围径线。

（4）切除多余皮肤及缝合切口：在腹壁紧缩后将患者置于屈膝屈髋位，使腹壁松弛，向下拉紧分离的腹部皮肤瓣，切除多余的皮肤，并于脐孔相应腹部皮肤切开 2.0～3.0cm，定位脐孔，缝合皮下与皮肤。

（5）脐孔重建：在上腹皮肤浅筋膜较厚部位进行脂肪抽吸，以便进一步塑形上腹部后进行脐孔重建。新脐孔位于髂嵴最高点连线与腹中线的交点。在此点设计直径约 2.0cm 的圆形切口，切除其皮肤，将原脐孔移至皮肤切口区并定位缝合。在脐孔 3 点、9 点位将皮肤缝合在腹直肌前鞘上使脐孔外翻，6 点、12 点位仅作皮对皮缝合，位置调整满意后缝合其余皮肤。

（6）上腹脂肪抽吸：上腹再做脂肪抽吸，有人认为会影响皮肤的血液循环，因此，上腹以不进行脂肪抽吸为好。但也有人认为，细管抽吸可进一步塑形上腹，获得好的整形效果而且又不影响上腹皮肤血运。

（7）邻近脂肪抽吸：腹壁成形后，对在髂腰部、髋部和大腿内侧的脂肪堆积，可辅以脂肪抽吸，使其获得更好的塑形效果。

（8）"猫耳"皮瓣的修整和抽吸：如切口区不平，可对"猫耳"皮瓣进行检修或抽吸，使切口更加平滑。

（9）引流和加压包扎：最好采用闭式负压引流及适度弹力绷带加压包扎，以预防血肿、血清肿或感染的发生。

2. 下腹壁成形术　部分患者仅有下腹壁脂肪堆积、松弛等畸形，可采用全腹壁成形术的切口，分离仅达脐部；也可同时进行下腹部脂肪抽吸和下腹壁缩紧缝合，切除多余皮肤，以达到腹部塑形的目的。如脐孔无移位，则此种术式剥离范围小，患者负担轻，对下腹畸形明显者可达到塑形目的（图 10-3-11）。

3. 上腹壁成形术　某些特殊病例适合上腹壁成形术，这类患者的肥胖和畸形主要表现在上腹。切口位于乳房下皱襞，其分离范围仅在上腹，脐孔可移位，也可不移位，根据需要而定。其他具体操作与全腹壁成形术相同，个别情况需同时进行乳房缩小术，当然也可以利用此切口进行全腹壁成形术（图 10-3-12）。

### 术后注意事项

1. 术后需保持仰卧屈曲体位 1 周，可卧床做踝膝关节屈伸练习。

2. 术区适度加压包扎。

3. 留置引流 48 小时。

4. 1 周后下床活动，佩戴弹力腹带。

5. 术后 10 日间断拆线，14 日拆尽，6 周后正常活动。

### 术后并发症与预防

1. 淋巴水肿　分离层次在深筋膜以浅进行，但肌膜表面不要剥离太彻底，应保留薄层结缔组织利于淋巴回流。

2. 脐坏死　分离脐茎时茎蒂周围应留有一层适当厚度的脂肪以保证脐血供。

3. 切口裂开　腹壁皮肤去除应适量，以免缝合张力过大；术后 5～7 天内嘱患者保持腰部弯曲，术后第 2 周逐渐恢复直立姿势。

4. 皮瓣坏死　操作轻柔，避免损伤血管；组织不可去除过量，术后适当加压包扎。

5. 切口愈合不良　分离皮瓣时不可粗暴挤压、揉搓，防止过多脂肪细胞破裂致脂肪液化。

6. 外形不良　腹部皮瓣切除后形成较厚的游离缘，与腹股沟和耻骨部皮肤切缘厚度差异较大，为减轻厚薄不一，可将腹壁缘脂肪适当去除移行为一斜面，再与下面的切缘缝合。

7. 持久性感觉改变　多见于腹壁成形皮瓣远端和新建立的脐周围感觉持久性改变，术中操作轻柔，尽量避免切断较粗大的神经。

8. 其余同吸脂术。

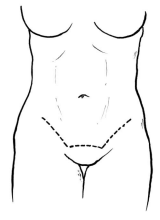
（1）切口设计

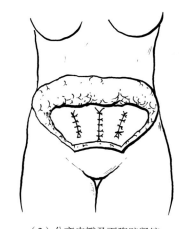
（2）分离皮瓣及下腹壁紧缩

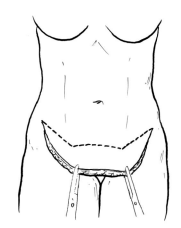
（3）切除多余皮肤后缝合

图 10-3-11　下腹壁成形术手术图示

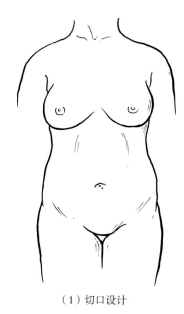
（1）切口设计

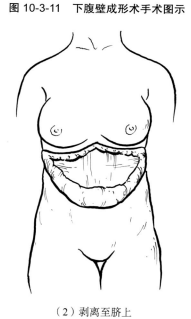
（2）剥离至脐上

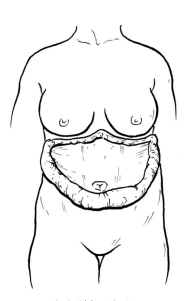
（3）剥离至脐下

图 10-3-12　上腹壁成形术手术图示

## 解剖特点与治疗要素

| 解剖特点 | 治疗要素 |
| --- | --- |
| 腹壁皮肤松弛 | 切除冗余皮肤 |
| 皮下组织增生 | 抽吸或切除法进行脂肪减量 |
| 腹肌和腱膜松弛 | 肌肉腱膜缩紧缝合，加强腹壁肌肉结构 |

## 三、并指修整术

并指畸形（syndactylia）以两指或多指间有连续的皮肤和软组织为其特征，是先天性上肢畸形中最多见的病种之一，其发生率为 0.33‰～0.5‰。约有半数病患为双侧对称性手畸形，有遗传性，男女比例为 2∶1，以中指环指指畸形最为多见。轻型并指的指骨、掌骨及相应关节均正常，仅指蹼略长或两指部分相连，重者双指紧密相连，甚至指甲、指骨和掌骨也连在一起，而且共有一条血管、神经和肌腱。

### 适应证与禁忌证

1. 无严重基础疾患的并指患者皆可手术，以改善功能和外观，解除手指发育障碍。

2. 如果情况允许，应在患儿 6 个月内进行手术，也可推迟，但尽量在 2 岁内进行。

3. 多个手指相连时，需分次手术。在手术次序的安排上，矫正骨畸形和矫正拇指、示指畸形安排在前面，中指、环指并指或环指、小指并指安排在后面。

### 术前准备

1. 了解患指畸形程度，检查全身其他部位有无畸形。

2. X 线摄片检测有无骨骼畸形；多普勒超声或磁共振检测血管情况。

3. 常规术前检查，准备供皮区。

4. 根据并指的类型，确定一次或分次手术。

### 麻醉与体位

1. 婴幼儿用全身麻醉加局部麻醉，较大的患儿或成人用臂丛神经阻滞麻醉。

2. 平卧位，患肢外展。

### 手术方法

1. 切口设计　根据不同的并指类型，选择相应的手术方法。

不完全并指多半表现为指蹼过浅，周围皮肤正常，有转移皮瓣使用的供区。手术方法有 Z 成形、双 Z 成形、双 Z 加 V-Y 成形、双 Z 加矩形瓣推进成形、双方向 V-Y 成形，以及指侧舌状瓣成形等（图 10-3-13）。

完全性并指包括并指皮肤 "Z" 形切口使相合并的两手指分开，指蹼基底部应用掌侧及背侧三角形皮瓣交互插入，或采用矩形皮瓣插入；或以掌侧三角形皮瓣，V-Y 成形插入手背。为使再造的指蹼有足够的深度，三角形皮瓣或矩形皮瓣的基底部，应超过正常指蹼的水平线，但需注意勿损伤指神经、血管。相邻两手指间的皮肤缺损区以游离植皮修复（图 10-3-14）。

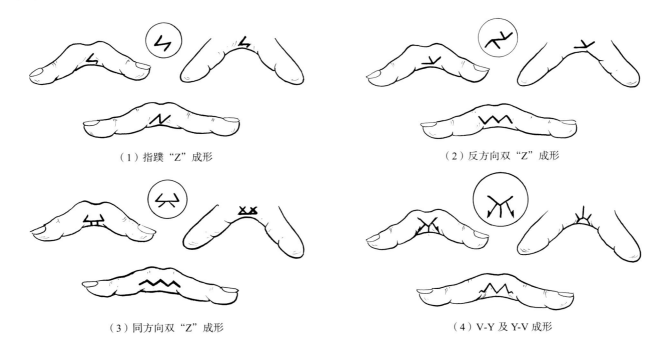

（1）指蹼 "Z" 成形　　　　　　　　　　　　　　（2）反方向双 "Z" 成形

（3）同方向双 "Z" 成形　　　　　　　　　　　　（4）V-Y 及 Y-V 成形

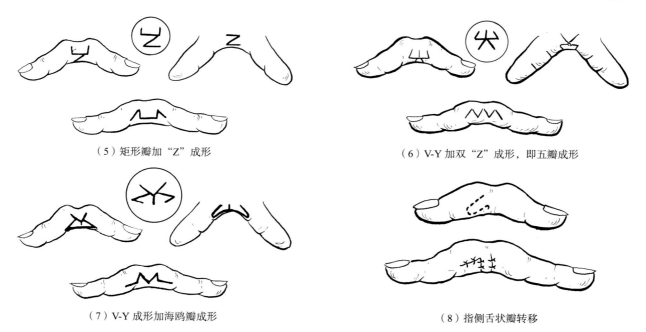

（5）矩形瓣加 "Z" 成形

（6）V-Y 加双 "Z" 成形，即五瓣成形

（7）V-Y 成形加海鸥瓣成形

（8）指侧舌状瓣转移

**图 10-3-13 不完全性并指蹼整形技术**

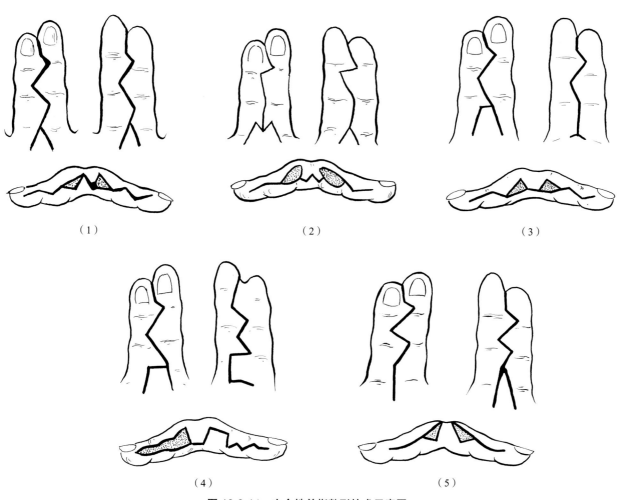

（1）

（2）

（3）

（4）

（5）

**图 10-3-14 完全性并指整形技术示意图**

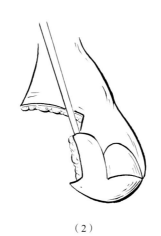
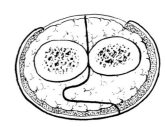
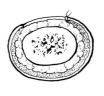
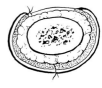

（1）　　　　　　　　　　（2）　　　　　　　　　　（3）

**图 10-3-15　完全性并指指端整形技术示意图**

完全性并指指端的处理：并指指端及指甲缘的修复可采用 Buck-Gramcko 描述的方法，这对指甲的外形及生长均是有益的（图 10-3-15）。

2. 皮瓣形成　按设计的切口线锯齿状切开皮肤、皮下浅筋膜，注意皮瓣的长宽比例 1.5∶1～2∶1。注意观察神经、血管和肌腱的解剖结构有无变异，并注意保护。

3. 分离并指　单纯性并指两指间仅为软组织，应予以彻底切开，直至手指根部；复杂性并指应在并联的指甲中间纵行劈开相连的指骨，切开的关节囊用细线缝合，若两指共用一条指神经，应仔细分成两条，两相邻指面各一条。

4. 指蹼形成　将指根部掌、背侧的小皮瓣相向交错缝合，形成近似正常的指蹼。

5. 指侧创面修复　骨、关节创面尽可能用互相对应的三角皮瓣分别交错缝合修复，不能直接缝合的创面，应移植全厚或中厚皮片。

### 术后注意事项

1. 植皮区适当加压包扎，皮瓣修复部位避免压力过大应使两指呈外展位。

2. 患肢抬高，术后 7～9 天拆线，及早行功能锻炼。

3. 涉及骨畸形矫正患者，患肢需前臂掌面石膏托腕保持关节功能位、手指伸直位，固定 3 周。

### 术后并发症与预防

1. 皮片坏死　术区止血彻底，皮片厚度选取适宜，术后皮片表面确切打包加压。

2. 皮瓣坏死　术前设计注意皮瓣长宽比例；操作轻柔，避免碾挫组织，损伤血管；组织缺损过多不可强行缝合，必要时移植皮片覆盖残余创面。

3. 指端坏死　术前进行多普勒超声或磁共振检查，帮助观察相连手指血管情况；术中操作轻柔，不可随意结扎血管；在多手指并指时，切忌一次分离多手指并指。

4. 瘢痕挛缩　采用锯齿状切口，避免出现直线切口，已发生者待术后半年瘢痕稳定后再行瘢痕切除。

5. 患指感觉、运动功能受损　术中操作轻柔，避免损伤神经、肌肉、肌腱。

## 解剖特点与治疗要素

| 解剖特点 | 治疗要素 |
| --- | --- |
| 皮肤软组织相连 | 分离相连组织，形成皮瓣，再造指蹼等结构 |
| 骨骼畸形 | 实现畸形指骨功能复位 |

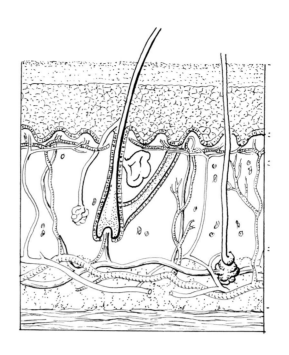

# 第十一章

# 激光皮肤美容

# 第一节　皮肤解剖和基础概念

## 一、皮肤的解剖结构

人体皮肤由表皮（epidermis）、真皮（dermis）、皮下组织、皮肤附属器、神经、血管、淋巴管和平滑肌构成。皮肤的厚度为 0.5～4.0mm，眼睑处的皮肤最薄，躯干的屈侧面较薄，躯干的伸侧面较厚，手掌、足底处的皮肤最厚（图 11-1-1）。

### 表皮层

1. 表皮层厚度为 70～120μm，由复层扁平上皮细胞组成。由表及里依次为角质层、透明层、颗粒层、棘层和基底层。棘层是表皮中最厚的一层，基底层由基底细胞和黑色素细胞组成。基底细胞有较强的分裂增殖能力，正常的皮肤颜色与黑色素细胞数最有关。通常把基底层、棘层又称为生发层（mucous layer），其具有修复上皮功能的能力。

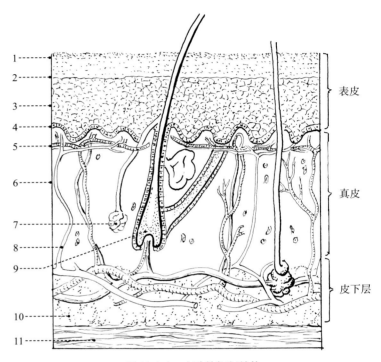

**图 11-1-1　皮肤的解剖结构**

1. 角质层　2. 颗粒层　3. 棘层　4. 基底层　5. 真皮乳头层　6. 真皮网状层　7. 顶汗腺　8. 神经　9. 毛囊　10. 脂肪　11. 肌肉

2. 黑色素细胞散在分布于表皮基底层细胞间，含黑色素颗粒。黑色素颗粒的多少决定了皮肤颜色的差异。黄种人和白种人黑色素细胞主要存在于基底层中，黑种人密集分布于表皮各层。正常情况下，真皮中一般没有黑色素细胞，无黑色素颗粒沉积。

### 真皮层

真皮层主要分 2 层：乳头层（papillary layer）和网状层（reticular layer），其成分主要为胶原纤维、网状纤维、弹力纤维和基质，厚度为 1.6～3.2mm。乳头层浅部向表皮深层形成许多乳头状隆起，含有丰富的微血管与神经末梢，网状层由粗大纤维交织成网，并分布着较大的血管、神经及淋巴管。

血管性皮肤疾病表现为真皮层甚至皮下组织毛细血管增生或血管扩张，导致病变处血红蛋白浓集。血红蛋白分子与 $Fe^{2+}$ 结合而转运。单个红细胞含有数百个血红蛋白分子。

### 皮下组织

皮下组织又称皮下脂肪（subcutaneous fat）、脂膜（fat layer）、浅筋膜系统（superficial fascial system）。由疏松结缔组织和脂肪组织组成，分为 2 层：晕层，位于真皮下浅层，遍布全身，由小脂肪球嵌在筋膜纤维隔内构成，肥胖时此层将会增厚。板状层，位于深层，由大脂肪球松散地嵌在广泛的筋膜间隙内构成，比晕层疏松，仅出现于如腹部、膪窝、大转子区、大腿上 1/3 的内侧面、臀上后面等区域。

疏松结缔组织将脂肪组织分割成许多小叶，内含丰富的血管和神经，并含有大量水分，可大量吸收红外激光。

**皮肤附属器**

皮肤附属器包括毛发（hair）、毛囊（hair follicle）、皮脂腺（sebaceous glands）、小汗腺（eccrine gland）和大汗腺（apocrine gland）（图11-1-2）。

1. 外泌汗腺分布于全身皮肤，由单曲管状腺组成，分泌部盘曲成团，由单层锥体细胞组成，细胞和基膜间有肌上皮，导管由2层立方形细胞围成，开口于表皮表面；功能为调节体温，湿润皮肤，排泄废物。

2. 顶泌汗腺分布于腋窝、乳晕等处，由分支曲管状腺体组成，分泌部盘曲成团、腺腔大，分泌物黏稠，分解后有特殊气味，其分泌受性激素影响。

3. 毛发由露出皮肤外的毛干、埋于皮肤内的毛根和毛球3部分组成（图11-1-2）。毛干和毛根由角质化细胞组成，细胞内充满角蛋白并含数量

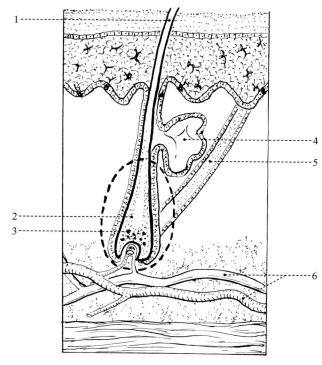

**图11-1-2　皮肤附属器**
1. 毛囊　2. 黑细胞　3. 毛干　4. 皮脂腺　5. 立毛肌　6. 血管

不等的黑色素颗粒。毛球底部凹陷称毛乳头，内含血管和神经，供应毛发的营养，诱导毛发的生长。毛球的幼稚上皮细胞称毛母质，分裂增殖能力活跃，不断形成新的毛干和毛囊上皮。毛球处有黑色素细胞，产生黑色素供应毛干角质细胞，决定毛发的颜色。毛发和毛囊斜行在皮肤内，立毛肌在毛发与皮肤表面呈钝角的一侧，连接毛囊和真皮乳头层，受交感神经支配，收缩时使其竖立并促进皮脂腺分泌。

4. 皮脂腺分布除手掌和足底外遍布全身，以头面、胸骨附近及肩胛间皮肤最多。分泌受雄性激素和肾上腺皮质激素的控制，青春期分泌旺盛，35岁以后逐渐减少，皮肤会变得干燥，开始出现皱纹。

**皮肤中的水分**

皮肤中水分约占90%，使得皮肤组织对红外光谱有强烈的吸收。如Er：YAG激光波长为2 940nm，能被水强烈地吸收，其吸收系数比Nd：YAG激光的吸收系数大800倍，比$CO_2$大16倍，因此，它的光穿透能力很浅。

**皮肤的神经、血管、淋巴管和肌肉**

皮肤的神经包括皮神经干、周围神经纤维、神经末梢，后者又分为游离神经末梢和终末小体2种。

皮肤的血管依次细分为皮下血管丛、真皮下血管丛、真皮中静脉丛、乳突下血管丛和乳突血管丛。按管径大小可分中动脉（肌性动脉）、小动脉（管腔直径0.3～1.0mm）、细动脉（管腔直径在0.3mm以下）、毛细血管（管径7.0～9.0μm），还有静脉和血管球。

皮肤的平滑肌包括立毛肌、阴囊的肌膜、乳突的平滑肌、血管壁上平滑肌，骨骼肌仅见于面部表情肌。

**光老化组织学**

1. 在表皮，紫外线暴露导致角质细胞成熟紊乱和细胞异常滞留。这会形成粗糙和增厚的角质层，光

折射减少，显得皮肤晦暗。表皮屏障受损会使水分更容易从皮肤丢失，表现为经表皮水丢失增高，导致干燥。削弱的屏障功能也增加刺激物的渗透，与皮肤敏感相关。光老化皮肤色素性改变是因黑素合成调节障碍和在表皮沉积导致的。随着时间的推移，皮肤黑色素细胞数量减少，但是慢性紫外线暴露能导致过度活跃黑色素细胞的数量增加，表皮黑色素沉积紊乱。黑色素过多的区域色素沉着明显，如雀斑和色斑，黑色素不足的区域表现为色素减退。

2. 在真皮，紫外线暴露对细胞外基质有多种破坏作用。透明质酸减少，胶原蛋白和弹性蛋白等结构蛋白质，由于酶（如基质金属蛋白酶）降解上调而降低，由于交联而减弱。成年人每年总胶原蛋白含量下降约 1%。由此引起的真皮萎缩可导致细纹和皱纹的形成。晚期光老化皮肤也有光化性弹力纤维变性，受损的弹力纤维紊乱聚集，临床表现为粗大皱纹、肤色暗沉、皮肤增厚。真皮血管异常扩张和增生可表现为毛细血管扩张和红斑。光老化皮肤组织学改变见图（11-1-3）。相对位于表皮的色素性皮损如色斑和

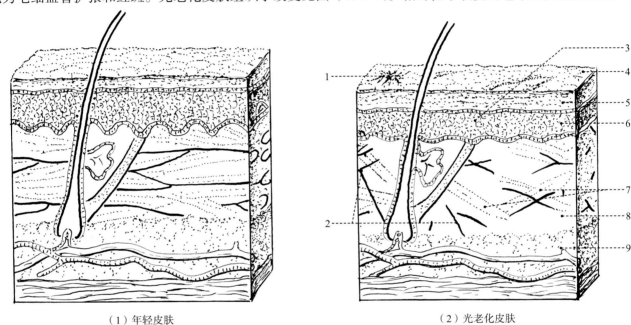

（1）年轻皮肤　　　　　　　　　　　　　　　　（2）光老化皮肤

**图 11-1-3　年轻和光老化皮肤组织学改变**

1. 毛细血管扩张　2. 弹性纤维减少　3. 皱纹　4. 雀斑　5. 角质层增厚　6. 表皮细胞变薄　7. 胶原纤维减少　8. 真皮萎缩　9. 皮下萎缩

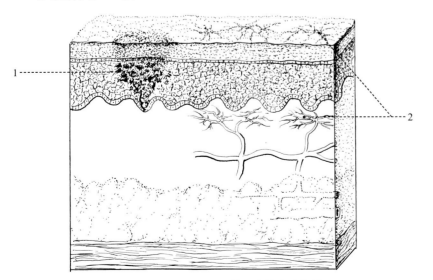

**图 11-1-4　色斑和毛细血管扩张的皮肤位置**

1. 色斑　2. 毛细血管扩张

位于真皮的血管性皮损如毛细血管扩张，如图 11-1-4 所示。

### Fitzpatrick 皮肤分型

Fitzpatrick 皮肤分型是依据皮肤经一定剂量的日光照射后产生红斑还是色素及其程度可分为 6 型。Ⅰ型为极易发生日晒红斑、从不发生日晒黑化，未曝光区皮肤颜色为白色；Ⅴ型为从不发生日晒红斑、日晒后皮肤呈黑色，未曝光区皮肤颜色为黑色。中间 4 型则是除外上述两种极端类型者、根据红斑和黑化的难易程度来划分。

## 二、基础概念

### 激光原理

激光（laser）一词源于受激辐射的光放大首字母的缩写。激光设备产生波长单一、分散程度最低的平行光，形成单色、平行、高度聚焦的光束。强脉冲光（IPL）设备发射广谱、非单色、发散的光，激光和强脉冲光在本书中统称为激光。该原理是指特定波长的光会被日光性色斑或者毛细血管扩张等皮肤损害选择性吸收，皮损受热损伤并被去除，而周围的皮肤不受影响。不同于电灼术去除血管的治疗，激光并不需要瞄准靶组织，而是对准皮肤，一旦光束接触到靶组织，激光能量就能被靶组织选择性吸收。

皮肤中主要色基包括黑色素（melanin）、氧合血红蛋白（oxygenated hemoglobin）和水（water），各自有其独特的吸收光谱。红色血管的色基是氧合血红蛋白，对400～600nm的光吸收强，吸收峰位于418nm、542nm和577nm，750～1100nm也有部分吸收。色素性皮损和深色毛发的色基是黑色素。黑色素对光的吸收横跨的波长范围很宽，短波长处吸收较多，长波长处吸收较少。600～1100mm波长之间黑色素的吸收超过血红素。黑色素也存在于皮损周围的表皮。表皮黑色素是深肤色患者与靶组织竞争性的色基（见深肤色患者的激光治疗）。被用于治疗皱纹和胶原重塑的色基是水。水的吸收从950mm开始变得明显，持续到11 000nm，吸收峰值在1 000～1 600nm之间和30nm处。

### 激光设备技术概述

激光可以大致分为可以加热和气化皮肤的剥脱性设备（stripping equipment）（图11-1-5），和加热皮肤但不伴气化或清除组织的非剥脱性设备（non stripping equipment）（图11-1-5）。剥脱性设备的靶色基是水，主要被用于皮肤重建，减少皱纹和色素性皮损。非剥脱设备的靶色基范围很广。有些非剥脱设备，例如用于非剥脱皮肤重建来减少皱纹的，其靶色基是水。其他非剥脱设备的靶色基是黑色素、氧合血红蛋白或文身色素，广泛应用于脱毛、去文身、治疗血管和色素性皮损。

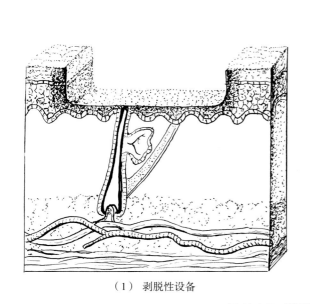

（1）剥脱性设备　　　　　　　　　　　　　　　　（2）非剥脱性设备

**图 11-1-5　剥脱性设备与非剥脱性设备**

### 点阵激光

点阵（fractional）是一种将激光能量传递至皮肤的方式，即将皮肤的部分或"点阵样"微小的柱状加热，称为微小热损伤区（microthermal zones，MTs）。MTs一般100μm宽，阵列分布，看上去像皮肤表面微小的点或像素（图 11-1-6）。点阵激光（fractional 或 fractionated lasers）穿透深度从 300μm 至 1.5mm 不等。MTZs 之间未治疗组织的新生细胞迁移至治疗区域，促进愈合伤口愈合过程促进胶原合成和真皮重塑。点阵激光治疗皮肤被称为点阵光热作用。点阵激光是皮肤重建最常用的，可以是剥脱性或者非剥脱性的。剥脱性点阵激光将 MTZs 的组织气化，留下一个开放性创面。非剥脱性点阵激光凝固 MTZs 组织，角质层不受损。点阵激光用不同的方式将点阵模式的光束传递至皮肤。有些设备在治疗头末端用可更换的滚轮，能在治疗过程中在皮肤上持续滚动。有些设备采用印章样技术，手具内部的透镜在每个脉冲发射的时候就将光束点阵化，所有的像素点是同时产生的。有些设备使用扫描头，像素光在脉冲发射过程中以固定或随机方式连续发射至皮肤形成点阵排列。

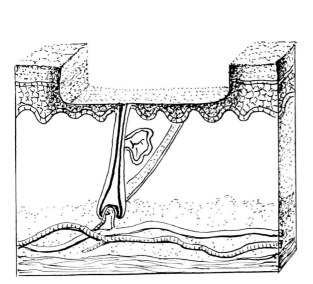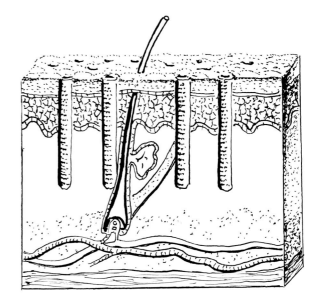

图 11-1-6　点阵激光

### 强脉冲光

强脉冲光（IPL）设备发射波长为 500～1 200nm 的广谱光。强脉冲光由闪光灯产生，经过蓝宝石或者石英头传送至皮肤。光的输出可进行调整，利用滤波器来选择适当的波长，除去不需要的波长。虽然 IPLs 发射的光为非单色、非相干（非激光）的，但它们仍遵循选择性光热作用原理。发射一个波段的光而不是单一波长的光，使 IPLs 能同时作用于多种靶色基（黑色素、氧合血红蛋白，也多少作用于水）和不同深度的皮损。所以，IPLs 有多种适应证，包括光老化皮肤血管和色素性皮损的治疗、脱毛以及或多或少地改善皮肤质地和皱纹。短波长（515～550nm）常用于治疗较浅皮损和 Fitzpatrick 皮肤分型浅肤色的患者，长波长（大于 570nm）常用于治疗较深皮损和 Fitzpatrick 皮肤分型深肤色各强脉冲光设备的生产厂家采用不同的方法过滤波长。

IPs 光斑大（如 1.6cm×4.6cm），每个脉冲都能覆盖较大面积。虽然大光斑意味着较短的治疗时间，但当使用高能量密度时频率降低（如 0.3～1.0Hz）会抵消这个作用。精确治疗小皮损时，可通过用不透明纸覆盖治疗头前端的方法来减小光斑面积。有些强脉冲光设备能在治疗头前套遮光罩，将光斑大小降至 4.0mm 或 6.0mm。高质量设备的内置制冷能保护表皮并提供部分麻醉作用。

### 超短脉宽激光（Q 开关和锁模激光）

Q 开关激光（Q-switching 或 quality-switching）和锁模激光能产生非常短的脉宽，分别在纳秒和皮秒级别。这些超短脉宽激光用于去文身和治疗色素性皮损。它们遵循选择性光热作用和光声振动原理。高速、高能量、短脉宽产生的光声振动能够将靶皮损震碎成小颗粒，从而促进清除。文身墨水颗粒和黑色素小体非常细小，热弛豫时间很短，因此对超短脉宽反应更好，虽然大部分短脉冲激光治疗表皮色素性皮损，1 064mQ 开关激光由于波长更长穿透更深，常用于治疗真皮色素沉着如黄褐斑。常用 Q 开关激光包括 532nm、585nm、650nm、694nm、755nm 和 1 064nm；皮秒激光包括 532nm 和 755nm。

### 掺钕钇铝石榴石激光

掺钕钇铝石榴石（Nd：YAG）可以产生许多不同的波长。Nd：YAG 是种小部分钕替代钇的晶体（换言之，就是掺钕），使晶体能被激光激活。Nd：YAG 一般发射波长为 1 064nm 的光。不过，基于外部能量源泵出方式的不同它可以发射 940nm、1 320nm 或者 1 440nm 波长的光。它们之间不可互换，一种特定的 Nd：YAG 激光只能发射这中间的一种波长。

### 钾钛氧磷酸盐激光

磷酸钛氧钾（KTP）激光实际上是一种误称。磷酸钛氧钾激光的主要激光介质是掺钕钇铝石榴石（Nd：YAG），主要波长是 1 064nm。532nm 波长是通过磷酸钛氧钾（KTP）晶体倍频产生的。所以，KTP 激光实际上就是倍频 Nd：YAG 激光。

### 射频设备

射频（RF）设备不是基于激光和光的设备。它们接触皮肤时，由于皮肤对电流存在电阻（阻抗），能通过快速交流电来产生热量。射频能量集中在真皮射频的组织热效应与几个因素有关，包括使用的电极种类（例如单极、双极、三极）、电流量、电流持续时间和冷却时间。新式的射频设备利用点阵的方法来传递电流，在皮肤下方形成微小创伤。射频设备主要用来减轻皮肤松弛，已显示对眼周、鼻唇沟、面颊、颈和腹部等部位有效，还可用于减脂。

### 发光二极管

发光二极管（LEDs）不是激光，是发射低能量窄波段光的设备。红色 LED（570～670nm）用于减轻细小皱纹，蓝色 LED（400～500nm）用于治疗痤疮。它们不遵循选择性光热作用原理，而是遵循光调作用原理，即通过特定波长的光照射来调节细胞功能。虽然此类设备与激光和其他光电技术有类似之处，它们对皮肤的组织学效应和临床效果是非常温和的。LEDs 主要的优点是便于使用。

### 光动力治疗

光动力治疗（PDT）包括使用局部光敏剂，并用光源如 LED、PL 或者激光（如 595nm）来将其激发。常用的光敏剂包括 5 氨基酮皮酸（ALA）和甲基酯戊酸。ALA（例如 Levulan）可被选择性吸收，在增殖细胞和毛囊皮脂腺单位集中，并转化为原卟啉。光源照射活化后，原卟啉形成自由基，选择性破坏靶目标。光动力疗法被美国食品药品监督管理局（FDA）批准用于非角化过度的面部光化性角化病，用于色素性皮损和光损伤的光年轻化治疗是标示外使用。虽然 PDT 效果可观，但有明显的术后红斑和结痂，术后48 小时患者需严格防晒，否则可导致光敏剂活化增加及相关并发症，由于使用了药物，治疗成本高于单用激光。

## 三、不同适应证的激光设备

### 皮肤重建

用激光来除皱，也称为激光皮肤重建，是基于在皮肤利用热损伤产生可控的创伤并引发愈合反应的原理。愈合过程刺激胶原重塑，伴成纤维细胞产生新的胶原、弹性蛋白和其他细胞外基质使真皮变厚。除除皱外，真皮重塑也改善皮肤粗糙纹理、毛孔大小和瘢痕。激光不是换肤治疗的唯一方法，其他技术包括微晶磨削和化学剥脱换肤。不管采用何种方法，皮肤重建可有不同的创伤程度，由皮肤的穿透深度决定。较深的创伤效果更显著，但需要更长的恢复期更充分的术后护理，有更大的并发症风险。图 11-1-7 显示了非常浅表、浅表、中、深皮肤重建治疗的标准深度。皮肤激光重建可以用剥脱性和非剥脱性激光。激光重建方法的选择需要综合多方因素，包括皱纹严重程度、患者的期待值、需要治疗的次数，能接受的治疗后恢复期、并发症风险等。

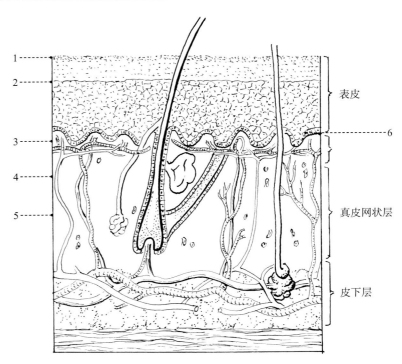

**图 11-1-7　皮肤重建**
1. 重建深度　2. 非常浅表至 20μm　3. 浅表至 100μm　4. 中度至 450μm　5. 深度至 600μm　6. 基底层（大约 80μm）

1. 剥脱性皮肤重建激光可气化和除去皮肤。它们可以使皱纹明显减轻，但相较非剥脱性治疗，恢复期较长，并发症如色素性改变、感染、瘢痕形成的风险更大。剥脱性激光被水色基大量吸收，使表皮升温至 100℃ 以上来气化组织。最常用于剥脱性皮肤重建的两个波长是：2 940nm（Er：YAG）和 10 600nm（$CO_2$）。因为除去了部分表皮组织，剥脱性激光治疗也能改善表皮色素性皮损（如雀斑和色斑）。剥脱性皮肤重建几乎都会用点阵设备来治疗，因为与非点阵剥脱性激光相比，可以有更快的恢复期，显著降低并发症风险。

2. 非剥脱性皮肤重建激光较剥脱性激光温和，平缓加热皮肤（至大约 60℃）而无组织的去除。它们适用于需要日常生活不受影响或影响最小化的患者。有些非剥脱皮肤重建激光靶色基是水，也有些靶色基是有颜色的（黑色素和氧合血红蛋白）。在所有的非剥脱皮肤重建激光中，靶组织是水的点阵激光（1 410nm、1 440nm、1 540nm、1 550nm、1 565nm、1 927nm）除皱的效果最明显。

**色素性皮损**

激光治疗良性色素性皮损（如色斑和雀斑），可将黑色素作为特异性靶组织也可将水作为靶组织非特异性的通过皮肤重建来除去色素，治疗色素性皮损，靶色基是黑色素的激光包括：532nm、694nm、755nm、810nm、1 064nm。这些波长以长脉宽模式进行治疗是有效的，以 Q 开关激光（Q 开关 532nm，Q 开关 694nm、Q 开关 755nm、Q 开关 1 064nm）模式治疗会更加有效。有些波长如 532nm 激光和强脉冲光（500～1 200nm）能很好地被黑色素和氧合血红蛋白吸收，它们常用于色素性和红色血管性皮损。皮肤重建激光的靶组织是水，常用于除皱，也可用于非特异性去除色素性皮损。剥脱性激光通过蒸发表皮的黑色素来去除色素性皮损。非剥脱性点阵激光通过将黑色素和其他表皮和真皮的坏死组织起排出 MTZs 的方式来去除色素性皮损。

**脱毛**

激光脱毛作用于黑色素，以损伤毛发增生所必需的毛囊结构。穿透皮肤较深，不作用于红色血管的波长可用于激光脱毛，包括：755nm、810nm、1 064nm 和用滤波器除去短波长的强脉冲光。表皮黑素可视作短波长的竞争性色基，采用冷却和用滤波片除去强脉冲光的短波长部分对防止表皮热损伤有重要意义。1 064nm 激光被表皮黑色素吸收很少，对深肤色类型如 Fitzpatrick Ⅵ型皮肤的脱毛更安全。

### 血管性皮损

用于红色血管性皮损如毛细血管扩张、红斑和鲜红斑痣血管瘤的激光靶色基是氧合血红蛋白。这些激光包括：532nm、脉冲染料激光（585nm、590nm、595nm、600nm）和强脉冲光（500～1 200nm）。表皮黑色素是这些波长的竞争性色基，因此被用来治疗红色血管性皮损的激光一般会采用表皮冷却来保护表皮免受热损伤。蓝色血管性皮损，如腿部网状静脉含还原血红蛋白，用被还原血红蛋白吸收以及穿透更深的波长如 755nm 和 1 064nm 治疗效果更佳。蓝色血管性皮损一般不视作光老化表现。

### 去文身

用于去文身的激光靶色基是外源性文身色素。这些治疗需采用 Q 开关（纳秒）和锁模激光（皮秒）激光发射高速、高能量、超短脉宽的脉冲来进行。这些激光操作遵循选择性光热作用和光声振动原理。用于治疗文身的波长包括：Q 开关 1 064nm、Q 开关 755nm、Q 开关 694nm、Q 开关 650nm、Q 开关 585nm、Q 开关 532nm、皮秒 532nm 和皮秒 755nm。

## 四、激光治疗基础

### 激光治疗的优点

1. 皮损特异性。

2. 治疗时间短。

3. 设备选择恰当时，疗效显著。

### 激光治疗的缺点

1. 与其他治疗相比价格昂贵（除手术外）。

2. 皮肤热损伤风险。

3. 眼损伤风险。

4. 一般需要多次治疗，单次激进的治疗会增加不适感，有更长的恢复期和更高的并发症风险。

### 激光常规禁忌证

1. 治疗区域活动性感染（例如单纯疱疹、痤疮脓疱、蜂窝织炎）。

2. 治疗区域皮肤病（例如白癜风、银屑病、异位性皮炎）。

3. 治疗区域黑色素瘤或疑诊黑色素瘤。

4. 6 个月内治疗区域曾行深度化学剥脱、皮肤磨削术或放射治疗。

5. 瘢痕疙瘩。

6. 愈合能力降低（例如使用免疫抑制剂，血管胶原性疾病如硬皮病、糖尿病未控制）。

7. 周围血管病。

8. 凝血异常（例如血小板减少、使用抗凝剂）。

9. 一般状况不佳。

10. 心脏起搏器。

11. 皮肤萎缩（例如长期口服类固醇、遗传综合征如 Ehlers-Danlos 综合征）。

12. 网状青斑，一种受热后手臂或腿皮肤颜色改变的血管疾病。

13. 热激红斑，一种罕见的受热后出现的网状红斑或者色素加重。

14. 治疗前 2 周内曾日光暴晒或使用晒黑床使皮肤发红或晒伤。

15. 晒黑的皮肤。

16. 治疗前 2 周使用了美黑产品。

17. 治疗前 1 周外用处方药维 A 酸。

18. 治疗前 6 个月使用异维 A 酸。

19. 黄金疗法（例如用于治疗关节炎）。

20. 使用光敏性药物（例如四环素、贯叶连翘、噻嗪类药物）。

21. 光敏性疾病（例如系统性红斑狼疮、多形性日光疹）。

22. 孕期或哺乳期。

23. 患者有不切实际的期望值。

24. 体象障碍。

25. 眶内治疗（无眶内护目镜时）。

**适应证**

脱毛、色素性皮损、血管性皮损、去文身、非剥脱皮肤重建除皱以及剥脱性皮肤重建除皱。一种激光一般有多种应用。

**激光操作**

推荐的操作程序包括：初始激光参数选择指导、技术建议理想和不理想的治疗终点、术后护理、治疗间隔、后续治疗的参数调整、随访和并发症及其处理。

1. 激进和保守的激光参数　激光的治疗参数常用激进或保守来描述。激进的激光参数指采用短波长、短脉宽、小光斑和高能量。保守的激光参数是指采用长波长、长脉宽、大光斑和低能量。

2. 选择激光治疗初始参数　治疗时波长、能量密度、脉宽、光斑大小和频率等激光参数是可以选择的。在选择激光参数进行治疗时需要将患者特征和皮损特征都考虑在内，各章节将讨论如何考虑这些因素。

3. 常规治疗　操作者位于治疗床的头端，便于摆个舒适的姿势（通常是坐位）。这有助于操作者把肘部靠近躯干呈 90°，以减轻上背部拉伸和重复运动的损伤。

操作者、患者和所有治疗室里的人都要佩戴针对所使用波长的激光安全护目镜（OD 值需大于或等于 4）。治疗面部时，患者需取下隐形眼镜，戴上眼外护目铅眼罩。

面部激光治疗区域一般是在眼部以外：眶上嵴（大约位于眉毛处）以上和眶下缘以下（图 11-1-8）。

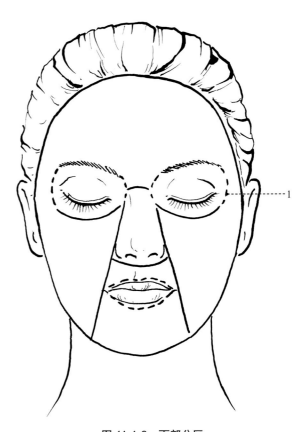

**图 11-1-8　面部分区**
1. 眶区

眼睑的治疗（例如用剥脱性激光）或嘴唇（例如激光治疗血管性或色素性皮损）是进阶技术，本书未涉及面部可以被分为连续的治疗区域，使治疗时能有条不紊地完全覆盖面部。图11-1-8示面部分区，以及可从区域1到区域6的治疗顺序激光头需要一直保持垂直于皮肤。

提示：在眼周区域，激光头对准方向应远离眼球，以减少眼损伤的风险和患者铅眼罩的激光反射。

激光手具可在皮肤相对于操作者垂直（图11-1-9）或水平（图11-1-9）移动，使激光脉冲在皮肤的排布看得更清楚。

提示：建议从侧面开始向面中部治疗，因为该区域敏感性较低。

不同操作技术的激光脉冲光斑重叠度是不同的。通常，非剥脱性激光比剥脱性激光的脉冲重叠多。

用激光脉冲将治疗区域融合覆盖称为治疗一遍。

**并发症**

疼痛，红斑，水肿，色素沉着，色素减退，烧伤，感染，瘢痕，接触性皮炎，粟丘疹，目标皮损不能减少或改善，治疗区或邻近区域毛发减少，眼损伤，荨麻疹，瘀点和紫癜。

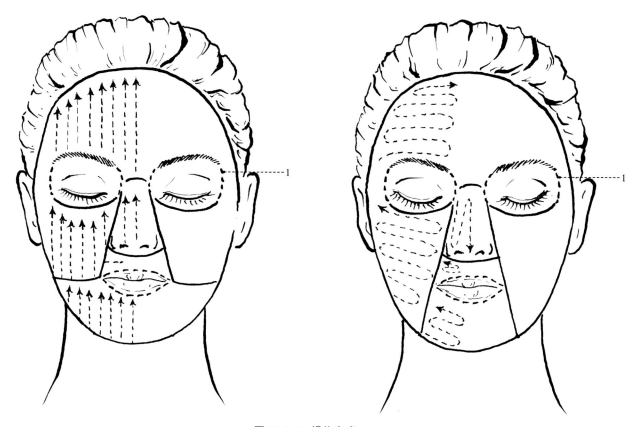

图 11-1-9 操作方式

1. 眶区

# 第二节 激光在整形美容的应用

## 一、血管性疾病的激光治疗

血管性疾病是一组常见的疾病，随着环境的恶化、污染的加重，此类疾病有增多的趋势。目前血管性疾病的分类方法尚不统一，疗效也因种类的不同而存在明显差异。在激光医学领域，血管性疾病的治疗仍然是难题，也是众多学者关注的焦点。传统的分类方法是以组织结构与临床表现为基础的形态学分类法，根据组成瘤体血管的不同分为毛细血管型、静脉型和动脉型血管瘤。

## 二、原理和方法

众所周知，激光治疗产生的组织生物学效应有：热效应、电磁场效应、光机械效应、光化学效应等。医学应用的激光器械根据输出能量的高低可发挥不同的作用，如气化、切割、凝固、烧灼、光热、爆破、光生物刺激等。因此激光作为一种治疗工具和手段，主要发挥切除、凝固、光热、爆破、光化学效应、光生物刺激等作用。血管瘤和血管畸形的激光治疗主要应用了激光的"光刀"切除、选择性光热和选择性光动力作用。从治疗的机制上可分为：①激光外科的切除治疗；②利用色基的光吸收特性开展的选择性光热作用的激光疗法、选择性凝固治疗的激光疗法；③利用光动力作用进行的选择性光动力作用的激光疗法。

## 三、切除性激光治疗方法及其适应证

切除性激光治疗是指应用光刀将血管瘤及血管畸形病灶实施外科切除的方法。该方法虽然简单，但是可应用于光刀的激光种类有很多，发挥的作用不完全相同。由于每种波长光的组织穿透性不同，因此各种激光在相同的功率密度发挥切割作用的精细程度截然不同。已有的研究表明：采用激光作为光刀切割时，在激光焦点附近的组织会因为高功率激光束的照射而产生气化，而在焦点外的组织会因为激光穿透的中功率照射而产生凝固。组织凝固层的厚度取决于不同波长的激光种类。在可见光波长范围内激光的组织穿透深度随波长的增加而递增。另外，在红外谱线范围内，$CO_2$激光的组织穿透最为表浅，铒激光次之，钬激光居中，Nd：YAG激光最深。临床实际应用时$CO_2$激光作为光刀的切割最浅，也就是最精细。铒激光、钬激光、Nd：YAG激光相对其次。另外在考虑使用光刀时，激光被水吸收的多寡也往往是要综合考虑的因素。$CO_2$激光10 600nm波长光被水吸收较多，因此在对富含水分的组织实施切割时，激光的锋利程度会大受影响。切割的速率就会降低。临床上应用于人体软组织最佳的切割激光是$CO_2$激光，用于牙体和骨骼等硬组织的最佳切割激光是铒激光。但是，目前用于软组织的外科切除的激光品种较多，有氩激光（488nm，514.5nm）、铒激光（2 400nm）、钬激光（2 900nm）、Nd：YAG激光（1 064nm）、KTP激光（532nm）及半导体Diode激光（980nm）等。相同的激光由于工作模式的不同，产生的切割作用也会不同。以$CO_2$激光为例，其他激光也同理可证。连续的$CO_2$激光和超脉冲$CO_2$激光比较，后者具有明显较高的瞬间功率，因此切割的效率明显高于前者。

血管瘤和血管畸形的早期激光治疗就是应用了切除和切割的方法。众所周知，从激光的发展来看，各种阶段的新型激光都被用来进行血管病变的治疗研究。像$CO_2$激光用于切除治疗，Nd：YAG激光用于凝固治疗等。激光治疗的发展如今对于血管瘤和血管畸形的切除性治疗的内涵与以往有着本质的不同。以往的各种血管病变都采用激光切除的方法，这样的结果是遇到静脉畸形病灶因出血多而需要大范围的切除，术后常造成较严重的瘢痕，有时因严重出血而出现休克、死亡等不良后果。也有资料显示在对微静脉畸形（鲜红斑痣）进行切除疗法后，切除浅了疗效差，切除深了可产生瘢痕。应用Nd：YAG激光进行切除时组织创面无法一期愈合，主要是缘于组织创面上产生了较厚的炭化层，影响组织修复，也容易产生较明显的瘢痕。

从近10年来临床病例的较佳治疗结果分析看，切割或切除性激光治疗的适应证建议如下：血管畸形的增生性结节病灶、顽固性血管蜘蛛痣、伴有软组织增生的微静脉畸形、微囊性淋巴管血管畸形（包括微囊性淋巴管畸形）。由于头面部的血管瘤和血管畸形在治疗时有对美容的要求，因此建议采用精细的$CO_2$

激光光刀方法，即应用有良好聚焦的 $CO_2$ 激光器，连续激光的功率范围可在 5～20W 选择，超脉冲激光能量选择可以是 300～600mW，选择不同的脉宽和重复频率。对于伴有软组织增生的微静脉畸形（鲜红斑痣），建议首先采用激光切除治疗，应尽量使用带有计算机辅助自动扫描关节臂（robot assisted scanning articulator）的 $CO_2$ 激光，带有图形发生器的更好。这样可以获得最佳的切除精度和均匀性。有的病灶尚需要多次切割方能奏效。

## 四、光热凝固治疗的激光疗法及其应用

血管病变的激光凝固治疗由来已久，如应用 Nd：YAG 激光（1 064nm）治疗静脉畸形（传统称为海绵状血管瘤）。激光凝固血管瘤的机制是利用病灶组织内富含的还原型血红蛋白对激光的较强吸收，将光能转化为热能后造成病灶组织的升温，而使病灶的窦腔衬里组织发生变性、坏死并最终被吞噬、吸收、机化。

目前，激光凝固治疗方法已经逐渐过渡到选择性凝固的水准，即充分利用病灶对特定波长激光的较强吸收，而周围正常组织对该种激光的吸收较弱。两者有明显的吸收差异，这样激光就能选择性地破坏靶病灶组织，同时又尽可能保护周围的正常组织。对于口腔黏膜、睑结膜等部位的静脉畸形，应用连续式 Nd：YAG 激光凝固治疗可取得满意疗效。具体的操作方法是采用带有石英光导纤维的 Nd：YAG 激光，保持光纤头端与病灶的距离在 0.5～1.0cm，调整激光输出功率为 10～20W，对病灶做连续的扫描，以病灶即刻萎缩、变苍白色为宜。对于较深的病灶可采用较小的功率密度做较长时间的扫描照射，这样激光可以达到较深的层次而产生凝固效果。反之对于较为表浅的病灶，运用较大的功率密度做快速扫描可以获得合适的治疗效果。皮肤的病灶不宜使用凝固治疗。

## 五、选择性光热作用的激光疗法及其应用

1983 年美国学者 Anderson 和 Parrish 首次提出"选择性光热作用"（selective photothermolysis）理论，为脉冲激光治疗皮肤的色素及血管性病变奠定了基础。该理论运用物理学互补光吸收最佳的特性，指出针对不同病灶的色基，选择被该种色基吸收较多的波长。激光以脉冲方式作用于靶病灶，病灶目标吸收了高能的激光而产生热能并且伴随着脉冲激光的压力和爆破作用，达到病灶组织内细胞变性和坏死的目的。其细胞的碎片被体内巨噬细胞吞噬、清除。与此同时脉冲激光的脉宽又短于靶色基的热弛豫时间，从而使激光产生的热能局限于靶色基而很少传导至病灶周围的正常组织，因此最大限度地避免了热损伤。为避免表皮的热损伤，各种表皮冷却技术广泛用于临床治疗，起到了很好的效果。临床上应用选择性光热作用原理，成功地建立了多种皮肤病灶的脉冲激光治疗方法。应用脉冲染料激光（flashlamp pumped pulsed dye laser，FPPDL），波长 580～595nm，治疗微静脉畸形（鲜红斑痣）、微静脉扩张、蜘蛛痣、酒渣鼻等都取得了相当好的效果。

## 六、选择性光热凝固作用的激光疗法及其应用

除了上述激光外，近一年来长脉宽 Nd：YAG 激光的诞生，应用于血管畸形的治疗，获得了不产生紫癜的即刻反应；同时辅助的动态冷却技术（DCD）可有效保护表皮，成为目前较为理想的治疗手段之一。该方法利用 1 064nm 波长激光被血管内血红蛋白的相对较强吸收，被周围正常皮肤组织相对吸收较弱的特点，获得所谓的病灶选择性凝固和破坏作用。微静脉畸形的治疗效果因人种而异，我们的经验是：脉冲激光适用于微静脉扩张、浅表的鲜红斑痣、蜘蛛痣、酒渣鼻等，治疗的激光选择可以是：脉冲染料激光（585～595nm）、长脉宽 Nd：YAG 激光（1 064nm），而脉冲 532nm 激光疗效略次，同时需辅以动态冷却。

## 七、激光光动力学疗法及其应用

光动力学治疗原理是光敏制剂被激光等光源照射后可产生一系列光化学反应。反应的产物如单线态氧、自由基等会大量产生而作用于靶细胞，直接产生细胞杀伤作用或诱导细胞凋亡。

所谓选择性光动力学作用的激光疗法虽没有明确的定义，但是对于目标靶的选择性是研究追求的方向。尽管针对肿瘤的靶向单克隆抗体技术现有成果已被否决，但是新的治疗方法仍将继续产生。对于肿瘤光动力学治疗的研究促进和孵化了应用光动力学治疗微静脉畸形（鲜红斑痣）的方法。与治疗肿瘤不同的是，应用静脉给药途径给予光敏剂，可以使光敏剂分布到所要破坏的微静脉内，再应用合适的激光照射便可以达到选择性治疗的目的。

## 八、去文身的激光治疗

### 文身的原理

文身是通过注入色素颗粒（20～400nm，大小不等）来植入真皮的。文身过程中，色素颗粒在表皮和真皮乳头层的细胞外和细胞内均匀分布。2～3个月后，皮肤结构重建，色素在真皮一层瘢痕组织下方的成纤维细胞内保持聚集（图11-2-1）。文身色素不受FDA管理，几乎所有患者都不知道他们文身色素的成分。

有多种不同类型的文身。装饰性文身最常见，是本书的重点。根据植入方法的不同，可分为业余或专业的。

业余装饰性文身一般是用线或针手工植入皮肤，色素颗粒密度低，在皮肤位置较浅表。颜色通常为黑色，由碳基墨水如钢笔墨水或木炭组成。

专业装饰性文身用"文身枪"来植入。这些设备用单针或一组针头通过快速振动来出入皮肤。专业文身通常包含添加重金属的有机染料来使颜色更鲜活。例如红色往往来源于汞，黄色来源于镉，绿色来源于铬，蓝色来源于钴。

美容文身（cosmetic tattoos）常被称为"文

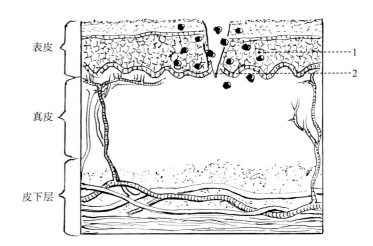

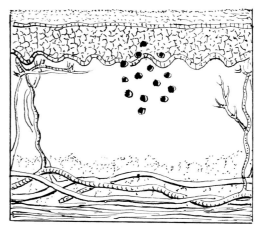

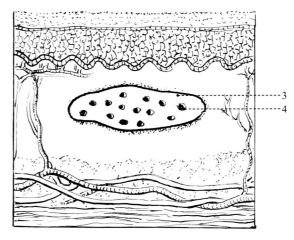

**图 11-2-1　文身墨水植入**

1.色素颗粒　2.文身穿刺部位及深度　3.纤维层　4.色素颗粒

饰"。它们通常用于睫毛缘眉毛和嘴唇来模拟化妆效果。通常是多种颜色，包括可能混合白色的粉色和肉色墨水。肉色常含有氧化铁，白色通常含有二氧化钛或氧化锌被文身激光照射后，这些色素可能在初次治疗后变成黑色或者棕色，变得更暗、更显眼。

外伤性文身是由皮肤破损导致颜色颗粒沉积所致。常见于擦伤时的砂砾、铅笔里的石墨或者由炮弹和爆竹的爆炸所导致的创伤，这些物质在创伤再上皮化后遗留在真皮内，形成蓝色或黑色的文身。

医疗文身植入是用作放射治疗的标记。通常是黑色碳基色素。

### 激光原理

激光去文身基于选择性光热作用原理，将激光能量转化为热量选择性坏文身色素。文身色素是文身的靶色基。激光能量作用于皮肤时，转换为在墨水颗粒内的热量，导致大颗粒破碎和围绕色素的纤维囊破裂。较小的颗粒通过表皮排出、淋巴引流和巨噬细胞吞噬来去除（图 11-2-2）。周围皮肤最小限度的吸收能量，保持不受影响激光治疗过的色素颗粒也可能留下残留发生光学性质改变，残留在皮肤里肉眼看上去不大明显。

Q 开关激光在纳秒级的超短脉宽范围内产生高功率脉冲（近期的锁模激光可达到皮秒级脉宽）用于去文身。

### 适应证

1. 业余性文身。
2. 专业性文身。
3. 文饰。
4. 外伤性文身。
5. 医疗文身。

### 禁忌证

激光常规禁忌证

1. 治疗区域活动性感染（例如单纯疱疹、痤疮脓疱，蜂窝织炎。

2. 治疗区域皮肤病（例如白癜风、银屑病，异位性皮炎）。

3. 治疗区域黑色素瘤或疑诊黑色素瘤。

4. 6 个月内治疗区域曾行深度化学剥脱、皮肤磨削术或放射治疗。

5. 瘢痕疙瘩。

6. 凝血异常（例如血小板减少，使用抗凝剂）。

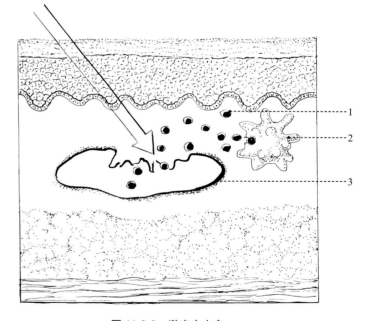

**图 11-2-2 激光去文身**
1. 墨水颗粒 2. 巨噬细胞 3. 纤维层

7. 愈合能力降低（例如使用免疫抑制剂和糖尿病控制不佳）。

8. 周围血管病。

9. 全身状况不佳。

10. 有心脏起搏器。

11. 皮肤萎缩（例如长期口服类固醇药物，遗传综合征如 Ehlers-Danlos 综合征）。

12. 网状青斑，一种激光治疗后因受热手臂或腿部皮肤颜色出现斑驳状改变的自身免疫性血管疾病。

13. 热激红斑，一种罕见的激光治疗后因受热出现的获得性网状红斑加重。

14. 治疗前 2 周暴晒导致皮肤晒红或晒黑。

15. 治疗前 2 周使用了美黑产品。

16. 治疗前 1 周外用处方药维 A 酸。

17. 治疗前 6 个月使用异维 A 酸。

18. 黄金疗法（例如用于治疗关节炎）。

19. 使用光敏性药物（例如四环素、贯叶连翘、噻嗪类药物）。

20. 光敏性疾病（例如系统性红斑狼疮）。

21. 孕期或哺乳期。

22. 患者有不切实际的期望值。

23. 体象障碍。

24. 眶内治疗（无眶内护目镜时）。

### 并发症

疼痛，色素沉着，色素减退，水疱和大疱，出血，愈合期延长，质地改变，瘢痕形成，墨水不能完全去除，感染，皮肤病加重（例如银屑病、异位性皮炎），变态反应，反常的文身颜色变深（常见于文饰）。

## 九、色素性皮损的激光治疗

最常见的与光老化有关的良性色素性皮损是雀斑（ephelides，freckles），日光性色斑（solar lentigines，sun spots）和斑驳状色素沉着（mottled pigmentation）。某些色素性改变也因紫外线（UV）暴露引起或加重，如炎症后色素沉着（PH）、黄褐斑和 Civatte 皮肤异色症。皮损以及光老化皮肤有关的激光原理，再逐步涉及治疗。

慢性紫外线暴露也可能导致肿瘤性色素性病变，如恶性黑色素瘤和色素性基底细胞癌。肿瘤不适合进行激光美容治疗。激光治疗色素性皮损时，必须在治疗前确定为良性。

### 激光原理

激光治疗良性色素性皮损的原理是光热作用。主要有两种激光常用于色素性皮损的治疗，色素选择性激光以色素性皮损内的黑色素为靶色基，皮肤重建激光以真皮组织的水为靶色基。

色素性皮损最常用色素选择性激光治疗。它们以黑色素为靶色基，优先吸收 600～1 200nm 之间的光。黑色素吸收短波长较多而长波长较少。产生的激光位于此范围的包括：KTP 激光（532nm）、红宝石激光（694nm）、翠绿宝石激光（755nm）、半导体激光（810nm）、Nd∶YAG 激光（1 064nm）。这些波长许多以 Q 开关（QS）激光形式产生非常短的脉宽，在纳秒和皮秒范围。黑色素小体非常小（约 1μm），对超短脉宽有很好的反应。Q 开关激光利用光声振动以及选择性光热作用除去色素性皮损。强脉冲光（IPL）设备需要发射一段包含能被黑色素吸收的波长的光来治疗色素性皮损。当皮损例如雀斑被色素选择性激光照射时，黑色素小体内的黑色素吸收能量并受热，含黑色素小体的细胞（即黑色素细胞和角质形成细胞）被破坏。于是黑色素通过淋巴、吞噬和剥脱被去除。

皮肤重建激光以水为靶色基，主要吸收波长 1 200nm 以上的光。这些激光主要用于胶原重塑以治疗皱纹和瘢痕，但也可用于治疗素性皮损。当皮肤被重建激光照射时，真皮中的水吸收热量并被加热。表皮和真皮组织被移除，色素性皮损随之被非特异性去除。治疗色素性皮损的非剥脱皮肤重建激光（点阵）包括 1 400nm、1 440nm、1 540nm、1 550nm 和 1 927nm。经过被称为点阵光热作用的过程，这些被激光加热并凝固的一部分皮肤呈微小柱状，称为微小热损伤区。微小热损伤区的黑色素与其他表皮和真皮的碎片一起排出，从而减少色素。这些激光的穿透深度受它们被水吸收多少的影响，被水吸收多的波长穿透较浅，而被水吸收少的较短波长穿透较深。剥脱性皮肤重建激光（点阵和非点阵）包括2790nm、2940nm、10600nm。剥脱性皮肤重建激光主要用于治疗皱纹和瘢痕，但表皮和真皮的剥脱也可以去除色素性皮损。

### 适应证

1. 色斑。

2. 雀斑。

3. 斑驳状色素沉着。

4. 炎症后色素沉着。

5. Civatte 皮肤异色症。

6. 黄褐斑。

### 禁忌证

激光常规禁忌证：

1. 治疗区域活动性感染（例如单纯疱疹、痤疮脓疱、蜂窝织炎）。

2. 治疗区域皮肤病（例如白癜风、银屑病、异位性皮炎）。

3. 治疗区域黑素瘤或疑诊黑素瘤。

4. 6 个月内治疗区域曾行深度化学剥脱、皮肤磨削术或放射治疗。

5. 瘢痕疙瘩。

6. 异常出血（例如血小板减少、使用抗凝剂）。

7. 愈合能力降低（例如使用免疫抑制剂、糖尿病控制不佳）。

8. 周围血管病。

9. 癫痫。

10. 全身状况不佳。

11. 心脏起搏器。

12. 皮肤萎缩（例如长期口服类固醇、遗传综合征如 Ehlers-Danlos 综合征）。

13. 网状青斑，一种受热后手臂或腿皮肤颜色改变的血管疾病。

14. 热激红斑，一种罕见的受热后出现的网状红斑或者色素加重。

15. 2 周内曾暴晒导致皮肤红斑或晒黑。

16. 治疗前 2 周使用了美黑产品。

17. 治疗前 1 周外用处方药维 A 酸。

18. 治疗前 6 个月使用异维 A 酸。

19. 黄金疗法（例如用于治疗关节炎）。

20. 使用光敏性药物（例如四环素、噻嗪类药物）。

21. 光敏性疾病（例如系统性红斑狼疮）。

22. 孕期或哺乳期。

23. 患者有不切实际的期望值。

24. 体象障碍。

25. 眶内治疗（无眶内护目镜时）。

激光治疗色素性皮损禁忌证：

1. 部分设备治疗皮肤分型为Ⅳ型的患者。

2.大部分设备治疗皮肤分型为Ⅴ型的患者。

3.除1 064nm以外的设备治疗皮肤分型为Ⅵ型的患者。

### 并发症

疼痛，红斑期延长，水肿期延长，荨麻疹，接触性皮炎，感染，粟丘疹，瘀点和紫癜，皮肤上可见光斑印或条索，色素沉着，色素减退，烧伤，文身变化，瘢痕形成，色素无反应、清除不完全、复发或加重（例如黄褐斑加重），治疗区或邻近区域毛发减少，眼损伤。

## 十、脱毛的激光治疗

### 解剖

毛囊由毛球（毛基质和毛乳头）、外毛根鞘、毛囊隆突和毛干组成（图11-1-2）。毛基质因身体部位的不同，位于皮肤2.0～7.0mm深度不等，毛囊隆突大约在1.5mm深。毛发的毛球在皮肤内的生长有明显变化的三个阶段：①生长期，是生长活跃期，在此期间，毛球几乎都是深色的色素；②退行期，是细胞分裂停止，毛囊开始退化的衰退段；③休止期，是毛球只含极少色素的其余阶段。头发生长起源于毛囊隆突的上皮干细胞，毛囊隆突是立毛肌附着附近的一个突起。在生长期，毛球的毛基质细胞快速分裂使毛发增长，并将黑色素转运至毛干使其着色。毛干是皮肤表面可见的部分，在毛发生长三个阶段中看上去没有变化。

成人有两种分型的毛发：毫毛和终毛。毫毛细，通常直20～50nm，色浅。毫毛常被称为"桃子绒毛（peach fuzz）"，终毛粗，通常直径150～300μm，色深。某个毛囊生长的毛发类型可随时间的转换而不同。例如青春期雄性激素水平增加导致身体特定部位的毫毛转换为终毛。雄激素性脱发的患者终毛转换为毫毛。黑色素使毛发和皮肤着色。毛囊中毛干、毛球和外毛根鞘等区域含有黑色素。黑色素细胞合成两种黑色素：优黑素和褐黑素。优黑素是棕色至黑色的；褐黑素是深肤色。

Fitzpatrick皮肤分型（Ⅳ～Ⅵ型）患者黑色素的优势类型，存在于深色的毛发中。褐黑素是黄色至红色的；是浅肤色Fitzpatrick皮肤分型（Ⅰ～Ⅲ型）患者黑色素的优势类型，存在于红色和金色的毛发中。白色和灰色毛发不含黑色素。生长期早期的毛发对激光治疗是最敏感的，因为毛基质黑色素含量最大，毛球颜色最深。生长期占比高的部位，如头皮，对激光治疗的反应最快。休止期持续时间可作为指导治疗间隔的粗略指标。例如上唇毛休止期短，治疗间隔需要大约1个月，而小腿毛休止期长，治疗间隔需要大约2个月。

### 激光原理

激光脱毛是基于选择性光热作用原理，将激光能量转化为热能，从而选择性地破坏毛囊。激光能量作用于皮肤，被毛发的靶色基黑色素吸收，从而达到脱毛效果。黑色素选择性吸收600～1 200nm波长的激光能量。红色和金色毛发所含的褐黑素对这些波长的激光吸收很少。激光能量在毛发中转换为热量选择性破坏毛发生长结构。周围的皮肤吸收能量很小，不受影响。

### 适应证

1.永久性毛发减少。

2.多毛症。

3.毛发过多。

4.须部假毛囊炎。

5.耻骨假毛囊炎。

**禁忌证**

激光常规禁忌证：

1. 治疗区域活动性感染（例如单纯疱疹、痤疮脓疱、蜂窝织炎）。

2. 治疗区域皮肤病（例如白癜风、银屑病、异位性皮炎）。

3. 治疗区域黑色素瘤或疑诊黑色素瘤。

4. 6 个月内治疗区域曾行深度化学剥脱、皮肤磨削术或放射治疗。

5. 瘢痕疙瘩。

6. 异常出血（例如血小板减少、使用抗凝剂）。

7. 愈合能力降低（例如使用免疫抑制剂、糖尿病控制不佳）。

8. 周围血管病。

9. 癫痫。

10. 状况不佳。

11. 心脏起搏器。

12. 皮肤萎缩（例如长期口服类固醇药物、遗传综合征如 Ehlers-Danlos 综合征）。

13. 网状青斑，一种受热后手臂或腿皮肤颜色改变的血管疾病。

14. 热激红斑，一种罕见的受热后出现的网状红斑或者色素加重。

15. 4 周内曾暴晒导致皮肤红斑或晒黑。

16. 4 周内曾使用美黑产品。

17. 治疗前 1 周外用处方药维 A 酸。

18. 治疗前 6 个月使用异维 A 酸。

19. 黄金疗法（例如用于治疗关节炎）。

20. 使用光敏性药物（例如四环素、噻嗪类药物）。

21. 光敏性疾病（例如系统性红斑狼疮）。

22. 孕期或哺乳期。

23. 患者有不切实际的期望值。

24. 体象障碍。

25. 眶内治疗（无眶内护目镜时）。

激光脱毛特有的禁忌证：

1. 1 个月内曾蜡脱、拔除或电解脱毛。

2. 2 周内曾使用漂白剂或脱毛膏。

3. 新近出现未确诊的毛发增加。

**并发症**

疼痛，红斑期延长，水肿期延长，感染，色素沉着，色素减退，烧伤，文身改变，瘢痕形成，不能减少毛发数量或者粗细程度，治疗区或邻近区域毛发减少，反常的毛发增加，荨麻疹，眼损伤，瘀青，火激红斑，网状青斑。

# 十一、非剥脱性激光重建除皱

非剥脱性皮肤重建激光改善肤质和皱纹较为温和，并且恢复期极短，它们具有多种功效，可与其他激光联合治疗色素和血管，也可与其他微创治疗如肉毒毒素和真皮充填剂联合。用于非剥脱性重建的设备涉及多种技术，但有点相似，即能通过促进胶原合成来使真皮胶原重塑，同时保持表皮完整，与剥脱性激光相比，除皱的效果较温和；但是非剥脱性激光对寻求逐步美容改善要求对日常生活没有影响或影响极小的患者来说是一个好的选择。非剥脱性激光除皱的常用术语包括：非剥脱性重建、非剥脱性激光重建、皮肤色泽和非侵入性激光年轻化治疗。随着能够传送更高能量和更深皮肤穿透的点阵设备新进展，非剥脱性激光已成为用于光损伤皮肤年轻化治疗的主要手段之一。

**激光原理**

大多数用于皮肤重建的非剥脱性激光将水作为靶组织来加热真皮，也有部分靶组织为黑素和氧合血红蛋白。水吸收 950～11 000nm 之间的光。当皮肤被靶组织为水的激光照射时，可以依激光能量释放方式的不同使真皮被温和的加热（采用非点阵激光），也可以被更剧烈的加热和凝固（采用点阵激光）。靶色基是黑素和氧合血红蛋白的激光由于靶色基具有特异性，主要用于色素性皮损或血管性皮损的治疗，也可用于皮肤重建。这些有颜色的靶色基吸收 400～1 200nm 的光。通过水、黑色素或氧合血红蛋白吸收的激光能量加热真皮，激活成纤维细胞，刺激胶原重塑反应，使真皮增厚，皱纹减少。

激光的治疗参数常用激进或者保守来描述。激进的激光参数指采用短波长、短脉宽、高能量密度和小光斑。保守的激光参数是指采用长波长、长脉宽低能量密度和大光斑。

**适应证**

1. 轻度静态纹。
2. 肤质粗糙。
3. 毛孔粗大。
4. 浅表痤疮瘢痕。
5. 非剥脱性点阵激光其他适应证。
6. 中度静态纹。
7. 良性色素性皮损（例如色斑、雀斑）。
8. 黄褐斑。
9. 瘢痕（萎缩性和肥厚性）。
10. 细纹。
11. 光化性角化病。
12. 色素减退。
13. Civatte 皮肤异色症。
14. 毛细血管扩张和红斑。

**禁忌证**

激光常规禁忌证：
1. 治疗区域活动性感染（例如单纯疱疹、痤疮脓疱、蜂窝织炎）。
2. 治疗区域皮肤病（例如白癜风、银屑病、异位性皮炎）。
3. 治疗区域黑素瘤或疑诊黑素瘤。
4. 6 个月内治疗区域曾行深度化学剥脱、皮肤磨削术或放射治疗。
5. 瘢痕疙瘩。
6. 凝血异常（例如血小板减少、使用抗凝剂）。
7. 愈合能力降低（例如使用免疫抑制剂、糖尿病控制不佳）。
8. 周围血管病。

9. 癫痫。

10. 系统状况不佳。

11. 心脏起搏器。

12. 皮肤萎缩（例如长期口服类固醇、遗传综合征如 Ehlers-Danlos 综合征）。

13. 网状青斑，一种受热后手臂或腿皮肤颜色改变的血管疾病。

14. 热激红斑，一种罕见的受热后出现的网状红斑和色素加重。

15. 2 周内曾暴晒导致皮肤红斑或晒黑。

16. 治疗前 2 周使用了美黑产品。

17. 治疗前 1 周外用处方药维 A 酸。

18. 治疗前 6 个月使用异维 A 酸。

19. 黄金疗法（例如用于治疗关节炎）。

20. 使用光敏性药物（例如四环素、贯叶连翘、噻嗪类药物）。

21. 光敏性疾病（例如系统性红斑狼疮和多形性日光疹）。

22. 孕期或哺乳期。

23. 患者有不切实际的期望值。

24. 体象障碍。

25. 眶内治疗（无眶内护目镜时）。

### 并发症

疼痛，红斑期延长，水肿期延长，瘀点和紫癜，荨麻疹，接触性皮炎，感染，粟丘疹，色素沉着，色素减退，烧伤，瘢痕形成，文身变化，胶原重塑效果不足（包括皱纹、沟纹、瘢痕减少不足）或治疗完成后复发，比计划重建深度更深，治疗区或邻近区域毛发减少，表面麻醉剂毒性，真皮充填剂改变，眼损伤。

## 十二、剥脱性激光重建除皱

剥脱性皮肤重建是最有效的激光除皱治疗。这种激进的治疗利用激光能量加热和气化皮肤，形成表皮和真皮可控的创面。治疗后的愈合过程可以导致皱纹减少。剥脱性激光除皱，也称为剥脱性重建或剥脱性激光重建，最常使用 $CO_2$ 和铒：钇铝石榴石（Er：YAG）激光进行治疗。过去，剥脱性重建治疗会去除治疗区域所有皮肤。这种深层、连续性的治疗与恢复期延长以及感染、色素减退和瘢痕等严重并发症相关。最近，剥脱性重建治疗使用了改进的激光能量传送方式，即仅在一部分或"点阵式"的皮肤上进行治疗，称为点阵重建。剥脱性点阵重建恢复期更短，与传统深层激光重建相比风险更小它已经成为光损伤皮肤年轻化治疗的主要手段，尤其是愿意接受治疗不适和恢复期的患者。

### 解剖

皱纹是光老化皮肤最显著的特性之一。在组织学上，皮肤皱纹是由表皮变薄以及真皮细胞外基质（ECM）的结构蛋白质（如使皮肤坚固和有弹性的胶原及弹性蛋白）减少所导致的萎缩。ECM 组分的合成随着年龄增长而自然下降紫外线（UV）激活降解酶，削弱和促进蛋白质降解。汗腺和皮脂腺功能也降低，ECM 的糖胺聚糖减少，使皮肤的水合度和柔软度减少。在某些晚期光老化的病例，皮肤可能存在日光性弹力组织变性伴真皮弹性蛋白杂乱排列。

剥脱性激光用于除去了表皮和真皮组织的皮肤重建。治疗后的愈合过程刺激胶原及其他 ECM 组分合成。术后即刻可见由热效应导致的由胶原变性和收缩引起的皱纹改善，随后迟发的改善是因为成纤维细胞增生以及新胶原的合成称为真皮胶原重塑。除了除皱，剥脱性激光胶原重塑作用还包括改善萎缩性瘢痕、肥厚性瘢痕、毛孔、肤质粗糙和皮肤松弛。而且良性表皮色素性皮损也能被剥脱性激光去除。色素的去除是非特异性的，是包含表皮色素的组织被气化导致的。剥脱性激光皮肤重建使用非点阵或点阵的方式传递激光能量至皮肤。非点阵剥脱性激光加热整个治疗区域的皮肤并气化组织（图 11-2-3）。它们的穿透深度浅至表皮，大约 50μm，深至真皮乳头层，大约 300μm。非点阵剥脱性激光治疗也称为"全域"（full field）或传统重建。浅层治疗用于减少细纹和表皮色素性皮损，较深的治疗常规用于重度皱纹。穿透深的非点阵剥脱性激光传导更多热量至真皮。这对于皱纹和皮肤松弛的作用很强，但大量热量有很大的并发症风险，所以深层非点阵剥脱性皮肤重建治疗如今罕见点阵剥脱性激光加热和气化微小柱状的一部分皮肤（图 11-2-3）。这些柱状物称为微小热损伤区（MTZs），穿透深度至真皮网状层，大约 1 500μm。MTZs 的组织被气化，MTZs 间未治疗组织作为新生细胞贮备迁移至治疗区域，促进创伤迅速愈合。点阵剥脱性激光如今作为治疗重度皱纹的选择。临床作用不如深层非点阵剥脱性激光那样显著，但其并发症的风险较低。

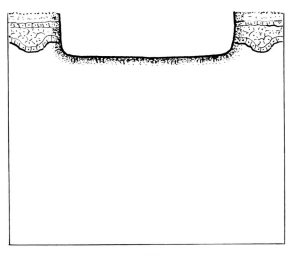
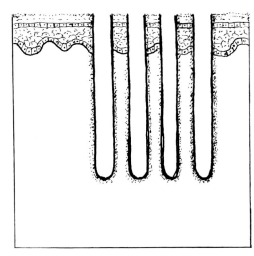

（1）剥脱性重建　　　　　　　　　　　　　　　　　　（2）剥脱性点阵重建

**图 11-2-3　剥脱性激光损伤模式（非点阵和点阵）**

### 激光原理

剥脱性激光以水为靶组织来加热和气化组织。剥脱性重建激光最常见的波长是 2 940nm（铒：钇铝石榴石或 Er：YAG 激光）和 10 600nm（$CO_2$ 激光）。两者的波长都能被水很好地吸收，但 2 940nm 吸收峰值更高，大约是 $CO_2$ 激光吸收的 15 倍。处第三位用的不那么多的波长是 2 790nm（钇钪镓石榴石或 YSG 激光）。它被水吸收不如 2 940nm，但比 10 600nm 好。

吸收的激光能量在组织有两个主要效应：①剥脱，去除组织；②凝固，传导热量至组织。临床上凝固，导致组织紧致。可控的凝固是皮肤重建治疗所需的，但是过度热传导引起的热损伤与色素减退和瘢痕等并发症相关，由于被水吸收更多，Er：YAG 激光相对 $CO_2$ 激光在更低能量密度（大约 $1J/cm^2$）时就能气化组织，后者需要更高能量密度才能达到类似的剥脱（大约 $5J/m^2$），ErYAG 激光对周围组织的热传导较少，因此比 $CO_2$ 激光凝固带小（图 11-2-4）。Er：YSGG 激光处于这两种激光之间，$3J/cm^2$ 能气化组织；它的凝固带比 Er：YAG 激光更大，比 $CO_2$ 激光更窄。剥脱和凝固的量取决于激光能量密度和脉宽的设置。短脉宽和高能量密度时剥脱最有效，而更长脉宽和更低能量密度时达到凝固效果。通过调整这两个参数，剥脱性激光设备可以独立控制剥脱和凝固的量。

### 适应证

1. 静态纹。

2. 瘢痕（萎缩性和肥厚性）。

3. 肤质粗糙。

4. 毛孔粗大。

5. 良性色素性皮损（例如色斑和雀斑）。

6. 某些表皮的病变包括光化性角化病、脂溢性角化、皮脂腺增生、汗管瘤、光化性唇炎、黑色丘疹性皮病、睑黄瘤和鼻赘。

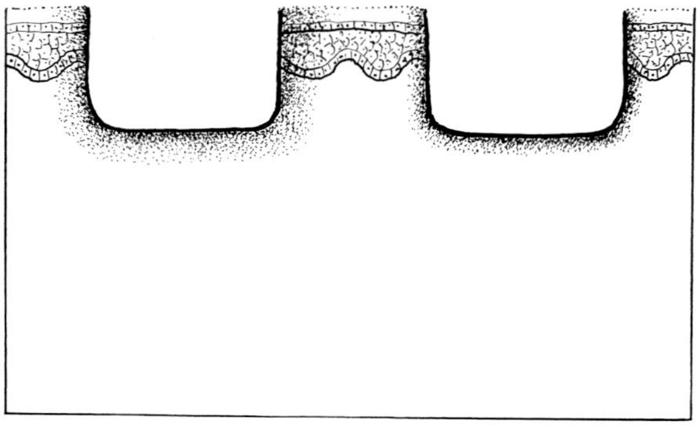

图 11-2-4　Er：YAG 激光脉冲特点

### 禁忌证

激光常规禁忌证：

1. 治疗区域活动性感染（例如单纯疱疹、痤疮脓疱、蜂窝织炎）。

2. 治疗区域皮肤病（例如白癜风、银屑病、异位性皮炎）。

3. 治疗区域黑素瘤或疑诊黑素瘤。

4. 6 个月内治疗区域曾行深度化学剥脱、皮肤磨削术或放射治疗。

5. 瘢痕疙瘩。

6. 凝血异常（例如血小板减少、使用抗凝剂）。

7. 愈合能力降低（例如使用免疫抑制剂、糖尿病控制不佳）。

8. 周围血管病。

9. 癫痫。

10. 系统状况不佳。

11. 心脏起搏器。

12. 皮肤萎缩（例如长期口服类固醇、遗传综合征如 Ehlers-Danlos 综合征）。

13. 网状青斑，一种受热后手臂或腿皮肤颜色改变的血管疾病。

14. 热激红斑，一种罕见的受热后出现的网状红斑或者色素加重。

15. 2 周内曾暴晒导致皮肤红斑或晒黑。

16. 治疗前 2 周使用了美黑产品。

17. 治疗前 1 周外用处方药维 A 酸。

18. 治疗前 6 个月使用异维 A 酸。

19. 黄金疗法（例如用于治疗关节炎）。

20. 使用光敏性药物（例如四环素、贯叶连翘、噻嗪类药物）。

21. 光敏性疾病（例如系统性红斑狼疮）。

22. 孕期或哺乳期。

23. 患者有不切实际的期望值。

24. 体象障碍。

25. 睑内治疗（无睑内护目镜时）。

剥脱性激光皮肤重建治疗特有禁忌证：

1. Fitzpatrick 皮肤分型 V ～ VI 型。

2. 1 年内曾行激进皮肤重建治疗（例如磨皮手术、深层化学剥脱、深层非点阵剥脱性激光治疗）。

3. 治疗区域放射治疗史。

4. 大面积电解治疗。

5. 不愿意遵术前和 / 或术后医嘱。

6. 眼睑上或附近区域若出现以下情况则属于重建治疗禁忌。

7. 睑外翻。

8. 明显的眼睑松弛。

9. 下眼睑成形术史。

某些治疗可以减少治疗区域附属器，削弱愈合能力，如深层化学剥脱、磨皮手术、放射治疗、深层非点阵剥脱性激光治疗和大面积电解等治疗。

### 并发症

疼痛，红斑，水肿，接触性皮炎，感染（例如病毒性、真菌性和细菌性感，包括寻常痤疮），粟丘疹，色素沉着，色素减退，烧伤，出血，瘢痕形成，比计划重建深度更深，睑外翻，表面麻醉剂毒性反应。

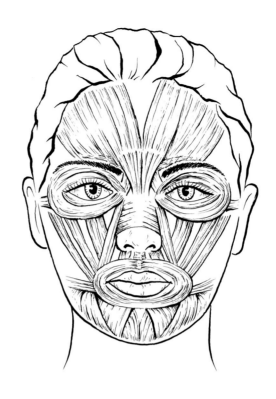

# 第十二章

# 注射美容

# 第一节　注射美容应用解剖

## 一、面部老化

皱纹（wrinkle）是厚度相同的两个解剖区之间的皮肤凹陷，尤其静态纹是皮肤老化的显著征象。随着年龄增大，皮肤变薄，真皮胶原、透明质酸和弹性蛋白逐渐减少，面部肌肉过度收缩也会加重皱纹的形成。皮肤松弛、面部脂肪重分配以及其他生物学变化如骨吸收等会导致皮肤沟纹和面部轮廓的改变（图 12-1-1）。

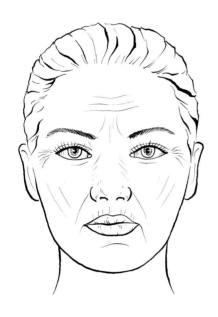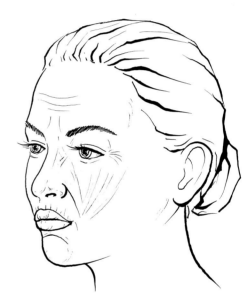

图 12-1-1　面部皱纹

## 二、皱纹的分类

### 从功能角度分类

1. 静态纹（quiescent wrinkle）　指不受面部表情影响的、平静状态时即存在的皱纹，也称静态性皱纹。
2. 动态纹（dynamic wrinkle）　动态纹是在面部表情肌的收缩时才出现的皱纹，也称假性皱纹。

### 从严重程度分类

1. 一级细纹　几乎不可察觉的线性凹陷。
2. 二级细纹　轻度凹陷的皱纹。
3. 三级中度皱纹　程度介于细皱纹和深皱纹之间的凹陷。
4. 四级深皱纹　伴随较深沟壑的静态皱纹。

## 三、注射相关局部肌肉

### 额肌

额肌（frontalis）起自额上中部的帽状腱膜深层，纤维由上而下垂直走形于眶部眼轮匝肌的浅面和皮下脂肪层的脂肪小叶之间，在眉内侧 2/3 和鼻根部止于皮肤（图 12-1-2）。宽阔的帽状腱膜作为中间腱连接着额肌和枕肌。帽状腱膜深层的腱膜下间隙是由疏松的结跨组织构成，使额肌和枕肌可以自由地滑动。

额肌收缩时，其作用主要是上抬眉和鼻根部的皮肤，但同时会把帽状腱膜拉向前，在额部的皮肤上产生横纹。这种重复的运动会压缩皮肤、皮下脂肪、额下部的帽状腱膜脂防垫形成横向走形的静态性额纹。额肌多数为左右两块肌腹，其形成的额纹呈"V"字形，也有部分情况额肌在中线融合形成一块肌腹，单肌腹形成的额纹呈水平走向。

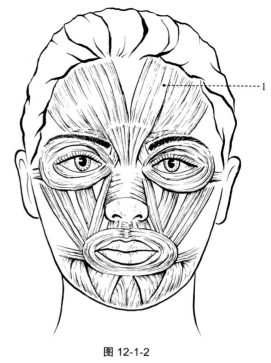

图 12-1-2

1. 额肌

### 眉间复合体

眉间复合体包括皱眉肌（corrugator supercilia muscle）、降眉肌（depressor supercilia muscle）、降眉间肌（procerus）三部分（图 12-1-3）。

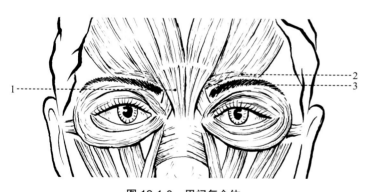

图 12-1-3　眉间复合体

1. 降眉间肌　2. 皱眉肌　3. 降眉肌

1. 皱眉肌呈长条形，长度 1～5cm，内侧起点处较宽，向外走行逐渐变窄。其内侧部分位于额肌和眼轮匝肌深方，有两个起点。下部起点位于眶上嵴，沿着眶上切迹延伸，上部起点位于眉间和前额的骨性交接处。皱眉肌有两个头。斜头止于眉内侧 1/2 皮肤。横头穿过眉脂肪垫止于眉中外 1/3 皮肤的正上方。

2. 降眉肌约在内眦韧带上方 1.0cm 处起自额骨的鼻突，终止于眉头内侧皮肤。

降眉间肌是一块小而薄的三角形肌肉，长 2～8cm。它起自鼻横肌的腱膜、鼻骨的骨膜、鼻上外侧软骨的软骨膜，止于眉间皮肤。

3. 皱眉肌收缩时将眉头拉向内下方，在眉中部会产生小的、酒窝样凹陷，形成眉间川字纹。降眉间肌收缩时能牵拉眉间皮肤向下，有利于鼻的扩张。降眉间肌和降眉肌收缩时形成眉间下部和鼻根部的横行皱纹。以上三组肌肉收缩所导致内侧眉头下降而产生的皱纹统称为眉间纹。此外，眼轮匝肌上睑部内侧和额肌下侧缘重叠覆盖收缩时，也会对眉间纹的形成产生一定影响。

### 眼轮匝肌

眼轮匝肌（orbicularis oculi muscle）属于面部表情肌之一。呈环形，分为睑部和眶部，睑部又分为睑板前部和眶隔前部（图 12-1-4）。眶部肌肉纤维起于眶上缘和眶下缘，插入外眦韧带、额肌、降眉间肌、皱眉肌和皮肤。亚洲人眼轮匝肌外侧的平均宽度为3.1cm（从外眦处开始测量）。

　　眶部肌肉纤维可使眼睑闭合和降低眉毛。它们同时造成眼周表情纹（鱼尾纹、睑下纹），尤其是微笑的时候。睑部肌肉纤维由睑板前部和眶隔前部组成，分别覆盖眶隔和睑板的外侧部分。当无意识地眨眼时，睑部肌肉纤维可控制闭眼，同时也造成眼角中部的皱纹。

### 提上唇鼻翼肌

　　提上唇鼻翼肌（levator labii superioris alaeque nasi）肌肉薄而较宽，其内眦头起自上颌骨额突之上方，向外下斜行并分为两束（图12-1-5）。其一束附着于下侧鼻软骨和皮肤深层，另一束终止于上唇。提上唇鼻翼肌收缩有两个作用，提鼻翼肌部分收缩时抬高鼻翼基底、扩大鼻孔，提上唇部收缩可使上唇上提并外翻，使鼻唇沟顶部上升、加深，并增加其弧度。

### 口轮匝肌

　　口轮匝肌（orbicularis oris）是环绕口周的括约肌，负责收缩唇部和闭合口裂（图12-1-5）。口轮匝肌的内侧纤维束起自切牙上方的上颌牙槽骨，组成口轮匝肌的大多数肌肉纤维紧密与口唇皮肤和黏膜相连。上唇与上唇鼻翼提肌、提上唇肌、提口角肌、颧大肌、颧小肌相连；下唇与降口角肌、降下唇肌、笑肌、颏肌、颈阔肌和颊肌相连。

### 降口角肌

　　降口角肌（depressor anguli oris）是一块表浅面部表情肌肉，也是口周部肌肉之一，起于颈阔肌相连续的下颌骨斜线附着处，即颏部软组织深面的下颌韧带，可向下和向内侧牵拉口角（图12-1-5）。

### 颏肌

　　颏肌（mentalis）是提升下唇和下巴的唯一肌肉，并为下唇提供纵向支撑（图12-1-5）。颏肌起自侧切牙下方的下牙槽骨，向下向前内侧走行，终于颏部皮肤，与降下唇肌和口轮匝肌形成连续的结构。

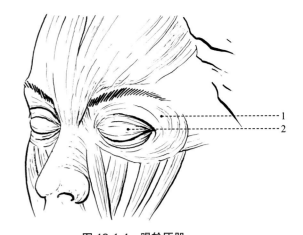

**图 12-1-4　眼轮匝肌**
1. 眼轮匝肌（眶部）　2. 眼轮匝肌（睑部）

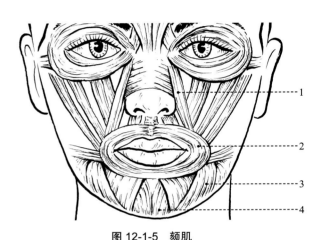

**图 12-1-5　颏肌**
1. 提上唇鼻翼肌　2. 口轮匝肌　3. 降口角肌　4. 颏肌

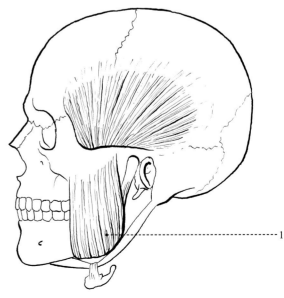

**图 12-1-6　咬肌**
1. 咬肌

### 咬肌

咬肌（masseter）起自颧弓（图 12-1-6），向下后方走行，覆盖于下颌支外侧，止于下颌升支外侧及咬肌粗隆。根据深度，咬肌可分为 3 层。浅部纤维起自颧弓前 2/3，走行向下后方，止于下颌角。中部纤维起于颧弓后 1/3 及其内面，纵向走行，止于下颌生支上外侧。深部纤维起自颧弓，终于下颌骨下缘。咬肌神经将咬肌的中部和深部划分开来。浅部体积最大，前端 3 层肌肉的汇集处最厚。

### 斜方肌

斜方肌（trapezius muscle）起自上项线、枕外隆突、项韧带和全部胸椎棘突，肌纤维向外侧集中，止于锁骨的外侧 1/3、肩峰和肩胛冈，主要的功能是带动肩胛骨的运动（图 12-1-7）。斜方肌的上部提升肩胛骨，中部使肩胛骨收回，下部使其下降。斜方肌通过与颅骨、颈部和脊椎的连接带动手臂运动。

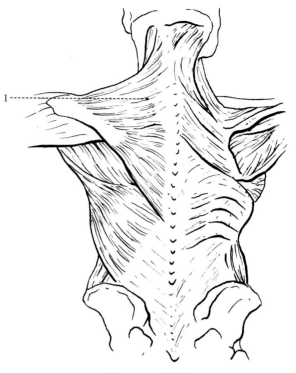

**图 12-1-7　斜方肌**
1. 斜方肌

### 腓肠肌

腓肠肌（gastrocnemius）的内侧头和外侧头分别起自股骨外踝和内踝，终于跟腱和跟骨（图 12-1-8）。比目鱼肌起自膝关节胫骨后端与腓骨头，下方汇入跟腱，止于足底，位于腓肠肌深处。两块肌肉在踝关节处一起使脚底旋转，在膝关节处旋转小腿，在行走和站立时扮演重要的角色。深部的比目鱼肌在站立时支撑腿部，防止身体前倾，角色更加重要。

## 四、注射相关的面部动脉

### 面动脉及其分支

面动脉（facial artery）起自颈外动脉，于咬肌前缘处绕下颌骨下缘与咬肌前缘交界处转至面部迂曲上行，移行于面动脉的面段（图 12-1-9）。在下颌骨下缘处，面动脉与面静脉伴行，其浅面仅覆以皮肤和颈阔肌，故此处是触膜面动脉搏动及压迫止血的合适部位。面动脉至面部后，逐渐与面静脉分开，走行于颈阔肌、笑肌、颧大肌及颧小肌的深面，而于颊肌和提口角肌的浅面，沿

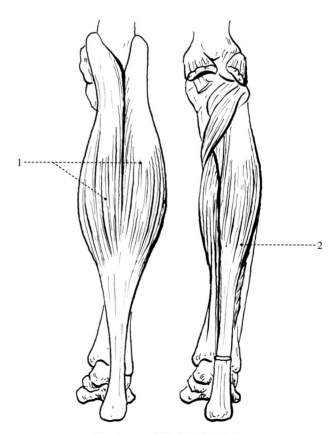

**图 12-1-8　腓肠肌和比目鱼肌**
1. 腓肠肌　2. 比目鱼肌

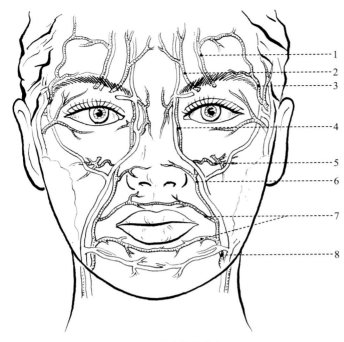

**图 12-1-9　面动脉及其分支**

1. 眶上动脉　2. 滑车上动脉　3. 颞浅动脉　4. 内眦动脉　5. 眶下动脉　6. 鼻外侧动脉　7. 唇动脉　8. 面动脉

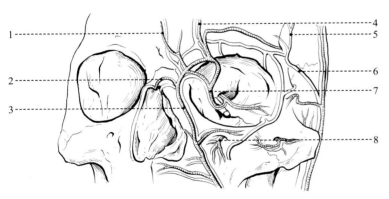

**图 12-1-10　眼动脉及其分支**

1. 滑车上动脉　2. 眶上动脉　3. 鼻背动脉　4. 内眦动脉　5. 哨兵静脉　6. 颞中静脉　7. 眼动脉　8. 眶下动脉

鼻唇沟的路线，绕下颌骨、经口角外侧、鼻翼外侧向内上方走行，部分面动脉有终末支内眦动脉，行至内眦部与眼动脉的分支与鼻背动脉吻合。

面动脉在面部发出许多分支，依各分支的起始位置与走向的不同，分为前、后两组。前组分支自面动脉前壁发出，与注射关系较大，自下而上为：颏下动脉，下唇动脉，上唇动脉，鼻翼支，鼻外侧动脉，内眦动脉；后组分支起自面动脉的后壁，自下而上有：咬肌支，颊支，眶下支。此组分支与面横动脉、上颌动脉的同名分支相吻合。

### 眼动脉及其分支

眼动脉（ophthalmic artery）起自颈内动脉，有 8~9 条分支，其中有 3 条分布在面部，所以和面部注射关系很大，如果注射不当，可造成眼动脉栓塞引起视力障碍甚至失明（图 12-1-10）。眼动脉的主要分支有：

1. 眶上动脉起自眼动脉，在眶内居于视神经上方时发出，先于上直肌提上睑肌内侧走行，继在提上睑肌与眶上壁之间，在眶后、中 1/3 交界处与眶上神经伴行，经眶上切迹（孔）即分为浅、深支，浅支向内侧发出细支与滑车上动脉及其分支吻合；深支行于眼轮匝肌与额肌下方筋膜内，贴骨膜上行。分支与颞浅动脉额支、滑车上动脉的分支吻合。

2. 滑车上动脉为眼动脉的终支之一，伴滑车神经在眶的内上角处穿出眶隔，伴滑车上神经向上行于额肌及眼轮匝肌深面，至眶上缘上方穿出行于额肌浅面，分为数支向内、下外侧走行，与眶上动脉、内眦动脉及对侧同动脉的分支吻合。

3. 鼻背动脉为眼动脉的另一终支，伴滑车神经在滑车与睑内侧韧带之间穿过眶隔，与内眦动脉及面动脉的分支——鼻外侧动脉吻合，供应鼻根部皮肤与泪囊。

4. 睑内侧动脉为眼动脉的较小分支，在上斜肌的滑车下方分为上、下两支，入上、下睑。在眼睑内位于眼轮匝肌与睑板间，与泪腺动脉的睑外侧动脉吻合，形成眼睑动脉弓。

### 上颌动脉及其分支

面部还有几条有名称的动脉（图 12-1-11）来自于上颌动脉（arteriae maxillaris）。

1. 眶下动脉与眶下神经一起穿出眶下孔，外径 1.0mm，在提上唇肌深面的眶下间隙内分为下睑支、上唇支和鼻翼支，分布至眼轮匝肌、下睑、上唇和鼻外侧，并与内眦动脉、上唇动脉、面横动脉及鼻背动脉的分支吻合。

2. 颏动脉是上颌动脉发出的下牙槽动脉的终末支，自颏孔穿出后，即分支至颏部的肌肉和皮肤，并与面动脉发出的颏下动脉和下唇动脉吻合。

3. 颊动脉为上颌动脉在翼外肌段的分支，伴颊神经向前行，在腮腺管穿入颊肌处的上方，分支至颊肌及颊黏膜，其分支与面动脉的分支吻合。

### 颞浅动脉及其分支

颞浅动脉（superficial temporal artery）是颈外动脉的两个终末支之一，起始于颈外动脉（图 12-1-12）。于颞下颌关节与外耳道之间在腮腺深面上行，出腮腺上缘，越颧弓根分为额支和顶支。颞浅动脉在面部的分支有：

1. 腮腺支有数支，至腮腺。
2. 咬肌动脉。
3. 面横动脉起始后紧贴咬肌浅面，向前内穿腮腺实质，从前缘浅出，与面动脉、颊动脉、咬肌动脉及眶下动脉的分支相吻合。
4. 颞中动脉多在颧弓平面发自颞浅动脉，分为浅支和深支。深支分布到颞肌，浅支向前与上颌动脉的分支——颞后动脉的浅支吻合。

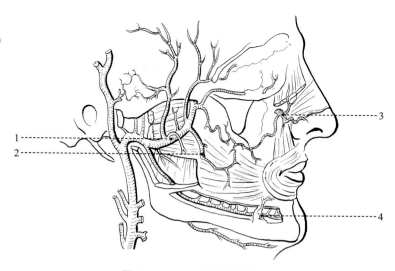

图 12-1-11 上颌动脉及其分支
1. 上颌动脉 2. 颊动脉 3. 眶下动脉 4. 颏动脉

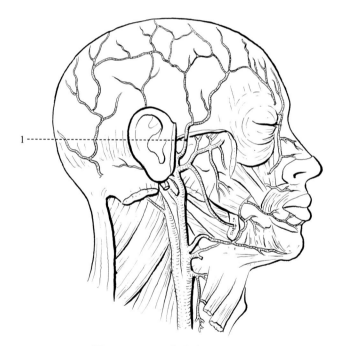

图 12-1-12 颞浅动脉及其分支
1. 颞浅动脉

5. 颧眶动脉起始后贴颞深筋膜深面走行，在颞肌后在颧弓的稍上方起于颞浅动脉，沿颧弓上缘前行，经颞筋膜的浅、深两层之间至眶外侧，分支分布于颞部皮肤及眼轮匝肌，并与眶下动脉、眼动脉及泪腺动脉的分支吻合。

## 五、注射相关的面部静脉

面部的静脉按所在位置的浅、深分为浅静脉和深静脉，它们分别与同名动脉伴行，收集动脉分布区域的静脉血。面浅、深静脉之间的交通吻合丰富，借交通支与颅内静脉相交通。和注射关系密切的静脉主要是面静脉和颞部的静脉（图 12-1-13），尤其是颞部静脉，如果大量注射材料如脂肪等进入静脉，通过体循环进入肺动脉，可能会造成肺栓塞。

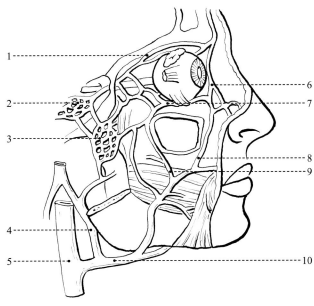

**图 12-1-13 面静脉及其分支**

1. 眼上静脉　2. 海绵窦　3. 翼静脉丛　4. 下颌后静脉　5. 颈内静脉　6. 内眦静脉　7. 眼下静脉　8. 面静脉　9. 面深静脉　10. 面总静脉

### 面静脉

面静脉（facial vein）是面部的主要静脉，在内眦处由滑车上静脉和眶上静脉汇合而成，并与眼静脉相吻合。在面部，面静脉与面动脉伴行，静脉位于动脉后方，两者均位于面肌的深面下行至下颌部，面动脉居下颌骨内侧，面静脉则越过下颌骨浅面向外下行。在内眦处，面静脉通过内眦静脉与眼上静脉相交通，面深静脉与翼丛相交通。面静脉内瓣膜少而薄弱，因而面部"危险三角区"感染，尤其是上唇与鼻部感染时，若处理不当，可借眼上静脉、眼下静脉、眶下静脉、面深静脉和翼丛向颅内播散，引起海绵窦血栓等并发症。

### 面后静脉

面后静脉（venae facialis posterior）由颞浅静脉和上颌静脉在下颌骨髁突部水平的腮腺内汇合而成，自腮腺的前内侧面穿入腮腺，贴近外耳门前方，于颈外动脉浅面及面神经各分支的深面下行，出腮腺下极，前支行向前下，在二腹肌后腹下方与面静脉汇合成面总静脉注入颈内静脉；后支与耳后静脉汇合成颈外静脉。

### 颞中静脉

颞中静脉（venae temporalis media）由颞顶部的小静脉汇聚而成。从眶外侧缘的额颞部向外下方的颧颞部走行，位于颞深筋膜浅层和深层之间的颞浅脂肪垫内，在接近颧弓尾部走向浅面，越过颧弓，穿出颞浅筋膜，汇入颞浅静脉或下颌后静脉。颞部填充脂肪时如果大量脂肪颗粒进入颞中静脉内，通过体循环到达肺动脉，可以造成肺栓塞。

### 哨兵静脉

哨兵静脉（the sentry vein）是颧额颞部的重要交通静脉，名称源于其对面神经颞支的重要定位作用，后者在颧部分叉后常朝向哨兵静脉所在位置走行，两者最接近处通常只相距数毫米。哨兵静脉主干恒定出现于眶外侧，位于颞深脂肪垫前方以及颞额缝后方 10.0～20.0mm 范围内，从眶外侧区的皮下层向外下方走行，向深面穿过颞浅筋膜、颞脂肪垫及颞深筋膜的孔隙进入颞肌，行向颞窝，随后继续向下汇入翼丛和上颌静脉。

## 六、注射相关的面部神经

面部神经主要是面神经和三叉神经，前者是支配面肌的运动神经，后者是头面部的感觉神经。对于注射美容来说，了解面部运动神经和肌肉之间的关系，对于注射肉毒杆菌毒素有一定的指导意义；而熟知三叉神经的走向，可有助于在面部注射前实施神经阻滞麻醉，可以有效消除神经分配区域的注射疼痛。

### 面神经

面神经（facial nerve）出脑桥后，与听神经在内耳道一起行走，出内耳道后进入面神经管，再由茎乳孔出颅，然后在二腹肌后腹与外耳道软骨之间向前越过茎突、面后静脉和颈外静脉进入腮腺峡部，自出茎乳孔至腮腺间距离约为2.0cm。进入腮腺后先分上、下主干，再分出5个分支，即颞支、颧支、颊支（又分为上、下颊支）、下颌缘支和颈支（图12-1-14）。面神经麻痹时，其支配的表情肌丧失功能，出现面瘫症状。

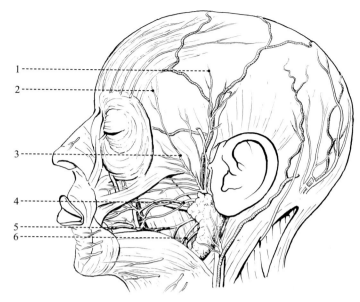

**图 12-1-14　面神经及其分支**

1.颞支　2.颧支　3.上颊支　4.下颊支　5.下颌缘支　6.颈支

### 三叉神经

三叉神经（trifacial nerve）为混合神经，发出眼神经（ophthalmic nerve）、上颌神经（maxillary nerve）和下颌神经（mandibular nerve）3大分支，其感觉支除分布于面深部外，终末支穿面颅各孔，分布于颌面部相应区域的皮肤（图12-1-15）。

1. 眼神经皮支的主要分支

（1）眶上神经：与眶上动、静脉伴行，由眶上孔（或眶上切迹）穿出。眶上神经继而转向上，沿途分支至上睑及人字缝以前的额顶部皮肤。

（2）额支：在眶上神经内侧，经额切迹（或孔）转向上，分布至额部和上睑皮肤。

（3）滑车上神经：向前内侧行经上斜肌的滑车上方，穿过眶隔弯转上升，与滑车上动、静脉伴行，其终支穿过眼轮匝肌和额肌，分布于额中线附近及上睑内侧1/3皮肤。

（4）滑车下神经：沿上斜肌与内直肌之间向前穿出内眦部，分支分布于上、下睑内侧，内眦部和鼻背皮肤。

（5）筛前神经：自鼻睫神经分出后，行向前内侧，与筛前动、静脉一起穿筛前孔入颅前窝，沿筛板与硬脑膜间前行，至筛骨鸡冠外侧穿过筛板，下降入鼻腔，分为鼻内支和鼻外支。鼻内支分布于鼻腔黏膜，鼻外支沿鼻骨内面的筛骨沟下降，在鼻骨与鼻软骨上缘间穿出至鼻背，分布于鼻背下部、鼻翼及鼻尖皮肤。

2. 上颌神经皮支的主要分支

（1）颧神经：在翼腭窝内从上颌

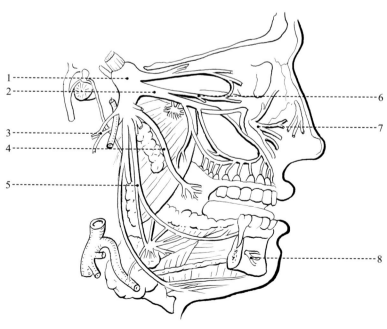

**图 12-1-15　三叉神经及其分支**

1.上颌神经　2.三叉神经　3.耳颞神经　4.颊神经　5.舌神经　6.颧神经　7.眶下神经　8.颏神经

神经发出后，经眶下裂入眶，沿眶外侧壁前行。

（2）眶下神经：是上颌神经的直接延续，经眶下裂入眶，由此改称为眶下神经。与同名动脉伴行，经眶下沟、眶下管向前经眶下孔穿出至面部分散成数支。

3. 下颌神经的主要分支

（1）颊神经：由下颌神经的前干分出后，经翼外肌两头之间斜向前外侧，向前下方穿颞肌鞘下部进入颞肌，随肌纤维下行。穿出颞肌鞘向下行，并稍向外前下行，在颞肌与咬肌前缘覆盖下，在咬肌前缘穿颊脂体，分散为数小支，分布于颊部与口角之间的皮肤、黏膜及同侧下颌牙龈。颊神经在颊肌外侧面与面神经的颊支交织成丛。

（2）耳颞神经：从下颌神经后干发出后，向后以两根包绕脑膜中动脉，在动脉的后方两根合成一干，向背侧行于翼外肌与腭帆张肌之间。继而行于颞下颌韧带与髁状突颈部之间，经颞下颌关节后方入腮腺上部。经腮腺转向外上方，于腮腺上缘穿出。沿颞浅血管的后方上行，跨过颧弓根部成为终末支——颞浅神经，分布于颞区大部分皮肤。沿途发出颞下颌关节支、耳前支、外耳道支与腮腺支，支配上述部位。

（3）颏神经：是下牙槽神经分出的终末支，自颏孔穿出后，即改称为颏神经。颏神经伴颏动、静脉在下唇方肌深面分为 3 支。2 支为唇支，分支分布至颏、下唇的黏膜和皮肤，分支与面神经下颌缘支的终末支相吻合。另一支为颏支，下降分为数小支，分布于颏部皮肤。

## 七、与注射相关的面中部层次解剖

面中部软组织由浅至深也可分为五层：皮肤、皮下脂肪、SMAS、间隙和韧带、骨膜和深筋膜。面中部的皮下脂肪被大量的垂直走向的纤维间隔分成不同的脂肪室。这些纤维间隔内走行有细小的血管，并将皮肤与其深方的表情肌连接在一起。这些浅层脂肪室包括：颊内侧脂肪室、颊中间脂肪室、外侧颞颊部脂肪室和鼻唇侧脂肪室。

### 颊内侧脂肪室

颊内侧脂肪室（inner medial buccal fat compartment）位于鼻唇侧脂肪室的外侧，颊中间脂肪室的内侧。后壁为眼轮匝肌、深内侧脂肪室和颊脂垫，上界为眼轮匝肌限制韧带和眶下脂肪室。下界为下颌脂肪室和颊脂垫的颊突。另外，颧大肌与该脂肪室的下缘相邻。该脂肪室对应的位置即为所谓的"苹果肌"所在的区域。

### 颊中间脂肪室

颊中间脂肪室（medial buccal fat compartment）位于颊内侧脂肪室和外侧颞颊部脂肪室之间，眶外缘垂线的外侧，腮腺的前面和浅部。上界为眶下和眶外侧脂肪室。颧大肌走行于该脂肪室的上部。此处，三个脂肪室的纤维间隔组织相互汇聚，构成致密的面部固定带。

### 外侧颞颊部脂肪室

外侧颞颊部脂肪室（lateral temporal buccal fat compartment）是颊部最外侧的脂肪室，位于腮腺表面，后接耳后脂肪，上接颞部脂肪，向下与颈部脂肪相延续。

### 鼻唇侧脂肪室

鼻唇侧脂肪室（nasolabial adipose compartment）向上邻接眼轮匝肌限制韧带，向下覆盖或毗邻下颌上脂肪，外侧毗邻眼轮匝肌下脂肪（SOOF）、颊内侧脂肪和颊中间脂肪，内侧为上颌骨。该脂肪室在鼻唇沟的构成中发挥重要作用。

在中颊部，面中部被韧带和血管鞘结缔组织分隔成不同的间隙和脂肪室（图 12-1-16），包括颧前间隙、深内侧脂肪室内侧部、深外侧脂肪室外侧部分、Risktow间隙等。

### 颧前间隙

颧前间隙（zygomatic clearance before）是颧骨体浅面的三角形间隙。该间隙的上界为眼轮匝肌限制韧带，下界为颧弓韧带，间隙的底为一层骨膜上脂肪层和颧大、小肌的起点，顶为眼轮匝肌的眶部。该间隙内容纳着深层脂肪 SOOF。

### 眼轮匝肌下脂肪（SOOF）

位于颧前间隙内，向内侧与颊深内侧脂肪室内侧部相邻，分为内侧和外侧两部分。内侧 SOOF 位于瞳孔内侧缘与外眦之间。外侧 SOOF 起自外眦角，向外延伸，终于眶外侧增厚区。内侧 SOOF 的下部与颊深内侧脂肪

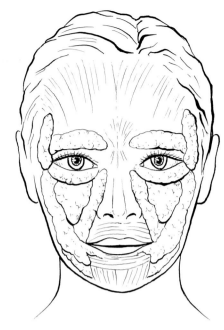

**图 12-1-16　面部脂肪室**

室的外侧部分相互重叠。表面覆盖鼻唇侧脂肪室和颊内侧脂肪室。外侧 SOOF 位于眶外侧脂肪室和颊中间脂肪室的深方，覆盖在颧突表面，多数在抵达颧弓上缘上方前终止。

### 颊深内侧脂肪室

颊深内侧脂肪室（medial deep buccal fat compartment）位于颊浅层脂肪室（颊内侧脂肪室和颊中间脂肪室）的深面，颧大肌的内侧，上颌骨骨膜表面，可以分为内、外侧两部分。外侧部位于颊内侧脂肪室的深层，向头侧与 SOOF 相邻接，并略有重叠，向外侧与颊脂肪垫相邻接，向深方与上颌骨骨膜相邻接，向内侧借面静脉与内侧部相隔。内侧部分略呈四边形，位于鼻唇侧脂肪室的深面，并进一步向内侧延伸。其上界为泪槽韧带和眼轮匝肌起点，外侧边界为面静脉，内侧边界为梨状孔韧带，下界为上颌骨韧带。眼轮匝肌眶部和面中部的 SMAS 构成脂肪室的顶，其底部并未直接覆盖在上颌骨骨膜上，在它与骨膜之间还有一个潜在的 Ristow 间隙。该脂肪室的血供发生障碍时，面部突出度会明显降低。

### Ristow 间隙

又称梨状孔深间隙，大小约 1.1cm×0.9cm，是位于梨状孔周围呈半月形的潜在腔隙，其内侧界为降鼻中隔肌和梨状孔韧带，上外侧被深内侧脂肪的内侧部包绕，浅面为提上唇肌和深内侧脂肪内侧部。面动脉被纤维组织鞘包裹从该间隙的顶与深内侧脂肪室之间上行。

# 第二节　肉毒毒素注射应用

## 一、肉毒毒素治疗面颈部皱纹

### 眉间皱纹

眉间皱纹由眉间复合体收缩形成，是美国 FDA 批准的肉毒毒素的第一个美容领域的适应证。肉毒

毒素通过抑制眉间肌群的收缩治疗眉间纹，由于非自主的习惯性皱眉消失，不单单可有效治疗眉间皱纹，还能够预防皱纹的出现。

### 适应证

1. 眉间纹。
2. 内侧眉抬高。

### 患者评估

眉间纹评定（动态纹及静态纹）。评定皱眉时眉间肌群和额肌的收缩，皱眉时同时收缩这两种肌肉的患者在治疗眉间纹时需要联合眉间肌群和额肌的注射。

### 注射方法

在眉间纹安全区内注射，安全区的外侧边缘线注射点在眶上嵴上至少 1cm，向内延伸至低于眉间突起下方大约 1cm 处，外侧缘垂直线到发际线区域是安全区范围。注射点及剂量如图（图 12-2-1）。起始总剂量女性 15u，男性 25u（视具体情况调整注射部位及剂量）。

患者半卧位，嘱患者做皱眉的表情，收缩眉间肌肉，判定肌群位置并确定注射点，注意注射点位于安全区内。消毒注射部位并待其变干，快

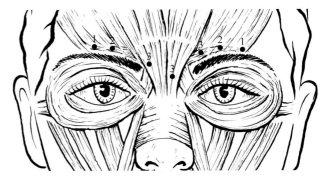

图 12-2-1　眉间纹注射点

速进针，肌内注射，缓慢匀速推注药液，轻柔按压注射穿刺处止血。内侧剂量较大，外侧逐渐减少。注射深度：降眉间肌处垂直进针，注射深达肌肉内；皱眉肌头部注射得没那么深；皱眉肌尾部：注射较浅。注意避免外侧的注射点超过瞳孔中线，防止眉下垂。注射点不要低于骨性眶缘，以免造成上睑下垂和复视。

### 并发症和处理

上睑下垂为治疗后最严重的并发症，在眉间区域注射的 A 型肉毒毒素可能会向下扩散，影响提上睑肌，导致上睑下垂。肉毒毒素导致的上睑下垂与其治疗额纹后眉部下垂导致的眼睑皮肤松弛不同，提上睑肌导致的上睑下垂通常仅出现于一侧眼，而眉部下垂导致的眼睑皮肤松弛通常影响双侧眼，用手向上提眉后，眉部下垂导致的眼睑皮肤松弛会缓解，而上睑下垂不会。如果出现上睑下垂，一定要告诉求美者：上睑下垂 100% 会恢复，以免求美者变得非常情绪化和烦躁。可以对症状进行治疗：含有 a- 肾上腺素能受体激动剂的滴眼液可使 Müller's 肌活跃，应每日使用 3～4 次。上睑下垂症状可能持续 2～3 个月，因此在治疗时必须非常小心。

### 鱼尾纹

动力性鱼尾纹由眼轮匝肌收缩所致，为眼周的放射状皱纹，肉毒杆菌毒素治疗眼轮匝肌外侧可抑制其收缩，减少鱼尾纹以及抬高外侧眉毛。

### 适应症

1. 鱼尾纹。
2. 提眉尾。

### 患者评估

鱼尾纹评定（动态纹及静态纹）。评定大笑、眯眼或者龇牙时鱼尾纹的呈现形态。

### 注射方法

在鱼尾纹注射安全区：眶缘 1cm 以外，颧骨上缘水平以上，角膜外缘垂线外眉以下的范围是安全区。肉毒杆菌毒素应注射在中心鱼尾纹安全区内，但也可依患者的个体差异在安全区的扩展区域注射。鱼尾纹注射点和剂量见图（图 12-2-2），起始剂量女性 10u，男性 12u（视具体情况调整注射部位及剂量）。最高的剂量用于肌肉活动最强的区域，然后向上向下放射状注射稍低的剂量。多点注射，每侧注射 2 至 5 个点（某些患者更多），间距约 1cm。

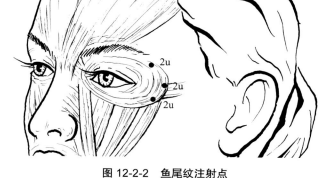

**图 12-2-2　鱼尾纹注射点**

患者半卧位，嘱患者做眯眼或者龇牙的表情，收缩眼轮匝肌，判定肌群位置并确定注射点，注意注射点位于安全区内。消毒注射部位并待其变干，快速进针，皮内注射，缓慢匀速推注药液，轻柔按压注射穿刺处止血，按压方向需远离眼睛。采用同样方法注射对侧眼轮匝肌，术前注意评估双侧眉尾对称程度，并根据实际皱纹情况调整注射部位及药物剂量。如果鱼尾纹沿耳朵方向向外侧延伸，可以增加注射点位至第二圈甚至第三圈。外侧的剂量非常小（每点 1u），注射要非常表浅。传统的 3 点注射通常可以达到较高的满意度，采取微量注射技术来减少并发症的风险。注意注射点不要低于颧骨，否则有注射入颧大肌的风险（导致面部下垂），避开眼眶，下眼睑注射，慎重评估（皮肤弹性，组织容量）注射量与深度会影响中面部提肌。

### 并发症及处理

1. 畏光　较少见，一般是由于眯眼功能减退所致，可缓解，采取光防护措施如戴太阳镜和帽子可以减轻症状。

2. 睑下垂　通常见于眉间纹治疗，在鱼尾纹治疗中罕见。可参见"眉间皱纹"的并发症。

### 额纹

动力性额纹由额肌收缩所致。肉毒杆菌毒素通过抑制额肌收缩使额纹减轻，使其上覆盖的皮肤平滑，并可改变眉毛的形状和高度。

### 适应证

1. 眉间纹。

2. 外侧眉抬高。

### 患者评估

额纹评定（动态及静态纹），活动和静态眉毛形状评定。额肌静止时评定是否存在眉下垂和上睑皮肤松弛。额肌收缩可代偿性地提升眉毛，减轻上睑皮肤松弛。

### 注射方法

在额纹安全区内注射，安全区在角膜外缘垂线以内眶上嵴上 2cm 至发际线的范围，以及垂线外发际线下 2cm 内的一小块区域。注射点及剂量如图（图 12-2-3）。起始剂量女性 8u，男性 10u（可采用低浓度微量多点注射减少并发症）。

患者半卧位，嘱患者做抬高眉毛的表情，收缩额部肌肉，判定肌群位置并确定注射点，注意注射点位于安全区内。消毒注射部位并待其变干，快速进针，肌内或皮下注射，缓慢匀速推注药液，注意避免进针过深，避免疼痛，轻柔按压注射穿刺处止血。对于原来存在上睑下垂、眉下垂者和肿眼泡要小心处理。为防止注射后前额沉重感或眉毛下垂，需初始低剂量，2 周后随访如有需要补剂量。

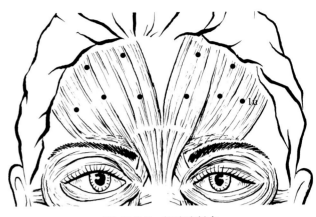

图 12-2-3　额纹注射点

### 并发症和处理

1. 眉下垂　最明显的并发症之一，注射剂量过大或注射位置过低均可导致，通常双侧一起出现，一般两周后可缓慢改善，随肉毒毒素逐渐代谢可自行缓解。

2. 眉不对称　可能由于双侧药物注射操作不对称造成，或治疗前即有相关症状，可通过肉毒毒素注射至单侧额肌处改善。

3. 吊梢眉　通常 1～6 周恢复。纠正方法：在两边眉毛外侧上方 2cm 的额肌补注射 1～2u。

### 肉毒毒素治疗开唇露齿

微笑时过度的上唇上提可导致露出牙龈的露龈笑。露龈笑和鼻唇沟加深与提上唇鼻翼肌收缩有关。采用肉毒杆菌毒素治疗提上唇鼻翼肌可抑制其收缩，使上唇延长，减轻露龈笑和鼻唇沟。

### 适应证

1. 开唇露齿。

2. 鼻唇沟过深。

### 患者评估

1. 询问个人史，是否特殊职业，如演员、歌手等。

2. 是否存在笑容不对称。

3. 肉毒素改善开唇露齿适合上唇较短的求美者。

### 注射方法

务必将药物精准注入提上唇鼻翼肌，于上唇鼻翼肌与鼻翼上缘交汇处注射，注射点及剂量如图（图 12-2-4）。起始单侧剂量女性 2u，男性 2u，

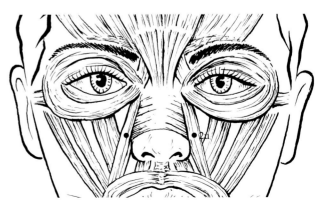

图 12-2-4　提上唇鼻翼肌注射点

2 周时随访，再次评价，必要时补充注射 1～2u。

患者半卧位，嘱患者做大笑或用力抬高上唇的表情，收缩上唇鼻翼肌肉，判定肌群位置并确定注射点，注意注射点位于上唇鼻翼肌与鼻翼上缘交汇处，鼻唇沟顶部肌肉隆起处。消毒注射部位并待其变干，快速进针，肌内注射，缓慢匀速推注药液，轻柔按压注射穿刺处止血。

### 并发症和处理

1. 笑容不对称　原有笑容不对称而平时没有注意，轻微的口唇不对称可能在注射后加重。

唇不对称也可能是双侧提上唇鼻翼肌注入的肉毒毒素剂量不等所致。这些不对称均可通过补充治疗，即在肌肉收缩更强的一侧补充注射来改善。

2. 唇下垂　注射剂量过大，使肌肉被完被抑制所致，可局部热敷，作用逐渐减弱而自行缓解。

## 二、肉毒毒素轮廓塑形

### 颏部塑形

颏肌过度活跃导致的"鹅卵石"下巴在亚洲人中很常见。随着衰老和面部容积流失，下巴的小坑会愈发明显。颏肌收缩可提升下垂的下巴，但过度活跃的颏肌使下巴变短，使下巴上的小坑变多，形态像鹅卵石。这些"鹅卵石"会像静态纹一样稳定下来，打破正面观时平滑的"V"形线。尤其在下颌下垂时，鹅卵石下巴会让人看起来更加苍老。肉毒毒素可使颏肌放松，重塑光滑"V"形线，使下巴稍稍向外突出。

### 适应证

1. 皱褶的或者砾石样下颌。
2. 颏唇沟。
3. 颏部短缩。

### 患者评估

1. 询问个人史，是否特殊职业，如演员、歌手等。
2. 颏部短缩是否由颏肌紧张造成。

### 注射方法

务必于颏肌安全区内注射，静止状态下确定下颌的边缘线，其最上方指向颏唇沟。安全区在下颌边缘线内至少 1cm 距下颌缘至少 2cm，注射点及剂量如图（图 12-2-5）。起始剂量女性 4u，男性 6u。在颏肌内注射，避开口轮匝肌，颏肌要注射深。

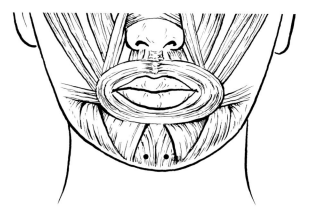

**图 12-2-5　颏肌注射点**

患者半卧位，嘱患者嘟嘴的表情，收缩颏肌，判定肌群位置并确定注射点，注意进针深度，柱状注射。消毒注射部位并待其变干，快速进针，肌内注射，缓慢匀速推注药液，向下按压注射部位。

### 并发症和处理

口唇不对称。可能由注射偏外侧或肉毒素弥散至降下唇肌所致。降下唇肌的功能是降低嘴唇的中部，药物抑制该肌肉可使嘴唇抬高。待药物代谢可自行缓解。下唇不对称可通过在未受累的降下唇肌注射药物来矫正。亦可等待肉毒杆菌毒素作用的自行缓解。

### 肉毒毒素治疗咬肌肥大

咬肌、颞肌和翼内肌同是咀嚼肌肉，负责下颌的闭合。咬肌肥大不仅和经常咀嚼坚硬的食物有关，嚼口香糖等韧性食物也会造成咬肌发达。磨牙症和习惯性下意识咬紧牙关也是咬肌发达的原因。一般来说，人更习惯用其中一侧牙咀嚼食物，因此咬肌亦会出现不对称的情况。

### 适应证

1. 咬肌肥大型的下颌宽大。
2. 咬肌肥大导致的面部不对称。

### 患者评估

1. 仅适用于肌肉肥大型的方下巴，下颌骨突出的求美者应用此法效果不佳。
2. 不适用于年龄较大（大于 40 岁），皮肤明显松弛者，注射肉毒毒素可加重松弛下垂。
3. 不适用于面颊部软组织不足者，注射可导致凹陷加重。
4. 面颊部脂肪过多者，咬肌体积有限，仅靠缩小咬肌无法有效改善。

### 注射方法

于咬肌安全区内注射，其边界为：咬肌的前后缘分别为注射的前后边界；连接口角和耳屏的连线为上边界；下颌骨的下缘为下边界。为避免 A 型肉毒毒素扩散影响正常的面部表情，注射点应至少距离安全参考线 1cm。注射点及剂量如图（图 12-2-6）。起始剂量女性单侧 25u，男性单侧 35u（视具体情况调整注射部位及剂量，单侧最大剂量一般不超过 50u）。

患者半卧位，嘱患者用力咬牙，使咬肌收缩，判定肌肉位置并确定注射点，注意进针深度，分层注射，均匀注射。消毒注射部位并待其变干，快速进针，肌内注射，缓慢匀速推注药液，向下按压注射部位，使药物弥散均匀。

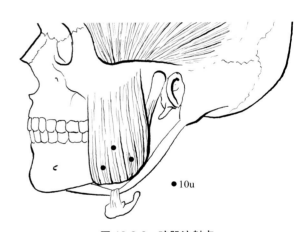

●10u

图 12-2-6　咬肌注射点

### 并发症和处理

1. 咬肌肌力减弱　部分求美者可能在注射后出现咬肌肌力减弱的情况。然而，肌力减弱一般程度轻微，并会在 3 个月后消失。
2. 脸颊凹陷　脸颊凹陷尤其颧弓下区域凹陷会使求美者看起来憔悴苍老，即便在注射后方下巴确实得到改善，下颌线条变得柔美。东方人不喜欢这样的面形。面颊凹陷可通过软组织填充剂矫正，可选择脂肪或透明质酸填充剂进行填充。若求美者不愿进行填充，可嘱其多进行咀嚼以恢复咬肌体积。注射时避免位点过高，药物向上弥散引起颧弓下方区域肌肉萎缩。同时，溶脂、吸脂和埋线可有效改善下颌松垂。

### 肩部塑形

对于女性来说，斜方肌过于发达会显得颈部短粗，失去优美的肩部线条，并使面部看起来更大，穿着暴露颈部的衣服会影响美观，长期使用电脑或者智能手机的低头族在低头时会使斜方肌持续收缩，不仅会导致斜方肌肥大，还会导致肌痛和偏头痛。这也是使用肉毒毒素注射斜方肌是治疗偏头痛的手段之一的原因。肉毒毒素作用于斜方肌，使其萎缩，肌肉体积变小，肩部线条会更优美柔和。另外，松弛了长期处于收缩状态的肌肉后，肌痛或偏头痛的症状也会得到缓解。

### 适应证

1. 斜方肌肥大导致的颈部短粗。
2. 斜方肌过度紧张导致的肌肉酸痛、偏头痛。

### 患者评估

1. 询问个人史，是否特殊职业，如舞蹈演员等。
2. 是否存在高低肩的情况。

### 注射方法

主要注射区域被界定为斜方肌上部，连接肩和颈处：即颈线、肩线和水平距离肩峰内侧的一条虚拟的横线所围成的稍微凸起的三角形区域。注射点及剂量如图（图 12-2-7）。起始剂量单侧50u（建议低浓度注射）。

注射时，求美者呈坐位，医生站在求美者身后，嘱患者做耸肩动作，使斜方肌上方收缩，判定肌肉位置并确定注射点，选用较长针头，注意进针深度深达肌内，均匀柱状注射。每点间隔约2cm。消毒注射部位并待其变干，快速进针，缓慢匀速推注药液，按压注射部位，使药物弥散均匀。

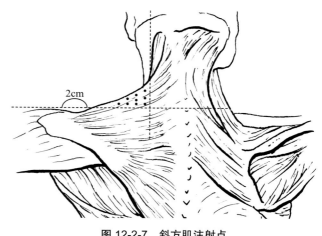

**图 12-2-7 斜方肌注射点**

### 并发症和处理

耸肩无力，50u 的 A 型肉毒毒素通常不会引起大的不良反应，但是少部分求美者可能会因为肌力减弱，在拿东西时感到不适。因此，必须根据求美者的肌肉体积调整注射剂量，避免出现严重的肌无力。不能同时进行手臂塑形，否则可能会因三角肌麻痹而无法抬起手臂。

### 小腿塑形

对于女性来说，小腿肌肉过于发达会失去优美的腿部线条，轮廓粗壮异常。如想要柔和的小腿线条，仅需注射到腓肠肌内侧，如果想要瘦整个小腿，则需注射到腓肠肌的内侧头、外侧头、比目鱼肌下部和腓骨长肌。

### 适应证

1. 小腿肌肉肥大导致的腿部短壮。
2. 腓肠肌过于发达导致的腿部线条不流畅。

### 患者评估

1. 询问个人史，是否特殊职业，如舞蹈演员、运动员等。

2.评估是否存在膝内翻、膝外翻的腿部异常形态。

### 注射方法

主要注射区域被界定为内侧的腓肠肌内侧头、腓肠肌外侧头和外侧的腓骨长肌，为消除小腿内侧的肌肉凸起，将药物注射到腓肠肌内侧头，让小腿线条更柔和。消除小腿内侧的肌肉凸起后，膝内翻的情况会更加严重。此时，仅需将 A 型肉毒毒素注射到小腿外侧。这种治疗方法同样适用于内侧肌肉有较小凸起且外侧肌肉凸起较大的情况。但是如果治疗目的是为了瘦整个小腿，则需要将 A 型肉毒毒素注射于小腿的所有肌肉，包括腓肠肌内侧头、腓肠肌外侧头、比目鱼肌下部和腓骨长肌。注射点及剂量如图（图 12-2-8）。起始剂量为单侧 50～100u（建议低浓度注射）。

注射前求美者站立，踮脚，判定肌肉位置并确定注射点。注射时俯卧位，选用较长针头，注意进针深度深达肌内，均匀柱状注射。消毒注射部位并待其变干，快速进针，缓慢匀速推注药液，按压注射部位，使药物弥散均匀。

### 并发症和处理

走路无力，50u 的 A 型肉毒毒素通常不会引起大的不良反应，但是少部分求美者可能会因为肌力减弱，走路困难。因此，必须根据求美者的肌肉体积调整注射剂量，避免出现严重的肌无力。

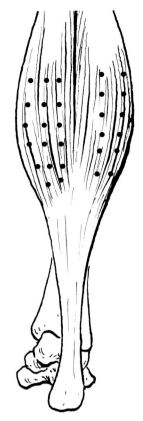

图 12-2-8　小腿塑形注射点

## 解剖特点与治疗要素

| 解剖特点 | 治疗要素 |
| --- | --- |
| 面部皮肤菲薄 | 改善皱纹注射多为表浅注射 |
| 表情肌数量多层次复杂 | 小剂量精准肌内注射 |

# 第三节　透明质酸注射应用

## 一、透明质酸面部轮廓塑形

### 注射隆鼻

亚洲女性常由于鼻骨及软骨组织过少而形成鼻背及鼻根的凹陷，缺乏立体美观的轮廓弧线，以往常使用硅胶或膨体假体来得到永久增高的效果。注射隆鼻因为没有明显的肿胀与淤青，且具有操作简单、耗时短、不留瘢痕、术后外形自然、不影响生活等优点，相比假体植入手术，患者心理上更易于接受。透明质酸不仅可对鼻型轮廓线进行调整，对于低平的鼻根及鼻背矫正也很有效，在很多情况下，还可以达到与手术同样的效果，甚至在外观及触摸手感上，比假体手术后更为自然。

**适应证**

1. 鼻背低平。
2. 鼻根低平。
3. 鼻翼扁平。
4. 鼻部弯曲。
5. 鹰钩鼻及驼峰鼻的调整。

**禁忌证**

1. 鼻假体植入术的即刻。
2. 鼻部有感染灶。
3. 其他填充材料注射史，未确定完全吸收或有残留永久性注射材料。

**注射方法**

3 点穿刺注射技巧：初学者较容易掌握，分 3 点进针少量注射，由鼻尖向鼻根点逐渐递进给药，虽然要多点多次注射，但比较容易调节线条弧度，很适合初学者使用。

1 点穿刺注射技巧：由 1 个注射点，一次性伸入长约 3.5cm 的 25G 针进行注射，对专业操作水平的要求较高，但可缩短二次矫正的时间。

患者取坐位注射，以记号笔设计划线，可以使用 30G 针头行 3 点穿刺注射法，也可使用 25G 较长的针头行 1 点穿刺注射法，取决于医师的操作习惯。以适当的角度（30°～45°）进针，要估计好针尖位置，并仔细观察填充物注入的情况与局部的变化，手指可轻轻按压注射部位来感受填充剂注入的变化。注射深度约在骨膜浅层，注射速度不宜过快。在鼻根点附近使用注射时，左手拇指与食指应捏紧鼻根部皮肤，以防止材料向两边扩散。以中轴线为对称轴，左右两边注射剂量应一致，发现有不对称，可用棉签或手指塑形矫正，如有术后的不对称，可在 7～10 天后在较少的一侧补充注射，或于多出的一侧注射玻璃酸酶进行溶解。尽可能用最少的量完成注射（图 12-3-1）。

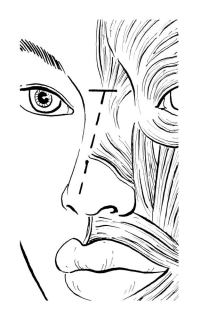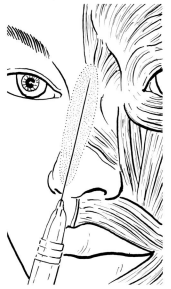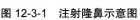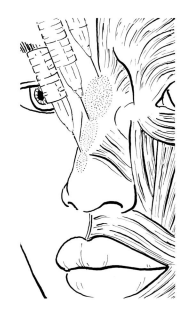

图 12-3-1　注射隆鼻示意图

### 注射剂量

鼻尖软骨上方平均 0.2～0.3ml。

鼻背及鼻根部平均可注射 0.6～0.8ml，需根据患者的实际情况酌情加减。

### 注意事项

1. 由于人鼻部皮肤的厚度与弹性所限，隆鼻一般可增加的鼻根高度约为 3mm，这已经可满足大部分患者的要求，若患者要求更为高挺的鼻子，可选择手术植入假体。

2. 术前医生应与患者充分沟通，制定注射方案，估计注射总量，并合理分配。

3. 注射后短期内可能出现局部水肿，尤其是在鼻根部，为正常现象，须提前告知患者。

4. 用于鼻根及鼻背的注射效果显著，对鼻头抬高有限，对鼻翼的矫形较为困难。

5. 宁少勿多，切勿矫枉过正。

6. 注射隆鼻时，若出现血管迷走神经性晕厥（非常罕见），应立即中断操作，选择舒适的姿势平卧休息。

7. 液性的填充材料在注射后 3～7 天可能出现变形，此时可固定可塑性夹板，以巩固注射形态。

8. 注射后的前 1～2 周，可嘱患者用食指和拇指在鼻根部位每隔 2～3 小时轻轻按压数分钟，可以使鼻部的形状更为稳固。

9. 注射后至少 2 周不要佩戴眼镜，睡眠时尽量保持平躺姿势。

10. 红肿未消前不能进行第 2 次矫正。

### 并发症及处理

1. 过敏　一般情况下，过敏的发生率低，透明质酸填充剂中所含的交联制剂和麻醉剂是导致过敏的主要原因。如果就医者有严重过敏史，应避免使用透明质酸。如发生过敏，可涂抹外用的类固醇软膏或口服抗过敏药。

2. 血管栓塞　注射时应注意所有的面动脉分支点，在鼻背部注射时，鼻根部的注射需要谨慎，因鼻根部注射导致视网膜中央动脉栓塞的后果十分严重。注射应注意缓慢推注，如果在注射过程中鼻子颜色发生变化或患者抱怨异常疼痛时，应立即停止注射，并注射透明质酸酶溶解。准确的预期与对栓塞等并发症的预防不可忽视，解剖知识和熟练的注射技术十分重要。

### 注射隆颏

从美学角度来讲下颌是下面部轮廓最为重要的部位之一，下颌过短会影响全面部的美学比例，整体脸形显得偏圆。颏部短平或后缩是东方人常见的缺陷，近年来年轻人由于咀嚼动作和力量的减少，颏部后缩的现象更为常见。透明质酸注射隆颏具有操作简单、耗时短、恢复期短等优点。效果虽非永久，但从长远的角度看，可优先选择此种方式。对下颌后缩能有很大程度的改善，从侧面观察，能形成生动美丽的下颏弧线以及颏尖，还能使全脸拉长，改善圆脸外观，使面型变得更为迷人。另外，对于颏部凹陷的矫正，优于假体植入。

### 适应证

1. 下颌突度不足即下颌后缩。

2. 下颌高度不足即面下 1/3 短缩。

3. 颏部不对称畸形矫正。

### 禁忌证

1. 假体植入术的即刻。

2. 局部有感染灶。

3. 其他填充材料注射史，未确定完全吸收或有残留永久性注射材料。

### 注射方法

患者取仰卧位，行线性逆向注射法或扇形注射法（图12-3-2），可用18G或21G的锐针刺破皮肤后，再进入钝针，先分离腔隙，以避免血管与软组织损伤；针尖斜面向下，拇指和食指可提捏注射部位的皮肤，以扩大内部注射腔隙，方便注射；按患者的不同情况以及医师的操作习惯，可从下颌缘向中间进针，也可从右向左或从中间颏唇沟处向下颏尖进针。不管采用哪种方法，操作得当，都可塑造出满意的颏尖形态来。下颌"砾石状"外观严重者，可先使用肉毒素松解，1周后再进行填充注射。

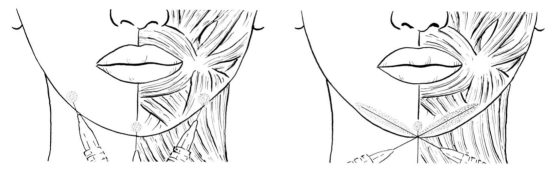

图12-3-2 注射隆颏示意图

### 注射剂量

颏部注射量应在0.5～0.8ml，不建议单次注射1ml以上，并需根据患者的实际情况酌情加减。

### 注意事项

1. 左右两侧应注射均匀。

2. 第一次注射时尽量小剂量，切勿一次注射过多。

## 二、透明质酸面部皱纹充填

### 鼻唇沟注射

鼻唇沟是从鼻翼旁至口角外侧的凹陷，在笑时即会出现，年轻人不做表情时不明显，中老年人鼻唇沟会持续存在，并随着年龄的增长加深，暴露面部的老化。形成鼻唇沟的原因主要是面部皮肤的松弛和软组织量的减少，轻中度的鼻唇沟加深可通过注射充填剂改善，而皮肤松弛严重的重度鼻唇沟加深需结合除皱术治疗。

### 适应证

1. 轻中度鼻唇沟加深。

2. 鼻翼基底低平。

#### 禁忌证

局部存在皮肤感染灶。

#### 注射方法

取半卧位，可于进针点处使用少量利多卡因做局部浸润麻醉。于真皮内及皮下多层次注射，鼻翼基底低平患者于骨膜浅层注射起到支撑作用。操作者以左手将颊部组织向鼻翼侧推挤，可将鼻唇沟及皮肤皱纹显露得更加清楚，便于注射。应将大部分的充填物注射到鼻唇沟的正中线附近，尽量不要偏向上外侧（图 12-3-3）。

#### 注射剂量

单侧剂量 0.5～1.0ml，尽量一次使用足够的剂量达到充分的矫正，但不必矫枉过正。

#### 注意事项

充填物的上移：应将大部分充填物注射到鼻唇沟正中线的周围，宁可偏向内侧，也不要偏向上外侧，注射后需再注射局部进行固定，以抵抗上唇的运动使充填物上移。

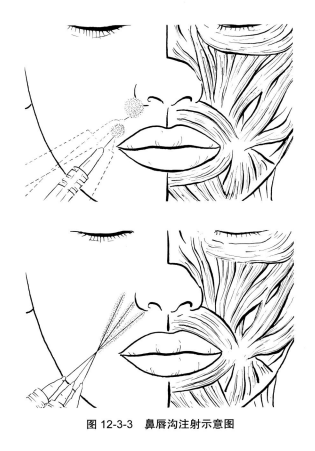

**图 12-3-3 鼻唇沟注射示意图**

#### 泪沟注射

在下睑与中面部的接缝处，有时会因两侧皮肤与皮下组织厚薄不同以及眶部支持韧带牵扯的关系，而形成一道沟，这就是泪沟。泪沟部位注射难度较大，患者的满意度比较低，需要有良好的解剖知识及注射技巧。锐针深层注射可以使皮肤表面更为平整，注射材料不易移位。而使用钝针更安全，但钝针仅能进入眼轮匝肌后方疏松组织层内，充填材料容易移动，如果注射量过大，容易出现皮肤表面凸起。

#### 适应证

眶周软组织衰老不严重者。

#### 禁忌证

1. 下睑皮肤松弛明显。
2. 眼袋严重。
3. 眼睑闭合不全。
4. 下睑外翻。

#### 注射方法

患者取坐位或半坐位，将头部与背部确切地靠在椅背上，上方正对光源，可以使双侧泪沟凹陷准确地显现。注射层次主要为骨膜层以及眼轮匝肌的深面（图 12-3-4）。使用 30G 的空针头垂直或钝角度次入皮肤，抵达眶缘骨膜的注射位置，回抽不见血，将注射器更换成充填剂，回抽不见血，注点状注射到眶骨内缘，每次更换注射位置时，均需更换新的空针头，以确保针头没有刺入血管。完成深层注射后，还会有少部分区域充填不足，可以在眼轮匝肌的深面用钝针做少量注射调整，嘱受术者转动眼球，以观察效果，及时按摩促进局部平整。

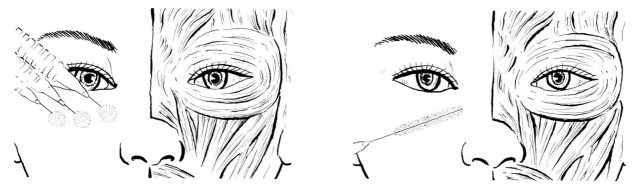

图 12-3-4　泪沟注射示意图

### 注射剂量

中等程度的泪沟，单侧 0.2ml 左右，切忌过多。

### 注意事项

局部皮肤隆起：单次充填剂量过大或局部注射过浅均可导致此现象，一周后未见明显改善可局部注射适量玻璃酸酶进行溶解。

## 解剖特点与治疗要素

| 解剖特点 | 治疗要素 |
| --- | --- |
| 面部解剖层次多且复杂 | 通常选择皮下层及骨膜层进行注射 |
| 面部血管多，管径细小 | 特殊区域选择钝针注射，边退针边注射 |

**参考文献**

1. 谢雯. 中国传统人体美学与西方人体美学的异同［J］. 中华医学美学美容杂志，2010，16（3）：198-199.

2. Charles H. Thorne. 格 - 斯整形外科学［M］. 6 版. 夏炜，刘毅，张选奋，译. 西安：世界图书出版西安有限公司，2011.

3. Warren R.J. 麦卡锡整形外科学：美容分卷［M］. 范巨峰，译，北京：人民卫生出版社，2015.

4. Foad Nahai. 美容外科学［M］. 2 版. 曹谊林，祁佐良，李战强，译. 北京：人民卫生出版社，2014.

5. 齐向东，王炜，高景桓. 微创美容外科学［M］. 杭州：浙江科学技术出版社，2013.

6. 李世荣. 现代美容整形外科学［M］. 北京：人民军医出版社，2006.

7. D.Ralph Millard. 整形外科原则［M］. 程宁新，王原路，熊斌，译. 广州：广东科技出版社，2004.

8. 宋儒耀，方彰林. 美容整形外科学［M］. 3 版. 北京：北京出版社，2002.

9. 王炜. 整形外科学［M］. 杭州：浙江科学技术出版社，1999.

10. 鲁开化，艾玉峰. 临床美容整形外科学［M］. 西安：兴界图书出版公司，1998.

11. 胡静. 正颌外科学［M］. 北京：人民卫生出版社，2010.

12. 王美青. 口腔解剖生理学［M］. 7 版. 北京：人民卫生出版社，2012.

13. 杨志明. 修复重建外科学［M］. 北京：人民卫生出版社，2001.

14. 高景恒. 美容外科学［M］. 2 版. 北京：北京科学技术出版社，2012.

15. 皮昕. 口腔解剖生理学［M］. 北京：人民卫生出版社，2007.

16. 徐国成，韩秋生，王志军，等. 美容外科解剖图谱［M］. 沈阳：辽宁科学技术出版社，2011.

17. 邢新，杨超. 眼睑美容与重建外科［M］. 杭州：浙江科学技术出版社，2018.

18. 曹仁昌. 眼整形艺术［M］. 台北：力大图书有限公司，2016.

19. Alina Fratila，Alina Zubcov-Iwantscheff. 眼睑与眶周整形美容手术图解［M］. 北京，北京大学医学出版社，2018.

20. 宋建星，杨军，陈江萍. 眼睑整形外科学［M］. 杭州：浙江科学技术出版社，2015.

21. 李占强．达拉斯鼻整形术［M］．北京：人民卫生出版社，2009．

22. 牛永敢．鼻整形应用解剖学［M］．北京：人民卫生出版社，2019．

23. 王炜．鼻部整形美容外科学［M］．浙江：科学技术出版社，2012．

24. 邱蔚六．口腔颌面外科学［M］．6 版．北京：人民卫生出版社，2011．

25. 祁佐良，李青峰．外科学（整形外科分册）［M］．北京：人民卫生出版社，2017．

26. Charles H. Thorne. Grab & Smith's plastic surgery［M］. Lippincott：Williams & Wilkins，2007.

27. Santoru Nagata. Plastic surgery：indications and practice［M］.USA：Saunders，2008.

28. 蒋海越团队．"组织工程耳"离我们还有多远？——3 例组织工程软骨支架耳郭再造术的临床报告［J］.中华整形外科杂志，2018，34（3）：165-171.

29. John B.Tebbetts. Augmentation mammaplasty［M］. Elsevier Pte Ltd，2010.

30. 王建六，罗新．女性生殖器整形学［M］．北京：人民卫生出版社，2016．

31. 柏树令．系统解剖学［M］．北京：人民卫生出版社，2010．

32. 崔慧先，李瑞锡．局部解剖学［M］．北京：人民卫生出版社，2018．

33. Bahman Guyuron，Elof Eriksson，John A. Persing，et al. Kevin C. Chung，Joseph Disa，Arun Gosain，Brian M. Kinney，J. Peter Rubin. Plastic surgery：indications and practice［M］. New York：Saunders，2008.

34. 张涤生，冷永成．整形及美容外科手术彩色图解［M］．南京：江苏科学技术出版社，2012．

35. 黎介寿，吴孟超．手术学全集：整形与烧伤外科手术学［M］．北京：人民军医出版社，2004．

36. 吴溯帆．注射美容整形技术［M］．杭州：浙江科学技术出版社，2015．

37. 斯莫尔，黄．肉毒杆菌毒素注射美容实用指南［M］.郑罡，周成霞，孙林潮，等译．北京：北京大学医学出版社，2014．

38. 崔海燕，吴溯帆，黄柏翰，等．东方注射美容医学［M］．北京：北京大学医学出版社，2017．

39. 于江，曹思佳著．微整形注射美容［M］．北京：人民卫生出版社，2013．